傾いた垂直性

Listing Verticality with Pusher Behavior

Pusher現象の評価と治療の考え方

●編集 網本 和

HUMAN PRESS

ぼくが倒れたらひとつの垂直性がたおれる
もたれあうことを嫌ったひとつの抵抗がたおれる

吉本隆明「ちいさな群への挨拶」へのオマージュ

Listing Verticality with Pusher Behavior
（ISBN 978-4-908933-05-9　C3047）

Editor：Kazu Amimoto

2017. 5. 15　1st ed

ⒸHuman Press, 2017
Printed and Bound in Japan

Human Press, Inc.
1-7-11 Yushima, Bunkyo-ku, Tokyo, 113-0034, Japan
E-mail：info@human-press.jp

序

　その塔はイタリアトスカーナの地，フィレンツェの西に建っている．ピサの斜塔である．

　ガリレオ・ガリレイ（Galileo Galilei）が，重さの異なる鉄球を落下させて同時に着地することを示して，2,000年以上の永きにわたって信じられてきたアリストテレスの説を論破したという伝説で有名である．しかしながら，ピサの斜塔がこれほどまでに人々に注目される理由は，ガリレオの実験のためではなく，傾いている，まさにそのことによるのではないだろうか．なぜなら世界は垂直で満ちていて，ぼくらは重力なかで，いわば重力に従属している．それゆえ，垂直でないもの，傾いているものに不安と関心を抱くのである．

　Parkinson病の姿勢障害として体幹が傾斜する「ななめ徴候（ピサ徴候）」がよく知られているように，理学療法の臨床場面では抗重力姿勢の保持に際して「傾く」ことはバランス不良の顕在として従来から重視されてきた．この姿勢障害と垂直性に臨床的関心が寄せられるようになったのは，おそらく第二次世界大戦後であるが，とりわけ理学療法領域で注目を集めたのは1985年のPusher現象の記載を嚆矢とする．Daviesの著書「Steps to Follow」の日本語版が，冨田昌夫先生（藤田保健衛生大学名誉教授）によって上梓されたのは1987年のことであったから，筆者がPusher現象と垂直性の謎（enigma）に取り組んでから概ね30年あまりが過ぎたことになる．当時，聖マリアンナ医科大学病院に勤務していた筆者は，ベッドサイドでPusher現象症例の座位バランス練習を端座位で下肢を接地せず行っていた時，リハビリテーション部長の三好邦達教授が通りかかり「下肢を接地したほうが安定するのでは？」という質問をうけた．もちろん「接地しない」ことがかえって安定化をもたらすことは今や常識であるが，当時

Pusher 現象は知られておらず，三好教授への説明に難渋したことを思い出すのである．

　本書は垂直性（verticality）を基軸として，Pusher 現象と関連徴候について臨床評価，実験方法，メカニズム，治療方法について筆者の研究室メンバーを中心に執筆したものであり，垂直性に焦点を絞った点において本邦初の書籍である．しかしなお，垂直性の謎は探求すればするほど深まるというのが現時点の実感でもある．本書の上梓をむしろ契機として，この新たな謎に挑んでいくこととしたい．本書が読者諸賢の批判的吟味によって進化することを，さらに垂直性障害による課題の解決に多少の貢献ができることを期待したい．

　　2017 年　　桃花の候

網本　和

謝辞
　本書の出版にあたって，筆の滞りがちな筆者を鼓舞し，精力的に図表並びに文章の校正を担当していただいたヒューマン・プレスの濱田亮宏氏に，深甚なる感謝を申し上げます．

目　次

第Ⅰ章　序論—傾いた垂直性 …………………………………網本　和

- ◆ はじめに　2
- ◆ 健常者を対象とした垂直性研究　3
- ◆ 脳損傷例を対象とした垂直性の研究　14

第Ⅱ章　Pusher 現象の臨床像

第 1 節　Pusher 現象の臨床特性　　　宮本真明

- ◆ 臨床症状　26
  - ・Pusher 現象とは　26
  - ・Pusher 症候群から Pusher 現象へ　27
  - ・他の姿勢障害とは異なる Pusher 現象の特異的な症状　29
  - ・身体傾斜の方向性に関して　31
- ◆ 発生頻度　31
  - ・急性期における発生頻度　32
  - ・回復期における発生頻度　34
  - ・わが国での発生頻度に関する大規模調査　35
  - ・Pusher 現象の判断基準に関して　35
- ◆ 経過予後　36
  - ・Pusher 現象の経過　36
  - ・Pusher 現象を呈した症例における ADL の回復経過　39
- ◆ Loss of base of support　43
  - ・身体重心と圧中心における関係性の破綻　43
  - ・脳血管障害例の姿勢制御における代償的適応過程　43
  - ・Pusher 現象例における姿勢制御　45

第 2 節　Pusher の病巣分析　　　藤野雄次

- ◆ はじめに　49
  - ・Pusher 現象の病巣を読み解くポイント　49
- ◆ Pusher 現象の責任病巣　53

◆ **白質の重要性** 59

・方法 61

・結果 63

・考察 65

◆ **まとめ** 65

第3節 Pusher 現象の臨床評価　　　沼尾　拓

◆ **はじめに** 67

◆ **網本らによる Pusher 評価チャート** 68

◆ **Scale for Contraversive Pushing（SCP）** 68

・カットオフ値 71

・信頼性と妥当性 74

・Modified Scale for Contraversive Pushing（M-SCP） 76

◆ **Burke Lateropulsion Scale（BLS）** 76

・カットオフ値 77

・信頼性と妥当性 77

◆ **側方突進とその他の徴候との関係** 83

・傾斜現象（listing phenomenon） 83

・側方突進（lateropulsion） 83

・視床性失立症 84

◆ **それぞれの評価表の長所と短所** 84

◆ **まとめ** 89

第Ⅲ章　Pusher 現象の垂直性

第1節　垂直性の検査法

◆ **視覚的垂直（SVV）** 92　　森下元賀

・測定環境 93

・測定姿勢 96

・試行回数 97

・視覚垂直の評価方法 98

◆ **主観的身体垂直（SPV）** 98　　森下元賀

・測定環境 99

・試行回数 102

・主観的身体垂直の評価方法 102

- ◆ **主観的徒手的垂直（SHV）** 103　　森下元賀
  - ・測定環境　103
  - ・試行回数　105
  - ・主観的徒手的垂直（SHV）の評価方法　105
- ◆ **主観的行動性垂直（SBV）** 106　　森下元賀
  - ・測定環境　106
  - ・主観的行動性垂直（SBV）の評価方法　107
- ◆ **垂直性検査の具体例** 108　　深田和弘
  - ・主観的視覚垂直（SVV）の測定機器の開発と信頼性の検討　108
  - ・主観的身体垂直（SPV）の測定機器の開発と信頼性の検討　111
  - ・若年者と高齢者における主観的垂直認知の傾斜方向性と動揺性の
    比較　113
  - ・高齢者と脳血管障害患者における主観的垂直認知の傾斜方向性と
    動揺性の比較　115
  - ・主観的垂直認知の出発点効果についての分析―若年者と高齢者の
    比較　118
  - ・対角平面上の主観的身体垂直（SPV）の測定機器の開発と信頼性の
    検討　120

第2節　垂直性の特性　　深田和弘

- ◆ **Pusher 現象の垂直性の特性** 126
  - ・従来の垂直性の研究　126
  - ・われわれの研究―純粋な Pusher 現象と半側空間無視の合併例　143

第Ⅳ章　半側空間無視の垂直性 ……………………松田雅弘

- ◆ **半側空間無視の病態** 154
- ◆ **半側空間無視の垂直性は右側へ偏倚しているか** 155
  - ・半側空間無視症状のない脳血管障害患者の報告　157
  - ・半側空間無視症状を呈する脳血管障害患者の報告　161

第Ⅴ章　パーキンソン病の垂直性 ………………………松田雅弘

- ◆ **パーキンソン病の病態と神経メカニズム** 174
- ◆ **パーキンソン病の姿勢障害** 176

- ◆ パーキンソン病の垂直性障害　177
- ◆ パーキンソン病の脳神経機構と垂直性　184

第Ⅵ章　Pusher 現象の治療アプローチ

第1節　姿勢・基本動作障害に対する治療アプローチ　　万治淳史

- ◆ 基本的方針　188
- ◆ 座位　189
  - ・Pusher 患者における座位の問題点　189
  - ・座位保持が困難な症例に対して　191
  - ・動的な座位保持の獲得を目指して　193
  - ・日常生活における姿勢の安定を目指して　194
- ◆ 移乗（起立・回転・着座）　195
  - ・Pusher 患者における移乗動作の問題点　195
  - ・動作相の特性に合わせた練習の工夫　197
  - ・動作介助の環境設定や方法の工夫　203
- ◆ 立位　205
  - ・Pusher 患者における立位の問題点　205
  - ・静的立位保持の安定　205
  - ・動的立位バランスの獲得に向けて　208
- ◆ 歩行　211
  - ・Pusher 患者における歩行の問題　211
  - ・歩行練習の工夫　212

第2節　腹臥位療法　　藤野雄次

- ◆ はじめに　218
- ◆ Pusher 現象に対する腹臥位療法　219
  - ・研究デザインと対象　219
  - ・使用機器　219
  - ・治療方法　220
  - ・アウトカムの評価　222
  - ・腹臥位療法の結果　223
  - ・Pusher 現象に対する治療効果の比較　224
- ◆ 腹臥位療法の注意点　225
- ◆ 腹臥位への誘導方法　226

- ◆ 腹臥位療法の適応　227
- ◆ なぜ，腹臥位によって Pusher 現象が改善するのか　231
- ◆ まとめ　232

第 3 節　外的刺激　　廣澤全紀

- ◆ はじめに　233
- ◆ アウベルト効果（Aubert effect）　233
- ◆ 筋腱振動刺激　237
- ◆ 経皮的末梢神経電気刺激（TENS）　239
- ◆ 直流前庭電気刺激（GVS）　242
- ◆ 今後の展望　250

第Ⅶ章　理学療法の実際―症例提示

第 1 節　急性期①―純粋例　　渡辺　学

- ◆ はじめに　256
- ◆ 症例　256
- ◆ 画像所見　256
- ◆ 事前情報から予測される障害　257
  - ・予測される障害　257
  - ・確認すべき現象　258
- ◆ 初回における理学療法評価　258
  - ・統合と解釈　258
  - ・治療方針　260
- ◆ Pusher 現象に関する詳細な検査　260
- ◆ Pusher 現象に対する治療経過　262
  - ・Pusher 現象に対する治療方針　262
  - ・Pusher 現象に対する治療経過―視覚的フィードバックを利用した
    姿勢矯正　262
- ◆ 退院時における理学療法評価　263
- ◆ 考察　263

第 2 節　急性期②―半側空間無視合併例　　渡辺　学

- ◆ はじめに　265
- ◆ 症例　265

- ◆ 画像所見　265
- ◆ 事前情報から予測される障害　266
  - ・予測される障害　266
  - ・確認すべき現象　267
- ◆ 初回における理学療法評価　267
  - ・統合と解釈　269
  - ・治療方針　269
- ◆ Pusher 現象に関する詳細な検査　269
- ◆ Pusher 現象に対する治療経過　271
  - ・Pusher 現象に対する治療方針　271
  - ・Pusher 現象に対する治療経過　271
  - ・半側空間無視と全般性注意障害に対する治療　274
- ◆ 退院時における理学療法評価　274
- ◆ 考察　274

第3節　回復期①―純粋例　　中村　学

- ◆ はじめに　276
- ◆ 症例提示　277
- ◆ 介入前の理学療法評価　278
- ◆ 神経心理学的検査　278
- ◆ 初期評価時の垂直認知能力とその解釈　279
- ◆ 研究デザイン　279
- ◆ 結果　282
- ◆ 介入後とその後の理学療法評価　284
- ◆ 神経心理学的検査　285
- ◆ 考察　286
  - ・本症例の特徴について（先行研究と比較して）　286
  - ・なぜ SPV-EO が障害され，SPV が測定不可だったのか　287
  - ・課題ごとに効果の差はみられたのか　288
- ◆ おわりに　289

第4節　回復期②―半側空間無視合併例　　中村　学

- ◆ はじめに　290
- ◆ 症例提示　290
- ◆ 介入前の理学療法評価　291
- ◆ 神経心理学的検査　292

- ◆ 初期評価時の垂直認知能力　293
- ◆ 研究デザイン　294
- ◆ 結果　295
- ◆ 介入後とその後の理学療法評価　296
- ◆ 神経心理学的検査　299
- ◆ 考察　300
  - ・なぜ麻痺側から能動的に修正できたのか　300
  - ・課題ごとの効果に差はみられたのか　300
- ◆ おわりに　301

索　引　303

本書の使い方

本書では，理解を深める一助として弊社ホームページ上で用語集を掲載しております．ぜひ，検索サイトでヒューマン・プレスとご検索，またはQRコードをお読み取りのうえご活用ください．なお，予告なし変更・修正および配信を停止することもあります．また，用語集につきましては付録のためサポート対象外となります．併せてご了承ください．

執筆者一覧

【編　集】

網本　　和　　首都大学東京人間健康科学研究科

【執　筆】

網本　　和　　首都大学東京人間健康科学研究科
宮本　真明　　渕野辺総合病院リハビリテーション室
藤野　雄次　　埼玉医科大学国際医療センター リハビリテーションセンター
沼尾　　拓　　社会医学技術学院 理学療法学科
森下　元賀　　吉備国際大学 保健医療福祉学部 理学療法学科
深田　和浩　　埼玉医科大学国際医療センター リハビリテーションセンター
松田　雅弘　　城西国際大学 福祉総合学部 理学療法学科
万治　淳史　　埼玉みさと総合リハビリテーション病院
廣澤　全紀　　東京都リハビリテーション病院 理学療法科
渡辺　　学　　北里大学メディカルセンター リハビリテーションセンター
中村　　学　　花はたリハビリテーション病院リハビリテーション科

（執筆順）

第Ⅰ章

序論
傾いた垂直性

はじめに

　はるか昔われわれの祖先たちは樹上生活から地平へとおりたち，数百万年の歳月をかけて直立歩行を獲得してきた．股関節と膝関節伸展位での直立二足歩行はヒトをヒトとたらしめる重要な特性であり，上肢使用による道具作製を可能とし，大きな頭蓋と脳を進化させてきたという．一方，四足歩行に対して直立二足歩行では，その支持基底面は小さく，絶えず重力に抗って姿勢を保持することが求められるようになった．有史以前からわれわれは重力への挑戦を余儀なくされ，意識するとしないとにかかわらず垂直性とバランス制御のための行動適応を進化させてきた．

　姿勢の安定性と定位にかかる要因として，生体力学的制約，運動方略，感覚方略，空間定位，動的制御，認知的過程が重要であることを Horak[1] は指摘している．このうち空間定位は，重力に対して身体部位を定位する能力であり，支持面の特性，視覚的環境，内的な参照枠が姿勢制御に不可欠な要因であるとしている．例えば，ヒトは傾斜している支持面においても身体を垂直に保持することができるし，暗室においても鉛直方向の認知はきわめて正確である．この垂直性（verticality）は，さまざまな認知的機構によって影響を受けるとともに，身体を直立位に保持するという運動遂行の様相も意味している．

　傾斜した，あるいは不正確な垂直性の内的表象（internal representation）は，結果として重力に合致しない自動的な身体アライメントのずれをもたらし，それゆえヒトを不安定にするのである．Pérennou ら[2] は，「脳卒中症例において垂直認知をなぜ測定するのか，いかに測定するのか？」という論文の中で垂直性測定の目的は，①姿勢障害を説明する，②リハビリテーションにおける改善を定量化する，③リハビリテーションの理論背景を提供する，④垂直知覚に関する基礎研究に貢献する，ことであると主張している．このように垂直性は，理学療法領域の最も主要な課題である姿勢制御（postural control）に深く関わるものであるといえよう．

　本章では，まず健常者における垂直性研究の方法論的展開を記述すると

ともに脳損傷者における先行研究を概観し，次章以降の礎としたい．

健常者を対象とした垂直性研究

視覚的垂直定位（visual orientation of vertical）は，従来，知覚心理学の分野において主として健常者における「異種感覚系の相互作用」の文脈にて研究されてきた（Asch ら[3]，Werner ら[4,5]，Wapner ら[6,7]，Witkin[8]，Templeton[9]）．

Asch ら[3]は 49 名の学生を対象として，立位で鏡によって 30°傾斜した状況を作成し，その中でロッドを鉛直に合致させる課題を行わせた．その結果，身体は直立位であるにもかかわらず傾斜した視覚条件に多大な影響を受けることを示し，身体を基準とした垂直性は視覚によるものより脆弱であると報告した．ただし，この結果には個人差が大きいことも付記されている．Werner ら[4,5]は，感覚的なものと運動的なものとを結びつける共通因子は身体緊張（tonicity）であり，認知空間は純粋な感覚領域ではなく「感覚-緊張場（sensory-tonic field)」であるとし，その相互依存関係を明らかにしようと試みた．Wapner ら[6]は，40 名の学生を対象として暗室における座位で，①右または左の胸鎖乳突筋への電気刺激条件，②右または左耳への聴覚刺激条件を設定し，実験者調整法で毎秒 3°で回転するロッドを垂直と判断するまで定位する課題を行った．その結果，刺激のない基準条件での定位は−1.4°（反時計回りがマイナス）であったのに対して，左耳聴覚刺激で−1.0°，右耳刺激で−2.1°，左胸鎖乳突筋への電気刺激で−1.0°，右胸鎖乳突筋への電気刺激で−2.1°であったとし，刺激側と反対に定位されることおよび聴覚刺激と電気刺激は等価な影響をもつことを報告した．さらに Wapner ら[7]は，28 名の健常者を対象として前額面を電動で回転する椅子（回転速度は分速 25 回転＝約 150°／秒）に被験者を固定して時計回りまたは反時計回りへ減速，加速する条件で同様なロッドを定位する課題を行った．その結果，視覚垂直定位は時計回りへの加速条件で「反時計回り」に定位され，反時計回りへの加速条件では逆方向への定位がな

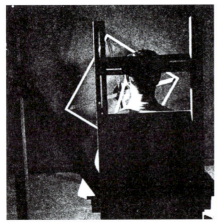 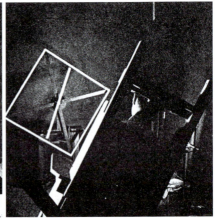

a. 被験者は正立座位で視覚的フレームは傾斜　　b. 被験者の身体および視覚的フレームがともに傾斜

図 1-1　Witkin の実験（ロッドフレームテスト）（文献 8）より引用）

された．すなわち聴覚刺激，頸部への電気刺激，迷路刺激は視覚垂直定位に関して同様な影響を及ぼすことを指摘し，彼らの「感覚-緊張場」理論の正当性を主張した．

　Asch ら[3]および Witkin[8]は，ロッドフレームテスト（**図 1-1a, b，図 1-2**：フレームは 1 m 四方の正方形で 28°傾斜して与えられ，その中に位置する 97 cm のロッドを垂直に定位する課題）を用いて垂直認知について論じている．誤差の符号付平均値（傾斜方向性誤差）は，フレームの傾斜方向と一致して 6°程度であったが，著しい個人差がありフレームに依存するタイプとしないタイプが存在し，性格的特性と関連することを示した．このロッドフレームテストに影響する因子として，①頭部の固定性，②ロッドの出発点，③ロッドの回転速度，④結果の処理方法〔平均値を用いるか，絶対値を用いるか，標準偏差（SD：Standard Deviation）を指標とするか〕が重要であることが指摘されている[10]．このようにロッドフレームテスト研究は，視覚刺激と身体傾斜の関係における視覚垂直認知に焦点があてられてきた．

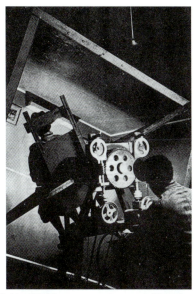

図1-2 部屋全体が傾斜している中での身体垂直を保持する実験
（文献8）より引用）

　一方，視覚定位に関する「重力手がかり（gravitational cue）」の役割も重要である．Templeton[9]は，20〜30歳の健常者14名を対象とし，立位と背臥位でボックス型のロッドフレームテスト器具を用いて，①反時計回りに20°傾斜したフレーム提示の有無条件，②身体に対して頭部を右または左に20°傾斜する条件，における視覚的垂直定位を計測した．結果は，フレームなしの条件で立位の頭部正立位では反時計回りへ1.35°（SD＝0.70）であったのに対して，背臥位では同様な頭部条件で2.15°（SD＝1.28）となり，頭部右傾斜の条件では立位で0.52（SD＝1.50），背臥位で時計回りに（右に）4.9（SD＝2.97），頭部左傾斜の条件では立位で2.13（SD＝1.41），背臥位で反時計回りに（左に）11.09（SD＝2.35）を示したことを報告した．立位での垂直定位は，頭部傾斜と反対側方向への定位（E-effect：entgegengesetzt（反対側）-effect）であったのに対して，背臥位のデータは頭部と同側方向への定位（Aubert現象：A-effect）であったこと，およびその

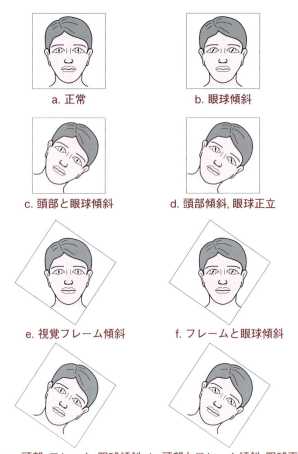

図 1-3　重力に対する視覚定位規定条件（文献 10）より改変引用）
眼球の回転，頭部の傾斜，視覚フレームの傾斜，その組み合わせ

標準偏差（定位の動揺性）は背臥位で有意に大きくなったことを指摘した．すなわち，前庭迷路系からの入力の重要性を示していると結論づけている．重力に対する視覚定位を規定する条件として，Howard[10]は図 1-3 に示すような眼球の回転，頭部の傾斜，視覚フレームの傾斜，その組み合わせを考慮すべきであるとしている．さらに図 1-3 の条件に加え，頭部と身体の関係もまた重要である．

Gueguen[11]らは，13名の健常者（平均25歳）を対象として図1-4aに示すようなヘルメットを被験者に装着し，ヘルメット上部に設置した横棒に187 gの重りを付加することで頭部の質量中心（center of mass）が約9°左または右に偏倚する条件を作成し，その影響を視覚的参照枠（フレームの傾き）と自己参照枠（頭部の傾き）との関係で論じている．また，垂直認知測定として，図1-4bに示すようにロッドフレームテストを用い，①視覚的，②徒手的，③視覚-徒手的の3条件を設定した．その結果，全体としてフレームの傾きのほうが，頭部傾斜よりも影響が大きいが，個人差も大きいことが示された．この実験では，頭部への傾斜方向への重りに抗して，随意的に頭部を立ち直らせているため視覚的参照枠の影響が大きくなったものと推察される．頭部と身体の関係性が垂直認知に，どのような影響を与えるかに関する他の多くの報告では，頭部は傾斜したまま固定されるので固定条件と随意的立ち直り条件を比較する必要があると考えられる．

Fraserら[12]は，頭部傾斜と身体傾斜との関係を操作する条件を設定することで，主観的視覚垂直（SVV：Subjective Visual Vertical）と主観的徒手的垂直（SHV：Subjective Haptic Vertical）の乖離があるという報告を行った（図1-5）．彼らの実験1（図1-5a）では，48名の健常者（18〜27歳，3名の左手利き含む）を対象として身体全体（体幹も頭部もともに）が直立位，左30°傾斜位，左45°傾斜位の条件でSVVとSHVを測定したところ45°条件でSVVは傾斜方向に偏倚した（A-effect）が，SHVは正確であった．また，実験2（図1-5b）では，16名の健常者（18〜61歳，すべて右手利き）において，身体（体幹）が45°左に傾斜し，頭部は右へ45°傾斜（鉛直と一致）した条件（図1-5b上）で，いずれの認知も身体傾斜の方向に偏倚（A-effect）し，その大きさはSHVで明らかとなった．しかし一方で，身体が直立として頭部のみ45°左傾斜した条件（図1-5b下）では，SVVのみ傾斜方向へ偏倚し，SHVは正確であった．このことからSVVは頭部の傾きに依存し，SHVは身体の傾斜に依拠して判断されると述べた．このことは治療的側面からたいへん興味深い．すなわちこの実験から，もしSVVの偏倚が大きい症例であれば「頭部」の傾斜を制御することで

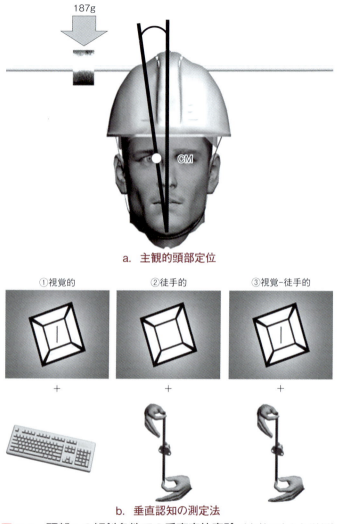

図1-4 頭部への傾斜条件での垂直定位実験（文献11）より引用）

矯正が可能であると推察され，またSHVの偏倚が問題であれば「身体・体幹」の傾斜を行うことで正中化しうる可能性を示唆している．

従来から主として視覚垂直（visual vertical）に関心が寄せられてきた

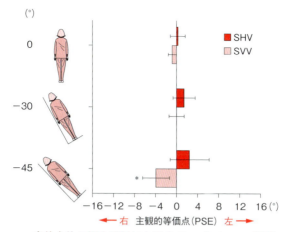

a. 身体全体の側方傾斜におけるSVVとSHVの関係

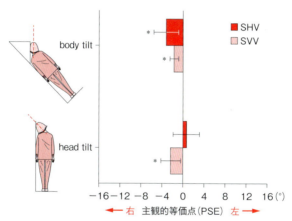

b. 身体全体の頭部傾斜によるSVVとSHVの関係

図1-5 身体全体の側方傾斜と頭部傾斜による主観的視覚垂直（SVV）と主観的徒手的垂直（SHV）の関係（文献12）より改変引用）

が，主観的身体垂直（SPV：Subjective Postural Vertical）についても測定機器の発展とともに研究されてくるようになった．例えば，Bisdorffら[13]は健常者を対象として，図1-6に示すような装置〔ジンバル（gimbal）回転台〕を開発して身体垂直を測定している．具体的には閉眼で頭部およ

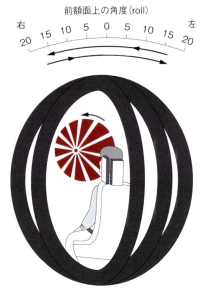

図 1-6　電動回転台での主観的身体垂直(SPV)を測定(文献 13)より改変引用）
被験者の前方に視運動性眼振を誘発する回転装置が設置されている

　び体幹の固定座位において，前額面上を左右に 1.5°／秒で回転し，被験者は主観的に垂直と判断した時にジョイスティックを被験者が操作する．図 1-6 の被験者前方には，視運動性眼振を誘発する半球体上の回転装置が設置されている．この研究では，①視運動性眼振誘発の有無，②右または左の乳様突起からの 1 mA による前庭刺激の有無，③5°または 10°左右への身体傾斜姿勢へのアダプテーション（adaptation）の影響を検討している．その結果，視運動性眼振誘発および前庭刺激は有意な影響をもたらさなかったが，身体傾斜によるアダプテーションでは SPV の傾斜方向性に有意な影響を与えることを報告し，固有受容覚の重要性を論じている．

　前額面における前額面（roll 角）の垂直性について記述されている研究は数多く存在するが，矢状面（pitch 角），水平面（yaw 角）での三次元空間における垂直定位について論じている数少ない研究は Bortolani ら[14]の分析（図 1-7）および Carriot ら[15]のレビュー（図 1-8）である．Bortolani

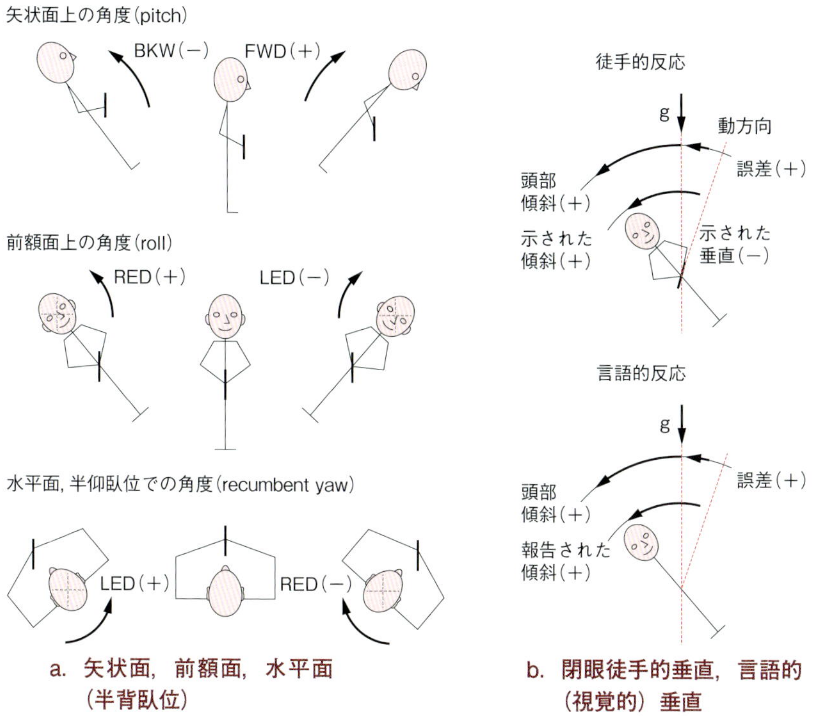

矢状面上の角度（pitch）

BKW（−）　FWD（+）

前額面上の角度（roll）

RED（+）　LED（−）

水平面, 半仰臥位での角度（recumbent yaw）

LED（+）　RED（−）

a. 矢状面, 前額面, 水平面
（半背臥位）

徒手的反応

g　動方向

誤差（+）

頭部
傾斜（+）

示された
傾斜（+）

示された
垂直（−）

言語的反応

g

誤差（+）

頭部
傾斜（+）

報告された
傾斜（+）

b. 閉眼徒手的垂直, 言語的
（視覚的）垂直

図 1-7　三次元空間における垂直定位の実験（文献 14）より改変引用）
BKW：後方, FWD：前方, RED：右耳下方向, LED：左耳下方向

　ら[14]は図 1-7a に示すような矢状面（pitch 角）, 前額面（roll 角）水平面
（yaw 角）のそれぞれの面において, 27 名の健常者（20〜60 歳）を対象と
して頭部および体幹・下肢を固定した正立位および傾斜位での, 閉眼にお
ける徒手的垂直と言語的（視覚的）垂直を測定した（図 1-7b）. その結果,
被験者は水平面と矢状面において彼らの身体傾斜角度を低く見積もる一方
で, 前額面においては大きく見積もる（実際の傾斜角度は, 小さいのに大
きく偏倚していると感じる）ことが示された. Carriot ら[15]は, このような
三次元空間の垂直性に関して, ①垂直認知は矢状面, 前額面および水平面
では等しくない, ②垂直認知は真の傾斜と加速度による模擬的傾斜では影
響の受け方が異なる, ③垂直性と水平性は個別に独立して認知されない,

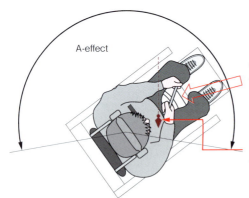

図1-8　水平面方向への回転装置（文献15)より改変引用）

④垂直認知測定における視覚的方法，徒手的方法，固有覚的方法は互換性がない，⑤課題の性質（外部対象を基準とするか，身体内表象を基準とするか）が垂直認知に影響する，ことを指摘した．

　姿勢定位と垂直認知および足底接地面の水平認知との関係について，Wrightら[16]は9名の健常者（22〜37歳）を対象として閉眼にて，前後方向に振動（周波数0.025〜0.4Hz）する測定支持面上で立位および座位をとり，矢状面におけるSHVを測定した興味深い報告がある（図1-9)．その結果，矢状面上のSHVは1.5°以下を示し，振動数の増加とともに減少して体幹の傾きも同様であった．足底面の傾きの推定値は，立位でも座位でも実際の傾斜角度の3〜4倍を示し，しかも振動数には影響を受けなかった．姿勢安定性の指標は，SHVのほうが足底面傾斜の推定時よりも少ない変動を示し，このことは自動的姿勢制御および意識的な重力定位に関する認知の中枢処理過程の分配に一致するものであると推察した．また，これとは異なり足底面傾斜の認知は，足底面の変化とその認知について個別的な処理を行うことと合致していたと報告した．すなわち，垂直性と関連した感覚入力の意識的認知は，安定化作用として評価される姿勢制御の中枢処理を提供するが，その一方で振動する支持面の意識的認知は不安定化をもたらすと考察している．言い換えれば，垂直認知を意識することは身体定位

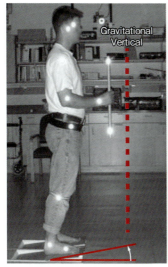
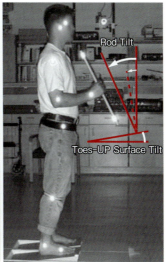

a. 重力の垂直認知（立位）　　b. 足底面の認知（立位）

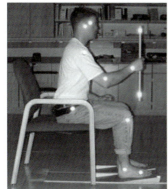
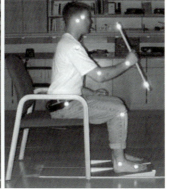

c. 重力の垂直認知（座位）　　d. 足底面の認知（座位）

図1-9　姿勢定位と垂直認知・足底水平認知との関係(文献16)より引用)

の制御を改善するということである．彼らの研究は，垂直認知と姿勢定位に関して新たな知見をもたらすものであり，姿勢偏倚をきたす臨床例の基本的なメカニズムの理解に貢献するものといえよう．

脳損傷例を対象とした垂直性の研究

　脳損傷例における垂直性の研究は，「視覚座標系の異常（disorders of visual coordinates）」として神経学的および神経心理学的な関心のもとに行われてきた．Bender ら[17]は戦傷による脳損傷患者 100 例および健常者 20 名を対象として，主観的な視覚垂直認知および水平認知を測定した．彼らの実験では，完全な暗室にて 3 m 前方に提示される管状の光棒（ロッド）を実験者調整法で左右 30°〜60° 傾斜位から回転し合計で 10 回計測した．損傷部位の診断は，骨欠損の位置，X 線像，神経学的所見，刺入破片，脳波所見などから判定された．その結果，頭部が正立位では，健常者はほぼ垂直（$0.04 \pm 1.0°$）を示し，前頭葉，頭頂葉病変例では病巣と反対側に垂直軸が傾き，その分散が大きいことを指摘した（図 1-10）．さらに半盲が影響を与えないこと，および 2° を越える偏倚は病的であること，という重要な指摘を行った．なお，彼らは頭部 45° 傾斜位でも計測を行っているが，頭部傾斜方向と同じ側に傾いて認知する A-effect と反対側に認知する E-effect が同程度に出現し，一定の傾向を見出すことはできなかったとし，また脳損傷部位との関連性も認められなかったと述べている．この研究は，多数例であること，およびその結果は現在の垂直性研究の結果とほぼ一致する重要な報告であり，今なおその輝きを保ち続けているといえよう．

　視覚的垂直認知障害が直立姿勢や歩行能力に影響する可能性を指摘したのは Bruell ら[18,19]である．最初の報告[18]では，24 名の大学生，16 名の高齢者を対照群とし，17 例の脳血管障害による視野障害のない片麻痺症例（右片麻痺 7 例，左片麻痺 10 例）を対象として暗室にて視覚的垂直を測定した．実験開始時にロッドは反時計回り 30°，時計回り 30° で与えられ，6 回ずつ測定された結果，いずれも出発点の効果を認め（A-effect），若年者では左 1.7°〜左 0.1°，高齢者では左 0.8°〜右 0.9° であったのに対して片麻痺症例（左右差はなかったので全例の平均）では左 3.7°〜右 5.1° と大きな方向性誤差と標準偏差（動揺性）を示したという．続いて彼ら[19]は，暗室において実験者調整法によるロッドフレームテストを 20 例（右片麻痺 10 例，

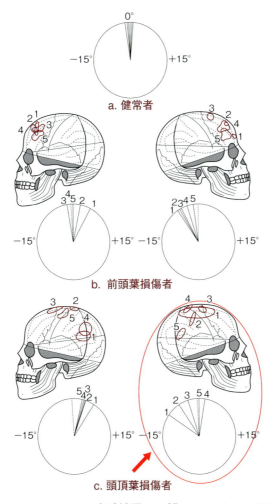

図 1-10　Bender らの実験結果の一部（文献 17）より改変引用）
　c の右の円グラフの線分が垂直判断の結果を示している．右頭頂葉損傷者の判断のばらつきが大きく，全体として反時計回り（左）に傾斜している

左片麻痺 10 例）の片麻痺症例に行い，そのうち 11 例が健常者と比べて垂直認知が低下（偏倚量絶対値平均が 10°を超える）を示したとしている．なお，この偏倚について麻痺の左右差はなかったと報告している．これら片麻痺症例を歩行良好群（9 例），不良群（6 例），不可群（5 例）に区分し

て，その垂直認知との関係を検討すると，歩行能力が低下した場合で偏倚量が増大することを示した．彼らの研究は，麻痺側による左右差がないという点が現在の見解とは異なっているものの，垂直性と歩行能力を初めて関連づけた点で重要であり，その後の研究に影響を与えた．

　Birch ら[20,21)]は，前述の Bruell らの報告を発展させた研究を行った．彼ら[20)]は 43 例の片麻痺症例（発症後 3 年，右片麻痺 22 例，左片麻痺 21 例）および健常者 14 名を対象として，暗室または照明を点灯した部屋（明室）において垂直認知と水平認知を測定した．その結果，暗室では左片麻痺例は垂直認知で左 3.89°，水平認知で左回転 4.72° と大きく，傾斜方向性が有意に偏倚したが，明室では左 0.4°，左回転 0.66° と対照群と差を認めなかった．右片麻痺例では暗室にて垂直認知で右 0.10°，水平認知で左回転 0.80° と偏倚は小さく，さらに明室では左 0.01°，左回転 0.47° と小さくなった．すなわち視覚手がかりの重要性，および左片麻痺例の偏倚が大きいことを指摘した．続いて彼ら[21)]は，片麻痺症例における体性感覚の不均衡が垂直性に影響するかという視点から，20 例の左片麻痺症例（発症後 7 カ月，63.8 歳）と 18 例の整形外科疾患症例（＝対照群，64.2 歳）を対象として，左または右肩部分に 4.5 kg の重りを付加する条件を設定してロッド調整による垂直認知を測定した．重りなしの標準条件では，傾斜方向性は左片麻痺群では右 0.91°，対照群では右 0.98° と差はなかったが，右肩への重り負荷では左片麻痺群では右 2.9°，対照群では右 1.7° を示し，左肩への重り負荷では左片麻痺群では右 0.88°，対照群では右 0.33° を示した．すなわち，健側への重り負荷では垂直性は増悪したが，麻痺側への負荷では変化しなかったことから麻痺側への重り負荷は，体性感覚入力を増加して垂直性に貢献するのではないかと推察した．この実験は，必ずしも重り負荷の有効性を明らかにすることはできなかったが，理学療法の臨床場面で応用可能な方法として注目される．

　DeCencio ら[22)]は左片麻痺（右半球損傷）群の視覚的垂直定位能力が前頭面上でも矢状面上でも右片麻痺に比べ劣っていることに加え，左片麻痺群のみ歩行の自立度と視覚的垂直定位能力が相関することを報告した．彼ら

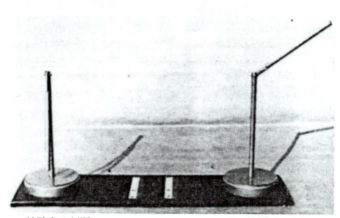

a. 被験者の判断　　　　　　　b. モデル
図1-11　DeRenziらの測定装置（文献23）より引用）

は，右手利きの左片麻痺12例（56.6歳）と右片麻痺12例（52.8歳）および健常者10名（55.5歳）を対象として，Witkinら[8]の装置を改良した前額面および矢状面で回転するロッドを用いて30°右または左から（前額面），30°前方または後方から（矢状面）を出発点として測定した．結果として，左片麻痺では前額面で左へ1.28°，矢状面でロッドの上部が前方へ（ロッドが被験者に近づく）2.45°，右片麻痺では同様に左0.12°，前方0.59°を示し有意差を認めたという．絶対値平均と6段階で評価された歩行能力（1が自立，6が歩行不可・車いすレベル）との相関は前額面，矢状面ともに左片麻痺群で有意な相関（0.636, 0.688）を認めたと報告している．この研究は，臨床例において初めて矢状面でのSVVを測定した報告としても注目される．この研究では，重篤な高次脳機能障害例は除外されているため半側空間無視（USN：Unilateral Spatial Neglect）が影響したかは明らかではないが，「USN例では，なぜSVVが麻痺側に傾斜して認知されるのか」という問題への解釈のヒントを与えてくれる（第Ⅳ章を参照）．

DeRenziら[23]は，121例の一側性の脳損傷の検討から，Benderら[17]とは異なり，半盲が視覚的垂直に影響すると報告した．DeRenziら[23]は図1-11

に示すような測定装置を用い，38 cm 離れた 2 つの 360°回転するロッドを提示し，一方をモデルとして（**図 1-11a**）示し，他方のロッド（**図 1-11b**）を被験者が動かして合致させる課題を視覚的または触覚的に操作して行った．その結果，右半球損傷で視野障害のない 30 例と視野障害を伴う 20 例，左半球損傷で視野障害のない 46 例と視野障害を伴う 26 例を検討したところ，視野障害を伴う右半球損傷例が他の群に比べて有意に成績が低下したことから，このような単純な空間定位課題においても右半球機能の重要性を示すと考察した．彼らの症例に半側空間無視や Pusher 症例が含まれていたかは不明であり，視野障害（同名半盲）のみの影響であるかは議論の余地がある．なお，DeRenzi ら[23]の測定方法は今日の SHV 測定の原型であることは興味深い．

Choy[24]は，前庭覚と固有感覚系が，脳卒中症例の垂直認知（SVV）および姿勢と動作に及ぼす影響について検討している．22 名の健常者を対照とし，40 例の脳卒中症例（発症後 15 カ月以内，45〜75 歳，左片麻痺 26 例，右片麻痺 14 例）を垂直認知能力によって 2 つの群に分け，それらの固有感覚，身体アライメント，空間における動作の利用（座位および立位において，左右に荷重を移動する 5 段階の課題），回転性眼振の持続時間を測定したところ身体アライメント，空間における動作の利用とが有意な関係性を示すことを報告した．彼らの症例には半側空間無視および Pusher 症例は含まれているかは不明であるが，感覚性失語例は除外されている．しかし，この研究は理学療法の領域において SVV と姿勢および動作に初めて言及した報告である．

筆者ら[25,26]は特に USN 症例に焦点をあて，視覚垂直認知と姿勢平衡機能との関係についてロッドフレームテストを用いて検討した．最初の研究[25]では，慢性期の左 USN 13 例，右 USN 5 例，深部知覚障害 10 例，これらの障害を呈さない片麻痺 11 例の計 39 例を対象として立位重心計による平衡機能と垂直認知との関係を分析したところ，USN のうち立位困難者が 7 例あり，ロッドフレームテストにおけるバラツキがきわめて大きく深部知覚障害症例の程度は重度であった．立位可能な症例では，立位で閉眼時の

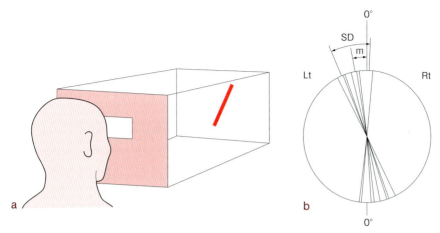

図 1-12　ロッドフレームテスト（RFT）（文献 26）より改変引用）
a：暗箱の中に蛍光塗料を塗布したロッドを回転する計測装置（被験者調整法）．
b：平均値 m は傾斜の方向性を示している．SD は判断の動揺性を示している．

　開眼時に対する重心動揺の左右方向への変化は USN 群では，より患側方向へ移動する傾向がみられた．ロッドフレームテストにおける垂直知覚の偏倚量（傾斜方向性）の比較では有意差はなかったが，標準偏差（動揺性）の比較では，USN 群ではすべての条件で大きく，対照群ではいずれの条件でもより小さい傾向が認められた．なお，この時点で Pusher 症例の概念は報告されていないため，前述の報告の症例，特に USN 群の中に Pusher 症例が含まれている可能性を否定できないことは考慮すべきである．
　続く報告[26]では，前述の報告と同様に図 1-12 に示すような箱形のロッドフレームテストを用いて，高次脳機能障害症例（発症後 19〜51 日）を中心に視覚的垂直定位障害と座位平衡機能の関連について検討した．健常群 20 名，右半球損傷で USN を伴わない群（9 例），USN 群（19 例），左半球損傷で失語症を伴わない群（4 例），失語症群（15 例）を対象として分析したところ，USN 群の視覚的垂直認知の「動揺性」は著しく，「左にずれ，かつ揺れている」のに対して，失語症例では「右にずれてはいるが，安定している」ことが示された．視覚的垂直定位の動揺は，静止座位での不安

定性をもたらし，動的座位での遂行能力を阻害することが示唆された．平衡機能を規定する要因として視覚的垂直認知が重要である一方で，平衡機能の低下そのものが，逆に視覚的垂直認知に影響を及ぼす可能性について指摘した．

　沼田ら[27]は，右半球損傷 10 例（うち 2 例は USN あり），左半球損傷 10 例，対照群として健常者 7 例を対象として，前額面上での徒手による視覚的垂直判断と傾斜刺激に対する体幹バランスの左右への偏倚の関係について検討した．結果として，右半球損傷群は視覚的垂直判断，体幹バランスともに左半球損傷群，対象群に比べ有意に大きく，さらに USN 症例を除くと右半球損傷群は視覚的垂直判断と体幹バランスの偏位の間に相関が認められることを示した．これらの研究以後，わが国においても多くの報告がなされるようになった．

　垂直性を姿勢制御の視点からみると，座位または立位姿勢を直立位に保持することが重要である．Taylor ら[28]は，38 例の脳卒中症例（右片麻痺 17 例，左片麻痺 21 例）を対象として発症後 1 週目，3 週目，6 週目に座位での体幹傾斜方向を分析したところ，大部分（28 例）の症例は 6 週目には体幹正中位か非麻痺側への偏倚を示したのに対して，9 例は麻痺側傾斜を示した．その 9 例のうち 8 例は USN を呈し，機能的予後が不良であったことを報告した．すなわち USN の有無が，体幹を正中位で保持することに影響していることが示された．

　座位姿勢を不安定板上で能動的に定位する課題で，Pérennou ら[29]は脳卒中症例 22 例（発症後 83 日，右半球損傷 13 例，左半球損傷 9 例）と 14 名の健常者を対象として，開眼および閉眼で身体的垂直認知〔SPV（Subjective Postual Vertical），ただしこの方法は身体各部が固定されていないので主観的行動性垂直（SBV：Subjective Behavioral Vertical）と呼ぶようになる〕を分析し，さらに頸部への経皮的神経電気刺激（TENS：Transcutaneous Electrial Nerve Stimulation）の影響も検討している．その結果，開眼条件において健常者では 0.2° とほとんど偏倚しなかったが症例全体としては麻痺側へ 2.6° と有意に偏倚しており，USN および体性感覚障害

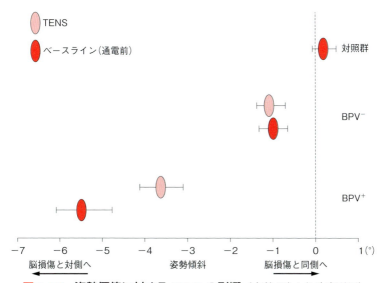

図 1-13　姿勢偏倚に対する TENS の影響（文献 29）より改変引用）
BPV⁻：姿勢偏倚がない脳損傷群，BPV⁺：姿勢偏倚がある脳損傷群，
TENS：経皮的末梢神経電気刺激

の重症度と中等度の相関を示した．閉眼では，5症例は課題を遂行できず，偏倚量は大きくなった．さらに偏倚量の大きい群においてのみ TENS によって，その偏倚が減少する傾向を有していたと報告した（図 1-13）．この研究では，Pusher 症例の有無については言及されていないが，半側無視例を含んだ身体垂直認知の偏倚が，TENS によって変容できることを示した点で重要である．

　ここまでの概観では，脳損傷症例における垂直性と Pusher 現象の関係について触れた論文は存在しなかったが，20世紀末に発表された Karnath ら[30]の研究は大きな衝撃をもって迎えられた．Pusher 現象を示す症例と示さない症例とを対象に，前額面での身体的垂直認知を図 1-14 のような電動で回転するシートによって測定した．その結果は，Pusher 症例では開眼時にはほぼ鉛直に定位できるが，閉眼時には大きく非麻痺側へ偏倚（17.9°）しているという驚くべきものであった．彼らの症例は左片麻痺を有し左側へと「押す」症例であるにもかかわらず，閉眼では身体垂直認知

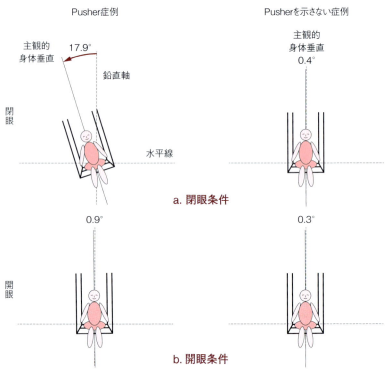

図 1-14　Pusher 症例の身体的垂直認知の特性（文献 30)より改変引用）
a：Pusher 症例は大きく非麻痺側（右）に偏倚した位置を垂直と判断する
b：どちらの群もほぼ鉛直からの偏倚は認めない

が右に偏倚していて開眼での認知的ギャップを埋めるために「押す」現象が生起するという仮説が提出されたのである．また今日，標準的に使用されるスケールである Pusher 評価スケール（SCP：Scale for Contraversive Pushing）もこの論文で初めて報告された．この報告以後，Pusher 症における SVV と身体垂直認知の関係とそのメカニズムに関する論考が多数展開されたが，いまだに結論が得られていない．Karnath ら[30]以後の研究についての詳細は第Ⅱ章に譲ることとしたい．

文　献

1) Horak FB : Postural orientation and equilibrium : what do we need to know about neural control of balance to prevent falls? *Age Ageing* **35**-S2 : ii7-ii11, 2006

2) Pérennou D, et al : Measuring verticality perception after stroke : Why and how? *Clin Neurophysiol* **44** : 25-32, 2014

3) Asch SE, et al : Studies in space orientation : I . Perception of the upright with displaced visual field. *J Exp Psychol* **38** : 325-337, 1948

4) Werner H, et al : Sensory-tonic field theory of perception. *J Pers* **18** : 88-107, 1949

5) Werner H, et al : Towards a general theory of perception. *Psychol Rev* **59** : 324-338, 1952

6) Wapner S, et al : Experiments on sensory-tonic field theory of perception : I . Effect of extraneous stimulaion on the visual perception of verticality. *J Exp Psychol* **42** : 341-345, 1951

7) Wapner S, et al : Experiments on sensory-tonic field theory of perception : Ⅲ. Effect of body rotation on the visual perception of verticality. *J Exp Psychol* **42** : 351-357, 1951

8) Witkin HA : The perception of the upright. *Sci Am* **200** : 55-62, 1959

9) Templeton WB : The role of gravitational cues in the judgment of visual orientation. *Percept Psychophys* **14** : 451-457, 1973

10) Howard IP : Human Visual Orientation. John Wiley & Sons, 1982, pp412-442

11) Gueguen M, et al : Does the Integration of Haptic and Visual Cues Reduce the Effect of a Biased Visual Reference Frame on the Subjective Head Orientation? *PLoS ONE* **7** : e34380, 2012

12) Fraser LE, et al : The Subjective Visual Vertical and the Subjective Haptic Vertical Access Different Gravity Estimates. *PLoS ONE* **10** : e0145528, 2015

13) Bisdorff A, et al : Subjective postural vertical inferred from vestibular-optokinetic vs. proprioceptive cues. *Brain Res Bull* **40** : 413-415, 1996

14) Bortolani SB, et al : Localization of the subjective vertical during roll, pitch, and recumbent yaw body tilt. *Exp Brain Res* **173** : 364-373, 2006

15) Carriot J, et al : Vertical frames of reference and control of body orientation. *Clin Neurophysiol* **38** : 423-437, 2008

16) Wright WG, et al : Interaction of posture and conscious perception of gravitational vertical and surface horizontal. *Exp Brain Res* **182** : 321-332, 2007

17) Bender M, et al : Abweichungen der subjektiven optischen Vertikalen und Horizontalen bei Gsunden und Hirnverletzten. *Archiv f Psychiatrie* **181** : 193-212, 1948

18) Bruell JH, et al : Disturbance of perception of verticality in patients with hemiplegia : A preliminary report. *Arch Phys Med Rehabil* **37** : 677-681, 1956

19) Bruell JH, et al : Disturbance of perception of verticality in patients with hemiplegia : Second report. *Arch Phys Med Rehabil* **38** : 776-780, 1957

20) Birch HG, et al : Perception in hemiplegia : I Judgement of vertical and horizontal by hemiplegic patients. *Arch Phys Med Rehabil* **41** : 19-27, 1960

21) Birch HG, et al : Somesthestic infiuences on perception of visual verticality in hemiplegia. *Arch Phys Med Rehabil* **43** : 556-560, 1962

22) DeCencio DV, et al : Verticality perception and ambulation in hemiplegia. *Arch Phys Med Rehabil* **51** : 105-110, 1970

23) DeRenzi E, et al : Judgment of spatial orientation in patients with focal brain damage. *J Neurol Neurosurg Psychiat* **34** : 489-495, 1971

24) Choy NL : The relationship of the vestibular and proprioceptive systems to dysfunction in verticality perception, posture and movement, after stroke. *Aust J Physiother* **26** : 5-16, 1980

25) 網本　和, 他：視空間失認による平衡機能と視覚軸認知の障害に関する一検討. 臨床理学療法 **8** : 39, 1981

26) 網本　和, 他：半側空間無視例における視覚的垂直定位障害と坐位平衡機能の関連について. 理学療法学 **19** : 1-6, 1992

27) 沼田憲治, 他：半球損傷患者の垂直判断と体幹バランスの関係について. 理学療法学 **16** : 71-75, 1989

28) Taylor D, et al : Asymmetrical trunk posture, unilateral neglect and motor performance following stroke. *Clin Rehabil* **8** : 48-53, 1994

29) Pérennou D, et al : Biased postural vertical in humans with hemispheric cerebral lesions. *Neurosci Lett* **252** : 75-78, 1998

30) Karnath H, et al : The origin of contraversive pushing : evidence for a second graviceptive system in humans. *Neurology* **55** : 1298-1304, 2000

第Ⅱ章

Pusher現象の臨床像

第1節

Pusher 現象の臨床特性

臨床症状

Pusher 現象とは

　Pusehr 現象とは，座位や立位といった基本的な姿勢や動作において非麻痺側上下肢を用いて重心を麻痺側へ押してしまい，さらに姿勢の正中位修正に対する他者の介助に抵抗する現象である[1~3]．Pusher 現象は脳損傷後に生じる特異的な現象であり，脳血管障害の急性期に多く認められる．図 2-1-1 に示した症例は，中大脳動脈領域に広範な損傷（図 2-1-2）が生じた脳梗塞症例である．左上下肢には重度の運動麻痺と感覚障害を認め，膝関節は屈曲し足底は踵部が浮いてしまっている．また左下肢の抗重力伸展は困難であるにもかかわらず，右下肢を伸展させて重心を左へ偏倚させている．さらに，右側への転倒恐怖心を訴え，座位や立位における姿勢の正中位修正に対して抵抗していた．通常，麻痺を呈した症例は地球の重力環境に再度適応していく過程で非麻痺側による代償を用いる．しかし，Pusher 現象を呈する症例では，図 2-1-1 の症例と同様に非麻痺側上下肢を強く伸展させ麻痺側へ倒れてしまう．さらに，この現象は座位よりも立位，また立位よりも歩行というように，姿勢保持や動作の難易度が上がるほど顕著に認められる．Pusher 現象を呈した症例は，低下した身体機能を残存機能で代償できず，日常生活動作（ADL：Activities of Daily Living）の自立が非常に困難となる．

第1節 Pusher現象の臨床特性　27

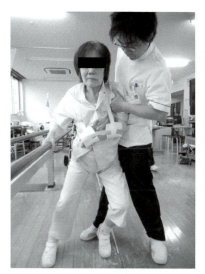

図2-1-1　Pusher現象を呈した症例の立位姿勢

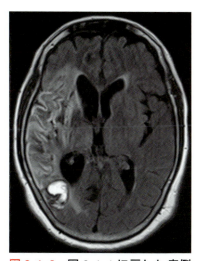

図2-1-2　図2-1-1に示した症例のMRI画像
右中大脳動脈領域に広範な梗塞巣を認めた（一部は出血性梗塞）

Pusher症候群からPusher現象へ

　この現象は1985年にDavies[4)]により最初に報告された．Daviesは，歩行や動作の再獲得に難渋する脳損傷例の臨床場面を詳細に観察し，それらの症例に共通する障害を「押す人症候群（Pusher syndrome）」として報告した．Daviesは，その著書の「体軸のずれ」と題した章で，押す人症候群における最も印象的な症状として「姿勢保持や動作において非麻痺側上下肢により重心を過度に麻痺側へ偏倚させてしまい，それを修正する介助には抵抗する現象」の存在を指摘した．また，麻痺側傾斜した立位姿勢を正中へ修正する介助を行うと，症例は「直立位になるのを避けるように，健側下肢を側方へ移動させてしまう．健側下肢は外転し，患側下肢は屈曲して，たとえ体重をかけたとしてもほんの少しである」と記している．臨床場面の観察上，動作の再学習が困難な症例の多くが前述した現象とともに

半側空間無視（USN：Unilateral Spatial Neglect）や全般性注意障害，病態失認などの認知機能障害を伴っていたことから，Davies は多くの認知機能障害の要素を含有した症候群として，これを記述した．この報告の後，押す人症候群に関する調査報告が多くの研究者によりなされることとなる．

　1994 年には，網本ら[5]により Pusher 現象の重症度を評価する順序尺度の評価法（Pusher 評価チャート：0～6 点の 7 段階評価で 6 点が最重度）が発表された．彼らは USN を呈する 22 症例（そのうち 12 例が Pusher 現象を呈する症例）を対象としたその報告において，Pusher 現象の重症度と USN の重症度に有意な関係がなかったこと，さらに USN を呈するものの中にも Pusher 現象を認めないものが存在したことから，USN と Pusher 現象は近い関係にあるものの互いに独立した症候であると考察している．また，1996 年に網本ら[6]は脳損傷の連続症例 458 例のうち，基準（詳しくは，後述の発生頻度を参照）を満たした 94 例の脳血管障害例において後方視的に調査し，USN と Pusher 現象が独立した症候であることを再度示唆した．同年，Pedersen ら[7]も Pusher 現象とその他の症候の関係性を報告している．彼らは急性期の脳血管障害 647 例中，下肢に麻痺のないもの，軽症のためリハビリテーション適応外であったものと，死亡例を除いた 327 例の連続症例について調査した．その結果，34 例（リハビリテーション適応例の 10.4%，脳血管障害全体の 5.3%）に Pusher 現象を認めたが，Pusher 現象を認めた群とその他の群において USN，病態失認，失語，失行を呈する割合に差がないことを報告した．Karnath ら[8]は彼らの開発した Scale for Contraversive Pushing（SCP；0～6 点の得点範囲をとる 3 つの下位項目からなるテストで 6 点が最重度）を用いて Pusher 現象を調査しており，その報告の中でも Pusher 現象を呈するものの中に明らかな USN を認めない症例の存在を示唆している（この研究では USN の判断基準も明記されており，抹消課題において無視側で 25% 以上のターゲットを見落とした場合に USN と診断している．よって，臨床的に軽度の USN 症例は，この診断には含まれていないと思われる）．以上のような経緯を経て，現在では種々の認知能力と麻痺側へ押す現象は独立した症候であることが周知となっ

た．現在，この現象は Pusher 現象[3,5,6)]，contraversive pushing（病巣と反対側へ押す）[9~13)]，ipsilateral pushing（麻痺側と同側に押す）[7,14)]，lateropul-sion（側方突進）[15)]，pushing behavior[16)]，pusher behavior[17,18)]などと呼ばれている．lateropulsion に関しては，延髄外側症候群で生じる姿勢障害（身体傾斜を自覚しており修正に対する抵抗は生じないもの）を意味する場合が多いが，Pusher 現象と同義で用いている報告もある．研究者によっては，あえて Pusher syndrome と表現している報告[19~23)]もあるが，この場合も症候群としての意味合いではなく他の表記と同義として使用されている．

他の姿勢障害とは異なる Pusher 現象の特異的な症状

Pusher 現象は自然な姿勢での麻痺側傾斜，非麻痺側上下肢で押す現象の出現，姿勢修正に対する抵抗の出現として特徴づけられる[1)]．脳血管障害における身体の麻痺側傾斜という点では，覚醒が低いことに起因して姿勢の崩れを呈する症例や，運動麻痺や筋緊張の低下といった身体機能の障害が原因となる症例も多く存在している．しかし，Pusher 現象を伴わない場合，麻痺側傾斜が強くなれば正中位へ修正しようとする反応（身体的もしくは言語的な反応）が出現する．身体機能の障害が重度であれば正中位までの修正が困難な場合もあるが，麻痺側への転倒に対しては恐怖心を抱き，非麻痺側上肢で身体を正中位へ引き寄せるなど，転倒を避けるような姿勢制御を試みる．Pusher 現象を呈した症例のように自ら麻痺側への傾斜を助長したり，修正する介助に抵抗したりすることはない．姿勢の崩れが Pusher 現象に起因しているものなのか，それ以外の原因によるものなのか，両者の鑑別を的確に行う必要がある．

Puhser 現象を呈する症例が示す特異的な臨床症状のうち Johannsen ら[23)]が報告した leg orientation（下腿の向き）の観察（図 2-1-3）や，Pasi ら[17)]の提案する転倒恐怖心を抱く方向性（どちらに転倒しそうと感じているか）の聴取は，それらを鑑別するうえで参考となる．Johannsen らは，

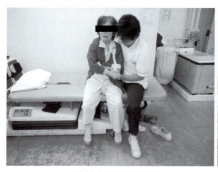 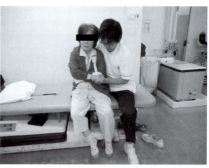

a. 体幹麻痺側傾斜位　　　　　　　b. 体幹正中位（修正）

図 2-1-3　Leg orientation（下腿の向き）

体幹が麻痺側傾斜している時は下腿が自然に下垂している（a）が，体幹を正中位へ修正すると非麻痺側下腿が外旋する（b）

　急性期の脳血管障害例でPusher現象を呈する9例とPusher現象を認めない9例，片側の前庭機能障害を有する7例，および脳血管障害のない対照群10例について端座位姿勢（足底非接地）における頭部・体幹・下腿の傾斜角を比較した．なお，Pusher現象の判定はSCPの各下位項目がそれぞれ1点以上であること（SCP各下位項目≧1）としている．その結果，Pusher現象を呈した群では体幹が麻痺側傾斜した姿勢で下腿が自然に下垂しているのに対し，体幹を正中位へ修正した際に非麻痺側下腿が外旋する反応（leg orientation）が生じることを報告した．その他の3群では，体幹が正中位の際には下腿は自然に下垂していた．この結果から急性期にPusher現象の有無を判断する際の指標としてleg orientationの観察は有用と結論している．

　また，Pasiらは片側大脳半球に病巣を有する初発の急性期脳血管障害例で，座位と立位バランスに障害を認めた38例（そのうち15例にPusher現象あり）を対象に転倒恐怖心の方向性を調査した．この調査では，SCPの3つの下位項目がいずれも0点ではないこと（SCP各下位項目＞0）をPusher現象の判断基準としている．対象者へ足底非接地で背もたれなしの端座位，および麻痺側に理学療法士を配置した立位において左右どちらへの転倒恐怖心があるかを聴取した．その結果，Pusher現象を呈した症例

の 86.7%（15 例中 13 例）は非麻痺側への転倒恐怖心を訴えたが，Pusher 現象を認めないものの中で非麻痺側への転倒恐怖心を訴えたものは存在しなかった．このことから，急性期の脳血管障害例へ非麻痺側への転倒恐怖心の有無を尋ねる検査は，Pusher 現象の有無を判断するうえで有用（感度86.7%，特異度 100%，陽性適中率 100%，陰性適中率 92%）と報告している．

身体傾斜の方向性に関して

Pusher 現象は，contraversive pushing や ipsilateral pushing とも呼ばれるように，その身体傾斜は前額面上での姿勢異常として捉えられることが多い．しかし，臨床では側方傾斜に加え後方への転倒傾向を示す場合も少なくない．Clark ら[24]の報告によれば，Pusher 現象を呈した症例のうちの41.9%の症例で後方へ押す要素を認めている．また，Cardeon ら[25]は脳損傷（parafalcine 髄膜腫と視床下部リンパ腫の症例）により，麻痺側ではなく後方へ押す現象を示した 2 症例を報告している．その症例は，2 例とも椅子座位で体幹を背もたれへ押しつけ殿部がずり落ちそうなほどに後方傾斜姿勢を示し，介助による直立位への修正には下肢と体幹による能動的な抵抗を認めたと報告している．彼らは，この現象を posterior pusher syndrome と命名した．どちらの症例も認知機能障害に加えて四肢に筋緊張異常を呈していたものの，左右非対称な神経学的兆候は認めなかったと報告している．後に posterior pusher syndrome については，retropulsion（後方突進）を示す psychomotor disadaptation syndrome との違いが明確でない点を指摘されているが，いずれにせよ興味深い現象であることに変わりはない[26]．

発生頻度（表 2-1-1）

Pusher 現象の発生頻度については，Davies[4]の報告以来多くの調査が実

32　第Ⅱ章　Pusher 現象の臨床像

表 2-1-1　**Pusher 現象の発生頻度**

	発生率（%）	判断基準	発症からの期間（日）
Bohannon（1986）	8.1	臨床判断	11〜84
網本（1996）	25.5	Pusher 評価チャート≧1	急性期（詳細不明）
Pedersen（1996）	10.4	臨床判断	急性期（詳細不明）
Premoselli（2001）	10.1	4 points scale≧1	63
Santos-Pontelli（2004）	1.5	SCP 下位項目≧1	32
Danells（2004）	63.0	SCP 合計＞0	7
Lafosse（2005）	45.6	4 points scale≧1	52
Baccini（2008）	16.2	臨床判断	17
Abe（2012）	14.2	SCP 下位項目＞0	13

発症からの期間については小数第 1 位を四捨五入して記載．SCP：Scale for Contraversive Pushing

施されてきた．しかし，1994 年に網本ら[5]の Pusher 評価チャートが発表される以前は，Pusher 現象の身体傾斜や抵抗の重症度を客観的に判定する評価法が存在せず，その判断基準は臨床家の主観的判断に委ねられていた．2000 年には Karnath ら[8]により SCP が発表され，Pusher 現象の判断基準に関する議論もなされてきたが，これまでに実施された種々の調査では Pusher 現象を呈していると判断する基準が異なっている．また，Pusher 現象の回復過程を考えると脳損傷の発生から Pusher 現象の有無を判定するまでの期間も発生頻度に影響する要因となるが，それも各調査によりずれを認めている．その結果，Pusher 現象の発生率は脳損傷症例の 1.5〜63％と報告者間で差が生じている．Pusher 現象の発生頻度を理解するには，Pusher 現象の判断基準，発症からの時期，左右半球間の差異に焦点をあてて過去の調査報告を読み解く必要がある．

急性期における発生頻度

網本ら[6]は急性期病院における脳損傷の連続 458 例のうち，重度の意識障害例，運動麻痺のないものと両側に麻痺のあるもの，7 日以内に転院したもの，頭部外傷と脳腫瘍を除外した 94 例（右片麻痺 46 例，左片麻痺 48

例）について後方視的に発生頻度を調査した．Pusher 現象の判断には，彼らの作成した Pusher 評価チャートを用い，合計点が 1 点以上を Pusher 現象の判断基準としている．その結果，94 例中 24 例（25.5%）に Pusher 現象を認め，それは脳損傷例全体の 5.2% にあたると報告した．Puhser 現象を認めた 24 例中，右片麻痺は 10 例，左片麻痺は 14 例であり，発生頻度に左右の半球間における差はなかったとしている．

Danells ら[27]は，片側大脳半球の脳血管障害により中等度から重度の麻痺を有する連続 65 例のうち，3 カ月まで経過を追跡できた 62 例について分析している．Pusher 現象の判定には，SCP の合計点が 0 点でないことという基準（SCP 合計＞0）を採用している．その結果，発症後 1 週間の時点では対象者の 63% にあたる 39 例で Pusher 現象を認めた．また，Pusher 現象を呈した群において右半球損傷者の割合が高く（59% vs 30%），重度の麻痺（82% vs 35%）と USN（62% vs 17%）を呈する割合も高いことを報告した．

Santos-Pontelli ら[11]は脳血管障害だけでなく硬膜下血腫や頭部外傷，脳腫瘍などの疾患を含めた急性期病院の連続 530 例について 31.7 病日（13〜60 病日）の時点での発生率を調査した．Pusher 現象の判断基準を SCP 下位項目≧1 としたところ，8 例（そのうちの 4 例が脳血管障害）に Pusher 現象を認め発生率は 1.5% と報告している．

Baccini ら[10]は片側大脳半球に病変を有し，下肢の運動機能障害を呈した初発の脳血管障害連続 105 例（17.3 ± 6.2 病日）について発生率を調査した．Pusher 現象の判定は，脳血管障害のリハビリテーションに造詣の深い専門家が Davies の記述に基づいて判断した．その結果，105 例中 17 例に Pusher 現象を認め発生率は 16.2% であり，左右半球間における発生率に有意な差は認めない（右半球損傷で 18.4%，左半球損傷で 14.3%）と報告した．さらに彼らは，専門家による臨床判断結果から SCP で Pusher 現象の有無を判定する際のカットオフ値を検討し，SCP 各下位項目＞0 点を判断基準とした場合に高い判別精度（感度 100%，特異度 97.7%，陽性適中率 89.5%，陰性適中率 100%）が得られたことを報告している．

Clark ら[24]は急性期の脳血管障害連続 160 例について調査した．発症からの期間は，Pusher 現象を呈した症例で 21.1±7.1 日，対照群で 15.0±9.0 日であった．Pusher 現象の判断基準には Burke Lateropulsion Scale（BLS；0〜17 点の範囲で姿勢や動作時の抵抗を得点化する評価法であり 17 点が最重度を表す）を用い，合計点が 2 点以上（BLS≧2）を Pusher 現象の判断基準として用いたところ発生率は 26.9％であったと報告している．

回復期における発生頻度

Premoselli ら[21]は片麻痺の連続症例 202 例について，回復期にあたる 63.14±40.63 病日での発生頻度を調査した．Pusher 現象の判定には，Davies の記述に基づく 4 points scale（0〜3 点の範囲をとり，背臥位・座位・立位のすべてで Pusher 現象を認めれば 3 点，どの姿勢でも認めなければ 0 点となる）を使用している．その結果，10.1％にあたる 21 例で Pusher 現象を認め，そのほとんどは左片麻痺例であり，右片麻痺を有したのは 1 例のみであったと報告している．

Lafosse ら[12]は，中大脳動脈領域における初発脳梗塞の連続 114 例において，リハビリテーション病院への入院時とその 12 週後における発生率を調査した．症例選択時の除外基準は 35 歳以下と 80 歳以上の症例，重度の認知機能障害や認知症，他の神経疾患を有する症例と設定されている．Pusher 現象の判定には 4 points scale を使用し，リハビリテーション病院への入院時（52.29±34.64 病日）の発生率は 45.6％と報告した．さらに右半球損傷と左半球損傷例における発生率は，リハビリテーション病院入院時にはそれぞれ 52％と 40％であり両者に差はなかったが，12 週後の時点では 50％と 20％であり，右半球損傷において Pusher 現象が残存している症例が多かったと報告している．

Krewer ら[18]は脳血管障害や頭部外傷を含む脳損傷により片麻痺を呈した 448 例の連続症例にて，SCP 下位項目>0 の基準を用いて調査した．その結果，発生率は 16％であった．さらに 448 例のうち立位に介助を要する

脳血管障害206例（発症からの期間は Pusher 現象を呈した症例で 4.4 ± 11.8 週，対照群で 7.9 ± 38.6 週）に限定すると発生率は 33% であり，Pusher 現象の有無で損傷側の割合には差を認めなかったと報告した．

わが国での発生頻度に関する大規模調査

　Abe ら[20]は以上の先行研究のレビューをとおし，発生頻度のばらつきと半球間差異の相違には研究者間で調査時期と判断基準が異なっている点，およびサンプル数が少ない点を問題として提起し，大規模な疫学調査を実施した．彼らは急性期病院における脳血管障害連続 1,660 例のうち，下肢に運動機能障害を有した 1,099 例について後方視的に調査した．Pusher 現象の判定には SCP を用い，Baccini ら[10]により検討されたカットオフ値である SCP 下位項目 >0 を判断基準としている．その結果，発症から 12.5 ± 10 日の時点で 1,099 例中 156 例（14.2%）に Pusher 現象を認め，連続症例全体（1,660 例）の 9.4% にあたると報告した．さらに，Pusher 現象を認めた 156 例から，両側に病巣を認めた 2 例を除外した 154 例の片側半球損傷例について調査すると，右半球損傷例全体の 17.4%，左半球損傷例全体の 9.5% に Pusher 現象を認めており，右半球損傷例において有意に発生率が高いと結論している．また，下肢に運動機能障害を有する症例（1,099 例）に限定して検討した際は，右半球損傷例の 21.4%，左半球損傷例の 13.3% に Pusher 現象を認めたと報告している．

Pusher 現象の判断基準に関して

　脳血管障害の急性期において重度な Pusher 現象を呈した症例は，座位や立位へ姿勢変換した直後から押してしまい麻痺側への強い傾斜と正中位修正への抵抗を示す．その回復過程において徐々に押す現象が軽減し，正中位や非麻痺側へ重心偏倚した位置での姿勢保持が可能となる．Pusher 現象の有無の判断を SCP 下位項目 >0 点の基準で行った場合，おおよそこ

の時点でPusher現象は消失したと判断される．一方で，症例自身は正中位での姿勢保持が可能となった後も，歩行などの動的場面において非麻痺側への荷重が十分でない状況，すなわち下肢を外転させて押すことはしないものの，非麻痺側の股関節を柔軟に使用した姿勢制御の困難性が持続していることも多く，なかにはまだ非麻痺側への転倒恐怖心を抱いているものも存在する．Krewerら[18]は，Pusher現象の回復過程を調査した報告の中で，押す現象が消失した症例についてpatients post pusher behaviorと記述しているが，前述した非麻痺側による姿勢制御能力の低下が持続していることについては述べていない．

　われわれは特にPusher現象が消失した後，つまりSCP下位項目>0の基準を下回った後にも持続する姿勢制御の困難性に伴う症状に着目し，これをpost pusher behaviorと定義する．つまり，回復過程においてSCPでのカットオフ値を下回ったとしても，その症例の病態からPusher現象の要素がすべて消失したと判断するのは時期早尚であり，臨床では非麻痺側下肢での姿勢制御がどの程度可能なのかを注意深く観察していく必要がある．特に回復期リハビリテーション病院においては，初回評価においてSCPの基準にはひっかからずとも能動的な非麻痺側による代償的適応が不十分な症例がいた時は，post pusher behaviorである可能性も視野に入れて視覚的代償を取り入れるなど運動方法を工夫してみるとよい．

経過予後

　Pusher現象に関する追跡調査は，「押す現象自体の経過」に関する調査，および「押す現象を呈した症例におけるADLの回復経過」に関しての調査報告がある．

Pusher現象の経過

　押す現象自体の経過に関しては，SCPの得点経過を評価する方法で調査

が行われていることが多い．Karnath ら[13]は脳血管障害の急性期（中央値6病日）にPusher現象を呈しており，発症から半年後（中央値198病日）に追跡調査が可能であった12症例におけるSCPの変化を報告している．SCP下位項目≧1をPusher現象の判断基準とし，急性期には全例で重度のPuhser現象を呈していたが，6カ月後には全例で消失していたと報告している（12例中5例では1～2のSCP下位項目において0点までの改善を認めなかったが，診断基準は下回っていた）．半年後にもSCPで0点とならなかった下位項目（残存したPusher現象の要素）は，姿勢修正に対する抵抗で4例，姿勢傾斜で1例，非麻痺側上下肢の伸展と外転で1例であった．姿勢と動作に関しては，急性期の時点で座位保持が可能であった症例は1例で，移乗動作には全例で介助を要したが，半年後には全例で座位保持ができており，8例は移乗動作も可能であったと報告している．

Danells ら[27]は，中等度から重度の麻痺を有する脳血管障害62例に関して，発症7日後と6週後，および3カ月後にSCPと種々の検査項目について調査した．なお，Pusher現象の判定はSCP合計>0点という基準を用いている．その結果，Pusher現象を認めた症例の62％は6週までに，79％は3カ月までに現象が消失し，21％はそれ以降も残存したと報告している．3カ月後にもPusher現象が残存した症例においては，初期のSCPが全例で6点（最重度）であったが，3カ月後にはSCPの合計点が0.25から3.25の範囲まで改善していた．

Abe ら[20,28]の急性期における脳血管障害連続1,660例を対象とした大規模調査では，1,660例の9.4％にあたる156例にPusher現象（SCP下位項目>0）を認めていた．そのうち一側の大脳半球病変を有する154例から，発症14日以内にPusher現象の有無を判断できなかったもの（34例），早期の退院によりSCPの経過追跡が不十分（14日間未満）であったもの（22例），他の部位の脳損傷があるもの，および意識障害がJCS10以上のものと認知症のもの（63例）を除外した35例を対象としてPusher現象の経過を追跡調査している．その結果，急性期病院入院中に右半球損傷例の70.4％，左半球損傷例の87.5％はPusher現象が消失した．この消失率に半

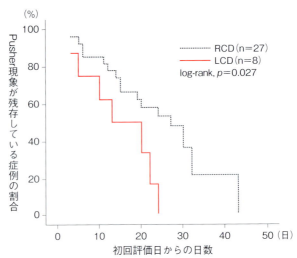

図 2-1-4　Pusher現象消失までの経過─左右半球間の差異（文献20）より引用）
右半球損傷例は左半球損傷例よりも回復が遅延する．RCD：右半球損傷例，LCD：左半球損傷例

球間での有意な差はないものの，右半球損傷例においては左半球損傷例よりもPusher現象の回復が有意に遅延したことを報告している（図2-1-4）．

また，Babyarら[15]は片側大脳半球の脳血管障害発症後にPusher現象（BLS≧2）を呈した169例の回復期間について，運動機能障害のみの群（one deficit），運動機能障害に加え固有感覚障害か視野障害（半盲もしくはUSN）を呈した群（two deficits），運動機能障害と固有感覚障害と視野障害を呈した群（three deficits）の3群に分けて後方視的に調査した．その結果，3群間でPusher現象消失までの期間に差を認めており，運動機能障害のみの群で他の群より早くPusher現象が消失していた．さらに損傷半球別で比較すると，右半球損傷例のみで回復期間に群間差を認め，左半球損傷例においては差を認めなかったと報告している．

いずれの報告においても，ほとんどの症例でSCPは改善傾向を示すが，どのような機序で押す現象が消失していくのかに関しては不明なままである．Pusher現象を呈する原因としては，主観的身体垂直(SPV：Subjective

Postural Vertical) の定位障害が関与することが複数の研究者より報告されているが，脳血管障害後の SPV を縦断的に追跡調査した報告はなく，Pusher 現象の改善との因果関係は明確になっていない[9,29]．SPV に関しては，生活期（発症 6 カ月以降）の脳血管障害例を対象とした Mansfield ら[30]による横断調査報告がある．彼らは，急性期の時点で Pusher 現象を呈していた 7 例（このうち 4 例は SCP 下位項目≧1 点と重度の Pusher 現象を呈していた）と，過去に Pusher 現象を認めなかった 7 例，および年齢をマッチングさせた 10 例の健常者を対象として SPV を計測した．なお，脳血管障害例の全例において，計測時点での SCP は 0 点であることと前庭機能障害のないことを確認している．その結果，SPV は 3 群間で差はないことが確認され，Pusher 現象の改善には SPV の定位能力の改善が関与していることを示唆した．しかし，この報告では急性期における SPV は計測されておらず，考察で彼らは縦断研究の必要性を指摘している．SPV の改善に伴い Pusher 現象が消失するのか，それとも重力環境への再適応過程（つまり Puhser 現象の消失）を経た後に SPV の定位能力が回復してくるのか，その因果関係は，まだ明確でない．

Pusher 現象を呈した症例における ADL の回復経過

先に紹介した急性期における脳血管障害連続 327 例を対象とした Pedersen ら[7]の調査では，単変量解析の結果，Pusher 現象を呈した群は対照群と比較して障害の重症度や退院時の ADL 能力，および ADL 能力の改善率も低値であった．さらに，彼らは ADL 改善率と ADL 能力が最大に達するまでの期間，および入院期間と退院先の 4 項目を従属変数とし，年齢や麻痺の重症度，入院時の ADL 能力，Pusher 現象の有無などを独立変数とした多変量解析を実施している．その結果，Pusher 現象は ADL 改善率や退院先を規定する因子とはならないが，ADL 能力が最大に達するまでの期間と入院期間に影響を与える因子となっていた．また，ADL 能力がプラトーに達するまでの期間は対照群で 13 週であったのに対し，Pusher 現象

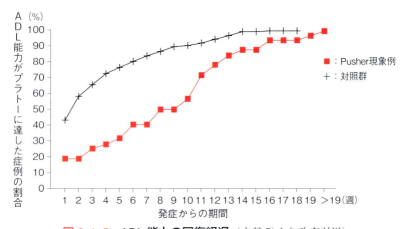

図 2-1-5　ADL 能力の回復経過（文献 7）より改変引用）
Puhser 現象を呈した場合，ADL 能力が最大に達するまでに多くの期間を必要とする

を認めた群では 19 週であった（図 2-1-5）．さらに，入院期間は 46.2±40.9 日と 103.0±43.5 日であり，Pusher 現象を呈した群で有意に長期となっていた．Pusher 現象を呈した場合，入院時の重症度を調整して計算しても ADL 能力が最大に達するまでの期間は約 2 倍（3.6 週の増加）となり，入院期間は 63％（29 日）増加していた．

Danells ら[27]の中等度から重度の麻痺を有する脳血管障害 62 例における急性期から 3 カ月における追跡調査では，Pusher 現象を呈した群において対照群よりも入院期間が延長（それぞれ 89 日と 59 日）していたが，発症から 3 カ月後の機能的自立度評価表（FIM：Functional Independence Measure）得点に関しては Pusher 現象を呈する群で 99.9 点，対照群で 118 点と差は認めなかったことが報告されている．

Babyar ら[31]は，Pedersen や Danells らの検討では対照群のマッチングが不十分である点を指摘し，脳梗塞により Pusher 現象を呈した連続症例 36 例（BLS≧2 点）について，損傷側，損傷部位（皮質，皮質下，混合），性別，年齢（5〜6 歳差以内），入院時の FIM 運動項目（6〜10 点差以内），および発症からの期間（7 日差以内）をマッチングさせた 36 例の対照群と

比較した．その結果，入院時の比較では Pusher 現象を呈した群において上下肢の運動麻痺が重度であり FIM 運動項目の合計点が低かった．入院期間は，Pusher 現象を呈した群で 29.6±8.7 日，対照群で 29.1±7.6 日と差を認めなかったが，FIM 効率は Pusher 現象を呈した群で低値であった．退院時においても，Pusher 現象を呈した群は対照群と比較して下肢の運動麻痺が重度であり FIM 合計点も低値であった（59.5±21.1 点，71.1±22.9点）．自宅復帰した割合は，それぞれ 30.6% と 55.6% であり，Pusher 現象を呈する群で低かったと報告している．さらに，彼らは損傷半球別（両群には，それぞれ右半球損傷 21 例，左半球損傷 15 例が存在）での群間比較も実施している．その結果，右半球損傷例のみを対象とした比較で入院時における FIM 運動項目の合計点，入退院時における下肢運動麻痺，退院時における FIM 合計点と自宅復帰率，および FIM 効率が Pusher 現象を呈した群で低値であったのに対し，左半球損傷例をのみ対象とした分析では自宅復帰率を含めたそれらの項目において対照群と差を認めなかった．彼らは対照群と同様の入院期間であった場合，Pusher 現象を呈した例では，特に右半球損傷例において FIM 効率が低く自宅復帰率も低値にとどまるという結果から，右半球損傷で Pusher 現象を呈した症例には，より長期で集中的なリハビリテーションを提供する必要性があると考察している．

Clark ら[24]は脳血管障害発症後に Pusher 現象を呈した連続 43 例に関して，年齢と性別をマッチングさせた 43 例の Pusher 現象を認めない対照群を設定し，前方視的に在院日数と退院先を調査した．発症から初回評価までの期間は，Pusher 現象を呈した群で 21.1±7.1 日，対照群で 15.0±9.0 日であった．Pusher 現象の判定は BLS≧2 の基準を採用している．その結果，在院日数は Pusher 現象を認める群が 58.9±24.0 日であったのに対し，対照群は 29.3±17.2 日であり，Pusher 現象を認める群で有意に入院期間が長期であった．しかし，自宅復帰の割合は Pusher 現象を呈する群で 81.4%（43 例中 35 例），対照群で 93.0%（43 例中 40 例）と，どちらの群も同程度であった．この結果から，Clark らは Pusher 現象の存在は入院期間を延長するが，退院先に関する決定的な因子とはならないと結論している．

表2-1-2 入院期間と自宅復帰率

	入院期間（日）		自宅復帰率（%）	
	Pusher現象群	対照群	Pusher現象群	対照群
Pedersen（1996）	103	46	51.9	71.0
Danells（2004）	89	57	79.0	87.0
Babyar（2008）	30	29	30.6	55.6
Clark（2012）	59	29	81.4	93.0

入院期間については小数第1位を四捨五入して記載

　Krewerら[18]は，立位に介助を要する脳血管障害206例を対象とした調査において，Pusher現象を呈する群（69例：SCP下位項目＞0）は対照群（137例）と比較し，入退院時の運動機能とADL能力が低いと報告した．彼らの調査では，リハビリテーション病院の入院時（発症からの期間はPusher現象を呈する群で4.4±11.8週，対照群で7.9±38.6週）を初回評価としており，在院日数は両群で差がなかった（12±6週，11±7週）．リハビリテーション病院に入院してからPusher現象が消失するまでの期間は，5±4.3週（range：1-20週）であった．また，多変量解析の結果からPusher現象は運動機能およびADLの改善効率やリハビリテーション効果を対照群の約半分まで低下させる要因であると報告した．さらに，退院時に施設入所となった症例の割合は，Pusher現象を呈していた群が35％であったのに対し対照群は21％であり，Pusher現象を呈していると退院先にも影響を与えると述べている．

　前述した調査報告における入院日数と自宅復帰率の関係を表2-1-2にまとめた．Pusher現象を呈した症例では，その他の症例と比較して麻痺が重度でADLも低く長期の入院を必要としている．一方で，Pusher現象を呈していたとしてもADLはゆっくりと改善し，自宅復帰の可否を決定する因子とはならない．ただし，入院期間が同程度であった場合は自宅復帰率を低下させる要因となっていることが推察される．

Loss of base of support

身体重心と圧中心における関係性の破綻

　Pusher 現象を呈した症例における姿勢の特徴について loss of base of support（the patient's center of gravity does not fall within their base of support）と表現する専門家もいる[16]．身体重心（COG：Center of Gravity）に加わるモーメントは支持基底面（BOS：Base of Support）における圧中心（COP：Center of Pressure）と空間における COG との位置関係によって決定される．静的な姿勢では，BOS 上の一定の範囲から COG が逸脱しないよう，COG の動揺に合わせて COP の位置を調整している．Pusher 現象を呈する症例では，COG に対して COP を能動的に非麻痺側に偏倚させてしまうため，麻痺側へ押す現象として観察される．姿勢を正中位へ戻そうとする介助には非麻痺側上下肢で抵抗するため，非麻痺側で COG を管理することは困難となる．運動麻痺回復のステージ理論に依拠したリハビリテーションにおいては，脳血管障害の急性期に残存した皮質脊髄路の興奮性を高めることが重要であるため，臨床では非麻痺側での代償的適応を許容しつつ麻痺側の回復を促すための適切な負荷となる運動プログラムを立案することが重要である[32,33]．しかし，Pusher 現象が重度であれば麻痺側への負担は過度となり麻痺側機能を効率的に高めるような運動療法の展開も阻害されやすい（図 2-1-1）.

脳血管障害例の姿勢制御における代償的適応過程

　Pusher 現象を呈する症例において動作の再獲得が非常に困難となることを理解するには，脳血管障害発症後，その症例が安定性と効率性の高い動作を獲得していく，通常の（Pusher 現象がない場合の）過程に関する知識が参考になる．脳血管障害により身体機能障害を呈した症例が基本的姿勢や動作を際獲得する過程では，障害の程度に応じて機能を補完するため

の代償を用いている[34].

Kiyota ら[35]は脳血管障害発症後,初めて独力で立位保持を経験する際の重心動揺を計測し,その代償的適応過程について報告している.彼らは認知機能障害のない急性期の初発脳血管障害12例を対象とし,重心動揺計を用いて60秒間の立位保持におけるCOP動揺を5回計測した.5回の計測を完遂できた9例におけるCOPの平均速度と実効値の変化からその適応過程を検討している(平均速度は,総軌跡長と同等の意味をもち,立位を保持するために姿勢制御系が行っている活動量を反映する.実効値は動揺中心からどの程度の範囲でCOGを管理できているかを示す).その結果,1回目の立位保持課題におけるCOPの中心は左右の足底を端とする線分の中心に位置していたのに対し,5回目では有意に非麻痺側へ偏倚しておりCOP動揺の平均速度や実効値も有意に減少した.さらに,その変化に伴い非麻痺側の大腿二頭筋の活動が有意に減少し,非麻痺側の前脛骨筋の活動も減少傾向であった.この結果から,脳血管障害例は初めに均等な荷重でのCOG管理を試みた後,その不安定性と下肢筋活動の非効率性を緩和するために非麻痺側を中心とした姿勢制御を選択するとし,これは中枢神経系が身体機能の変化に合わせて姿勢を最適化した結果であると結論した.

このように脳血管障害例は,安定性と効率性の高い動作を獲得するために,障害の程度に応じて機能を補完するための非麻痺側下肢による代償を用いていることがわかる.つまり,従来行っていた動作戦略では不安定であることを潜在的(もしくは顕在的)に認知し,中枢神経系が動作を修正する過程を経て非麻痺側へCOGを偏倚させた非対称的な姿勢制御が代償的戦略として学習されるのが通常の再学習過程である[34].Pusher(BOSから積極的に麻痺側へCOGを逸脱させてしまう)現象を呈する症例では,麻痺が重度であることに加え,非麻痺側による代償的適応が困難となるため動作の再獲得に難渋することとなる.

Pusher 現象例における姿勢制御

　Kiyota ら[35]の報告にあるとおり，運動麻痺を呈した症例では姿勢保持の安定性と効率性を確保するため，COG を非麻痺側へ偏倚させた姿勢制御を選択する．しかし，Pusher 現象を呈している症例の場合，非麻痺側への転倒恐怖心もあり COG を非麻痺側へ偏倚させることが困難となる．介助者は麻痺側への転倒を防ぐため，症例の麻痺側に立って介助を行う場合が多いが，（おそらく SPV の傾斜から生じる）非麻痺側への転倒恐怖心から，症例によっては「介助者が非麻痺側にいたほうが安心できる」という訴えが聞かれることがある．そこで，筆者ら[36]は Pusher 現象を呈していた症例が 30 秒間の立位を保持できるようになった時点で，介助者を麻痺側へ配置した場合と，非麻痺側へ配置した場合の COP 動揺を計測した．症例は 70 代の女性で，右視床出血により軽度の左麻痺と重度の感覚障害を呈していた．発症から 141 日が経過した時点で 30 秒間の立位保持が可能となったが，非麻痺側への転倒恐怖心は残存し，動的場面における非麻痺側での COG 管理が不十分であり post pusher behavior を認めた（SCP：1.25 点）．シングルケースデザイン（alternative treatment design）を用いて 2 条件における立位姿勢を比較した結果，COP は両条件ともに BOS 中央よりも非麻痺側へ偏倚していたが，非麻痺側へ介助者を配置した条件で偏倚が有意に大きかった．さらに左右下肢の足圧成分を分けて検討すると，非麻痺側下肢の COP 動揺平均速度が非麻痺側へ介助者を配置した条件で有意に低下していた（図 2-1-6）．また，立位保持を継続できずに介助を要した回数は 2 回であり，いずれも麻痺側へ介助者を配置した条件であった．このことから，非麻痺側へ介助者を配置した条件のほうが，心理的な不安感が軽減するとともに，立位における非麻痺側での姿勢制御を効率的に行えていた可能性が示唆された．転倒への安全性を保証できるのであれば，動作を誘導する際に非麻痺側から誘導するような試みも有効であると考えている．

　以上 Pusher 現象の臨床特性について，その現象の特異性や発生頻度，経過予後に関する知見，および臨床上で重要な視点となる COG と BOS の

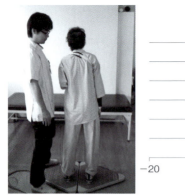 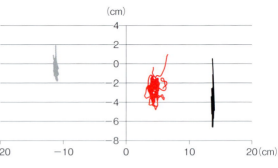

a. 介助者を麻痺側へ配置した条件におけるCOP動揺図

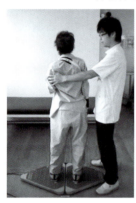 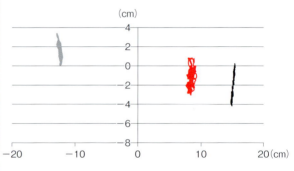

b. 介助者を非麻痺側へ配置した条件におけるCOP動揺図

図2-1-6 圧中心(COP)動揺の比較 (文献36)より改変引用)
X軸は右方向をプラス,Y軸は前方向をプラスで表記.COP動揺は図の左側から左足COP,全体COP,右足COPの軌跡を示す

関係性から姿勢制御に関する内容を述べた.脳血管障害の急性期にPusher現象を呈した症例は,姿勢制御や動作方法を自ら学習していくことができないため,そのような症例に対する他者の介入(リハビリテーション)はその人の人生にとって重要な要素となる.Davies[4]の記述ではPusher syndromeを呈した場合,リハビリテーションの適応なしと判断される症例も存在したようだが,現在ではそのほとんどが改善し,ADLもゆっくりではあるが改善することが客観的数値をもって報告されてきた.

この事実を理解して臨床に取り組み，Pusher 現象に困っている症例とその家族の人生が少しでも良い方向へ向かうきっかけとなるような支援をすることが臨床家の努めである．

文 献

1) Karnath HO：Pusher Syndrome―a frequent but little-known disturbance of body orientation perception. *J Neurol* **254**：415-424, 2007

2) 阿部浩明：Ⅱ．pusher 症候群に対する理学療法―身体軸が傾斜する姿勢定位障害の理解と理学療法介入．阿部浩明（編）：高次脳機能障害に対する理学療法．文光堂，2016，pp23-69

3) 宮本真明：Pusher 現象．網本和（編）：高次脳機能障害 ABC．文光堂，2015，pp132-148

4) Davies PM：体軸のずれ（押す人症候群 Pusher Syndrome），富田昌夫（訳）：Steps To Follow 第 1 版．シュプリンガー・フェアラーク東京，1987，pp285-304

5) 網本　和，他：左半側無視例における「pusher 現象」の重症度分析．理学療法学　**21**：29-33，1994

6) 網本　和：Puhser 現象の評価とアプローチ（脳卒中：高次脳機能障害）．理学療法学　**23**：118-121，1996

7) Pedersen PM, et al：Ipsilateral pushing in stroke：incidence, relation to neuropsychological symptoms, and impact on rehabilitation. The Copenhagen Stroke Sudy. *Arch Phys Med Rehabil* **77**：25-28, 1996

8) Karnath HO, et al：The neural representation of postural control in humans. *Proc Natl Acad Sci USA* **97**：13931-13936, 2000

9) Karnath HO, et al：The origin of contraversive pushing evidence for a second graviceptive system in humans. *Neurology* **55**：1298-1304, 2000

10) Baccini M, et al：Scale for contraversive pushing：cutoff scores for diagnosing "pusher behavior" and construct validity. *Phys Ther* **88**：947-955, 2008

11) Santos-Pontelli TE, et al：Contraversive pushing in non-stroke patients. *J Neurol* **251**：1324-1328, 2004

12) Lafosse C, et al：Contracersive pushing and inattention of the contralesional hemispace. *J Clin Exp Neuropsychol* **27**：460-484, 2005

13) Karnath HT, et al：Prognosis of contraversive pushing. *J Neurol* **249**：1250-1253, 2002

14) Bohannnou RW：Ipsilateral pushing in stroke. *Arch Phys Med Rehabil* **77**：524-525, 1996

15) Babyar SR, et al：Time to recovery from lateropulsion dependent on key stroke deficits：a retrospective analysis. *Neurorehabil Neural Repair* **29**：207-213, 2015

16) Punt TD, et al：Towards a theoretical understanding of pushing behavior in stroke patients. *Neuropsychol Rehabil* **12**：455-472, 2002

17) Paci M, et al：Fear of falling in stroke patients with pusher behaviour. *It J Physiother*

1：12-16, 2011

18) Krewer C, et al：Time course and influence of pusher behavior on outcome in a rehabilitation setting：a prospective cohort study. *Top Stroke Rehabil* **20**：331-339, 2013

19) Karnath HO, et al：Understanding and Treating "Pusher Syndrome". *Phys Ther* **83**：1119-1125, 2003

20) Abe H, et al：Prevalence and Length of Recovery of Pusher Syndrome Based on Cerebral Hemispheric Lesion Side In Patients With Acute Stroke. *Stroke* **43**：1654-1656, 2012

21) Premoselli S, et al：Pusher syndrome in stroke：clinical, neuropsychological and neurophysiological investigation. *Eur Med Phys* **37**：143-151, 2001

22) Karnath HO, et al：Posterior thalamic hemorrhage induces "pusher syndrome". *Neurology* **64**：1014-1019, 2005

23) Johannsen L, et al：Leg orientation as a clinical sign for pusher syndrome. *BMC Neurol* **23**：6-30, 2006

24) Clark E, et al：Responsiveness of 2 scales to evaluate lateropulsion or pusher syndrome recovery after stroke. *Arch Phys Med Rehabil* **93**：149-155, 2012

25) Cardoen S, et al：Posterior pusher syndrome：A report of two cases. *Clin Neurol Neurosurg* **112**：347-349, 2010

26) Santos-Pontelli TE, et al：'Posterior pusher syndrome' or 'psychomotor disadaptation syndrome'? *Clin Neurol Neurosurg* **113**：520-521, 2011

27) Danells CJ, et al：Poststroke "pushing"：natural history and relationship to motor and functional recovery. *Stroke* **35**：2873-2878, 2004

28) 阿部浩明, 他：脳卒中後の pusher syndrome：発生率と回復における半球間差異. 理学療法学 **41**：544-551, 2014

29) Pérennou DA, et al：Lateropulsion, pushing and verticality perception in hemisphere stroke：a causal relationship? *Brain* **131**：2401-2413, 2008

30) Mansfield A, et al：Is perception of vertical impaired in individuals with chronic stroke with a history of 'pushing'?. *Neurosci Lett* **590**：172-177, 2015

31) Babyar SR, et al：Outcomes with stroke and lateropulsion：a case-matched controlled study. *Neurorehabil Neural Repair* **22**：415-423, 2008

32) 原　寛美：脳卒中後のニューロリハビリテーションの理論と実際. 脳神経外科速報 **25**：188-195, 2015

33) Swayne OB, et al：Stages of motor output reorganization after stroke suggested by longitudinal studies of cortical physiclogy. *Cereb Cortex* **18**：1909-102, 2008

34) 長谷公隆：学習理論に基づくリハビリテーション医療の重要性. 長谷公隆（編）：運動学習理論に基づくリハビリテーションの実践 第2版. 医歯薬出版, 2016, pp2-12

35) Kiyota Y, et al：Adaptation process for standing postural control in individuals with hemiparesis. *Disabil Rehabil* **33**：2567-2573, 2011

36) 網本　和, 他：半側空間無視および Pusher 現象を有する患者への理学療法士の関わり. 理学療法 **31**：467-475, 2014

37) Bohannon RW, et al：The listing phenomenon of hemiplegic patients. *Neurology Report* **10**：43-44, 1986

第2節

Pusher 現象の病巣分析

はじめに

　脳損傷は，対象者の症状を規定する重要な要因であり，脳画像所見から損傷部位を把握することにより，神経症状や予後を予測することが可能となる．特に皮質脊髄路損傷は，その局在と走行が明確であり，この経路が損傷されているか否かによって運動麻痺の回復を予測することは珍しくない．いまだ，脳の機能は十分に明らかではないものの，脳画像解析の進歩により，脳損傷後のさまざまな症候に対する責任病巣や予後が明らかになってきている．本稿では，Pusher 現象の責任病巣に関するこれまでの知見を紹介する．

Pusher 現象の病巣を読み解くポイント

　Pusher 現象の責任病巣を知識として理解していても，実際に脳画像からそれらの病巣が損傷されているのかを読みとれなければ意味がない．ここでは，Pusher 現象に関連する脳部位を読み解くためのポイントについて概説する．なお，スライスごとに描写される脳部位は異なるため，成書にて基本を理解したうえで本稿を読み進めていただきたい．

a. 視床後外側部

　視床は複数の核から構成されており，それぞれ異なる機能を有し，投射する脳領域も異なる（図 2-2-1）．脳画像を活用するためには立体的な構造の視床が，また水平断ではどの核がどの位置に描写されるかを理解しなければならない．図 2-2-2 に視床の配列を提示したため参照されたい．

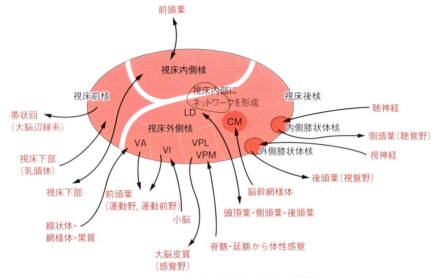

図 2-2-1　視床の核と投射する部位
LD：背側外側核，VA：前外側腹側核，VI：中間腹側核，VPM：後内側腹側核，VPL：後外側腹側核，CM：中心正中核

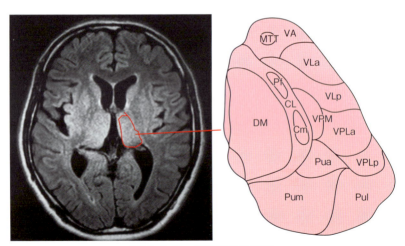

図 2-2-2　水平断での視床
MTT：乳頭体視床束，VA：前腹側核，VLa：腹外側核の前方，VLp：腹外側核の後方，VPLa：後外側腹側核の前方，VPLp：後外側腹側核の後方，VPM：後内側腹側核，Pf：束傍核，CL：外側中心核，Cm：正中中心核，Pul：視床枕の外側，Pua：視床枕の前方，Pum：視床枕の内側，DM：背内側核

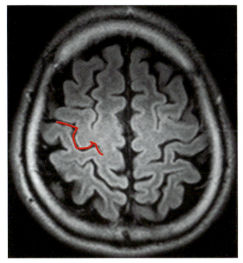

図 2-2-3　逆Ωサイン

b. 中心後回

中心後回を特定するポイントは，中心溝の位置を鑑別することである．図 2-2-3 のように Ω（オメガ）の形を反対にした逆Ωサインがみられる脳溝が中心溝である．中心溝の前方が中心前回，後方が中心後回となる．中心溝を特定したのち，その脳溝を追跡してみていくことにより，異なるスライスでも中心後回の位置がわかる．中心後回が描出されるスライスは松果体レベルまでであり，第3脳室レベルより下のスライスでは確認できない．ほかにも，中心溝は上前頭溝と中心前溝から特定する方法，帯状溝辺縁部から特定する方法などがある．

c. 島皮質

大脳皮質は大脳の表面に広がる灰白質の薄い層であり，水平断の脳画像では脳の外側に位置する．一方，島皮質は前頭葉，側頭葉および頭頂葉の一部である弁蓋と呼ばれる領域によって覆われており，他の大脳皮質と比べてやや内側に位置している（図 2-2-4）．なお，島皮質はシルビウス裂を特定することでその位置が把握できる（図 2-2-5）．

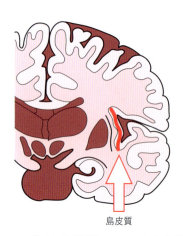 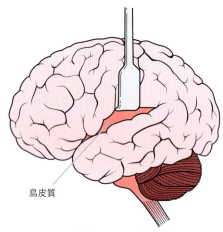

a. 前方（冠状断）からみた島皮質　　　　b. 側方からみた島皮質

図 2-2-4　島皮質の位置

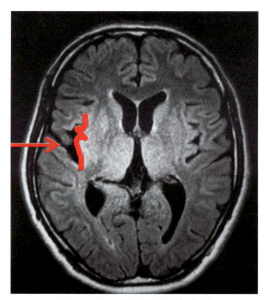

図 2-2-5　水平断での島皮質
矢印：前頭葉と側頭葉の境に存在する大きな溝がシルビウス裂，色部：前頭葉や側頭葉覆われた島皮質

d. その他

Pusher 現象の責任病巣として報告されている下頭頂小葉や上側頭回など，いずれも中心溝やシルビウス溝と同様に当該部位を追跡するポイントがある．例えば，脳溝や脳回などの解剖学的な位置関係と，その立体的な位置関係が脳画像では，どのように描出されるかを理解することにより，当該部位が特定できるのである．

Pusher 現象の責任病巣

これまで，Pusher 現象の責任病巣に関するさまざまな報告がなされ，いくつかの脳部位が関連領域として報告されている．Karnath ら[1]は，視床を主病変とする 40 例に対し，Pusher 現象の有無〔Scale for Contraversive Pushing（SCP）の各項目が 1 点以上の場合に Pusher 現象陽性〕と大脳半球損傷側によって群分けし（表 2-2-1），サブトラクション法[*1]によって病巣を検証した．その結果，左右の大脳半球損傷にかかわらず，Pusher 現象例では視床の後外側部に，Pusher 現象のない群では視床の前内側部に，病変が集中していることを明らかにした（図 2-2-6）．この報告の翌年，

表 2-2-1　**Karnath らの報告**（文献 1）より改変引用）

	右大脳半球損傷		左大脳半球損傷	
	Pusher 群	control 群	Pusher 群	control 群
n 数	9	14	5	12
年齢（平均±SD）	66.1±7.5	62.2±12.2	63.9±9.7	61.8±18.0
診断名（脳梗塞/脳出血）	2/7	11/3	0/5	9/3
片麻痺を有する割合（%）	100	43	100	50
感覚障害を有する割合（%）	89	43	80	58
失語症を有する割合（%）	0	0	60	25
半側空間無視を有する割合(%)	67	21	0	8

*1：サブトラクション法：異なる条件や課題，病変などの画像を差し引きすることにより，どの部位が関連しているかを抽出する方法

54　第Ⅱ章　Pusher現象の臨床像

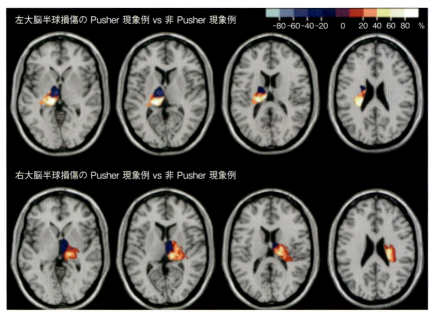

図 2-2-6　視床病変例の病巣（Pusher現象あり群となし群の比較）
（文献1)より改変引用）
上段：左大脳半球損傷例，下段：右大脳半球損傷例

表 2-2-2　Johannsenらの報告（文献2)より改変引用）

	右大脳半球損傷		左大脳半球損傷	
	Pusher群	control群	Pusher群	control群
n数	11	12	10	12
年齢（平均±SD）	68.0±9.4	60.6±13.2	67.8±8.3	65.7±9.0
診断名（脳梗塞/脳出血）	7/4	11/1	9/1	11/1
片麻痺を有する割合（％）	100	43	100	50
感覚障害を有する割合（％）	73	67	90	50
失語症を有する割合（％）	0	0	80	75
半側空間無視を有する割合（％）	100	100	10	8

　Karnathらの研究グループの1人であるJohannsenら[2)]により，視床損傷を免れた脳卒中患者40例を対象としたPusher現象の責任病巣について報告している（**表 2-2-2**）．Karnathらの報告と同様の解析方法で検証した結

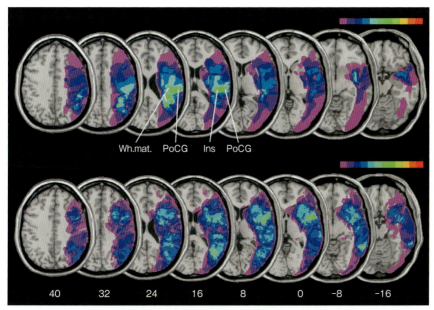

a. 上段：Pusher現象あり群，下段：Pusher現象なし群

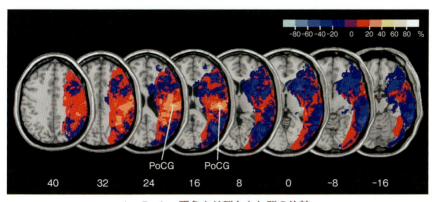

b. Pusher現象あり群となし群の比較

図 2-2-7　視床に病変のない右大脳半球損傷例の病巣（文献2）より引用）
Wh.mat.：白質，PoCG：中心後回，Ins：島

果，Pusher現象例では島後部と中心後回の皮質下に病変が集中し，上側頭回と下頭頂小葉の一部も関与することを明らかにした（図2-2-7〜8）．

阿部ら[3,4)]は，リハビリテーションを施行した脳卒中患者594例のうち，

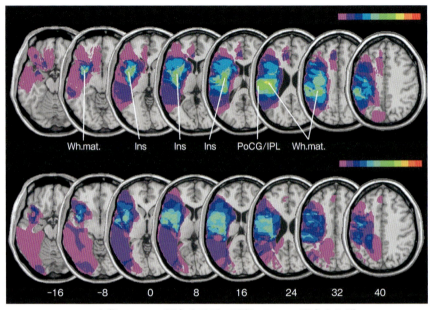

a. 上段：Pusher現象あり群，下段：Pusher現象なし群

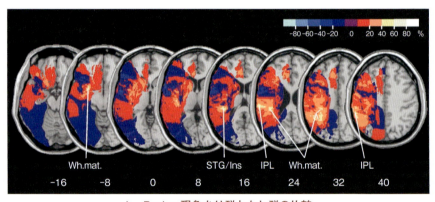

b. Pusher現象あり群となし群の比較

図 2-2-8　視床に病変のない左大脳半球損傷例の病巣（文献2)より引用）
Wh.mat.：白質，Ins：島，PoCG/IPL：中心後回/下頭頂小葉，STG/Ins：上側頭回/島，IPL：下頭頂小葉

SCPの各項目が0点より大きかった場合にPusher現象陽性と判断し，46例（右大脳半球損傷25例，左大脳半球損傷21例）のPusher現象例の責

表 2-2-3　Ticini らの報告（文献 5）より改変引用）

	視床病変		視床外の病変	
	Pusher 現象 あり群	Pusher 現象 なし群	Pusher 現象 あり群	Pusher 現象 なし群
n 数	5	6	4	4
年齢（平均±SD）	67.8±6.1	56.5±9.5	64.5±16.6	64.7±13.8
診断名（脳梗塞/脳出血）	0/5	4/2	4/0	4/0
損傷側（右/左）	2/3	5/1	4/0	4/0
片麻痺を有する割合(%)	100	66.6	100	100
半側空間無視の有する例				
・左半球損傷	0/2	0/1	0/0	0/0
・右半球損傷	2/3 ※	0/5	2/4	2/4
失語症を有する例				
・左半球損傷	3/3	0/1	0/0	0/0
・右半球損傷	0/2	0/5	0/4	0/4

※：半側空間無視の検査ができなかった患者が 1 例

任病巣を調査した．その結果，診断名から①中大脳動脈領域の梗塞（16例），②視床病変（11 例），③島後部におよぶ被殻出血（8 例），④広範な皮質下出血（5 例），⑤脳室拡大や脳萎縮を伴う内包・放線冠病変の 5 つに類型化できると報告している．

　Ticini ら[5]は，Pusher 現象例のうち視床に病変がある例とない例に分類し，脳灌流強調画像[*2]を用いて Pusher 現象に関連する脳領域を検証している（表 2-2-3）．その結果，視床に病変がない例では，下前頭回，中側頭回，下頭頂小葉，頭頂葉皮質下白質に脳灌流量の低下領域が散在していた（図 2-2-9）．そして，これらの領域は視床後外側部と同様に，重力知覚や身体を正中位に定位する作用すると考察している．

　以上から，視床後外側部や島後部の損傷，皮質下の障害による広範な脳内ネットワーク異常，認知症などの全般的な脳機能低下を背景に脳損傷を

*2：脳灌流強調画像：MRI で一般的に知られている T1 強調像，T2 強調像，FLAIR 像といった撮像法は主に形態を反映し，構造的な損傷についての情報が得られる．一方，拡散強調画像はミクロレベルの水分子の拡散，灌流強調画像では血液灌流といった形態画像では評価できない，機能異常を示す情報を画像化することができる

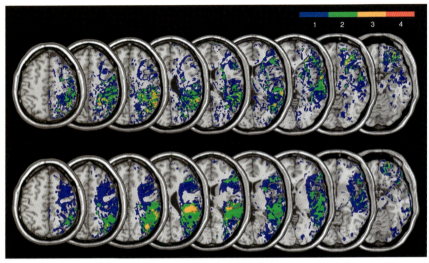

a. 上段：Pusher現象あり群，下段：Pusher現象なし群

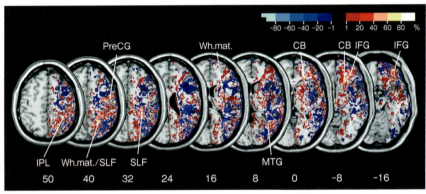

b. Pusher現象あり群となし群の比較

図2-2-9 視床に病変のない例の病巣 (文献5)より引用)
IPL：下頭頂小葉，Wh.mat/SLF：白質/上縦束，PreCG：中心前回，SLF：上縦束，Wh.mat.：白質，MTG：中側頭回，CB：脳梁，IFG：下前頭回

生じた場合などにPusher現象が惹起されると考えられる．

近年，Pusher現象の生起機序として重要とされる垂直認知の障害に関する興味深い報告がなされている．Rousseauxら[6]は，右半球損傷の脳卒中46例に対して主観的視覚垂直（SVV：Subjective Visual Vertical），主

観的徒手的垂直（SHV：Subjective Haptic Vertical），視覚・徒手的垂直（SVHV：Subjective Visual-Haptic Vertical）を測定し，voxel-based lesion-symptom mapping[*3]という手法を用いて関連する脳領域を抽出している．SVV の左偏倚には，中側頭回の後方を中心とする病変（図 2-2-10a）が関与し，SHV の偏倚には SVV の偏倚に関連する領域に比べてより限局的かつ前方に位置する上側頭溝を中心とした部位が抽出され，SVV と SHV の関連領域は重複していないことが示された（図2-2-10b）．SVHV の偏倚には，上側頭回と SVV 偏倚の関連領域よりも前方部分を中心とする領域が関与し，それらは SVV と SHV の関連領域と重複する部位が含まれることが明らかとなった（図 2-2-10c）．

SVV と SVHV の関連領域として示された後部側頭皮質と皮質下領域は，半側空間無視の責任病巣とも合致するものであり，半側空間無視によるSVV の偏倚を支持する所見であると考えられる．以上から，垂直認知の偏倚という臨床徴候と脳画像所見を双方向性に把握することにより，脳機能障害や病態の解釈，関連する脳領域を検証することができ，Pusher 現象やPusher 現象に関連する症候に対する治療計画の立案に役立つことが期待される．

白質の重要性

Ticini らの報告[5]により，視床病変のない Pusher 現象例では，頭頂葉白質の灌流低下が生じていることが示された．すなわち，姿勢制御障害には脳内ネットワークの破綻あるいは機能不全が関与することが示唆され，Pusher 現象の生起にも大脳白質の関与を考慮すべきであると考えられる．

大脳白質病変は，脳室周囲病変（PVH：Periventricular Hyperintensity）と深部皮質下白質病変（DSWMH：Deep and Subcortical White Matter Hyperintensity）に分けられる．大脳白質病変は，運動麻痺などの巣症状

＊3：神経学的検査から得られたスコアと脳損傷部位の関連をボクセル単位（神経画像を構成する最小単位）で調査する方法

60　第Ⅱ章　Pusher現象の臨床像

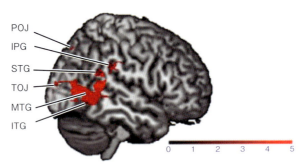

a. 視覚垂直偏倚に関連する脳領域

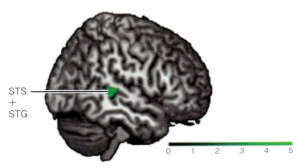

b. 徒手的垂直偏倚に関連する脳領域

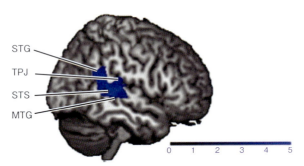

c. 視覚・徒手的垂直偏倚に関連する脳領域

図 2-2-10　垂直認知に関連する領域
（文献6）より引用）
IPG：下頭頂回，ITG：下側頭回，MTG：中側頭回，POJ：頭頂後頭接合部，STG：上側頭回，STS：上側頭溝，TOJ：側頭後頭接合部，TPJ：側頭頭頂接合部

を引き起こす直接的原因とはならないが，その病変の程度は認知機能[7]，バランス障害や転倒のリスク[8]と関連することが知られ，年齢に影響を受ける病態である．このことは，加齢とともに発症率が増加する脳卒中患者では，主病変のほかに大脳白質病変が潜在的に姿勢制御を低下させている可能性を示唆するものである．そこで筆者らは，大脳白質病変を臨床的に判定できる評価スケールを用い，大脳白質病変による Pusher 現象の重症度，体幹機能，日常生活動作能力の差異を検証したので紹介する．

方　法

a. 対　象

対象は 2014〜2016 年に急性期病院でリハビリテーションを実施した脳梗塞患者とし，後方視的にデータを収集した．取り込み基準は，①20 歳以上であること，②脳卒中の既往がないこと，③テント上病変例，④神経症状や全身状態が安定していること，⑤Pusher 現象を有すること（後述する判定基準に基づく），⑥認知症や精神疾患がないこと，⑦指示を理解できること，⑧日常生活や機能予後に影響する整形外科的疾患がないこと，⑨データ欠損がない，こととした．

b. 脳梗塞の類型化と大脳白質病変の重症度分類

脳梗塞は神経学的症候と拡散強調像（DWI：Diffusion-Weighted Imaging）の所見に基づき診断され，Bamford 分類[9]（表 2-2-4）を用いて全体的な前方循環系の梗塞（TACI：Total Anterior Circulation Infarct），部分的な前方循環系の梗塞（PACI：Partial Anterior Circulation Infarct），ラクナ梗塞（LACI：Lacunar Infarction）に分類した．

大脳白質病変は FLAIR 画像によって評価した．大脳白質病変の重症度は，Fazekas の visual scale[10]（図 2-2-11）を用いて 4 段階（なし，軽度，中等度，重度）に分類し，PVH と DWMH のいずれかが Grade 2 以上であった場合を大脳白質病変ありとし，いずれも Grade 1 以下を大脳白質病変なしと定義した．なお，脳梗塞や脳浮腫による影響を除くため，大脳半

表 2-2-4　Bamford 分類（文献 9）より引用）

- Total Anterior Circulation Infarction（TACI）：全体的な前方循環系の梗塞—運動障害，感覚障害，病巣と反対側の半盲，高次脳機能障害
- Partial Anterior Circulation Infarction（PACI）：部分的な前方循環系の梗塞—TACI の症状のうちどれか 2 つ，もしくは高次脳機能の単独障害
- Posterior Circulation Infarction（POCI）：後方循環系の梗塞—明らかな脳幹障害の症候
- Lacunar Infarction（LACI）：ラクナ梗塞—純粋運動性片麻痺，もしくは純粋感覚性脳卒中，もしくは純粋感覚・運動障害，もしくは運動失調不全片麻痺

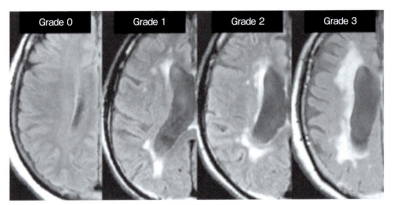

a. 脳室周囲病変

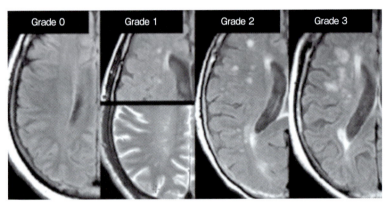

b. 深部皮質下白質病変

図 2-2-11　Fazekas scale（文献 11）より一部改変引用）
Grade 0：なし，Grade 1：軽度，Grade 2：中等度，Grade 3：重度

球損傷側とは反対側の所見から大脳白質病変の程度を評価した．以上の分類から，脳梗塞のタイプと白質病変の有無により患者を群分けした．

c. 臨床評価指標と解析方法

脳卒中の機能評価には，Stroke Impairment Assessment Set（SIAS）[12]を用いた．SIAS は 9 種の機能障害に分類される 22 項目からなり，各項目は 3 点あるいは 5 点満点で評価する．各項目とも点数が高いほど機能が良好であることを意味し，合計は 76 点満点となる．体幹機能は体幹コントロールテスト（TCT：Trunk Control Test）[13]により評価し，麻痺側への寝返り，非麻痺側への寝返り，起き上がり動作，座位保持の能力を得点化した(0〜100 点)．Pusher 現象の判定と重症度の評価には SCP を用いた．Pusher 現象は，Baccini ら[14]の報告に基づき，SCP 各下位項目 >0 であった場合を Pusher 現象陽性とした．これらの評価は，発症後できるだけ早期に実施した．日常生活動作（ADL：Activities of Daily Living）能力はBarthel Index（BI）[14]で評価し，入院時と退院時の変化量を入院日数で除した BI 効率を算出した．

統計的解析方法として，患者属性のグループ間の比較には一元配置分散分析と χ 二乗検定を，臨床評価指標の比較には一元配置分散分析，多重比較検定を用いた（有意水準 5％未満）．

結　果

この研究では，37 名の脳梗塞患者が解析対象となった（年齢 70.9±11.4歳（平均±SD），性別：男性 28 名・女性 9 名，全例右手利き）．Bamford分類では，TACI 16 例，PACI 21 例であり，LACI の脳梗塞例はいなかった．Fazekas scale では，大脳白質病変あり群 13 例，大脳白質病変なし群24 例であった．Bamford 分類と大脳白質病変の有無により，患者は 4 群に分類された（表 2-2-5）．

臨床評価指標の結果を表 2-2-6 に示す．SIAS は大脳白質病変の有無にかかわらず，機能障害の程度は TACI と PACI で有意差を認めた．TCT は

表 2-2-5　患者属性

	TACI		PACI	
	白質病変 あり群	白質病変 なし群	白質病変 あり群	白質病変 なし群
n 数	5	11	8	13
年齢（平均±SD）	68.0±9.4	60.6±13.2	67.8±8.3	65.7±9.0
性別（男/女）	4/1	11/0	6/2	9/4
大脳半球損傷側（右/左）	4/1	9/2	6/2	13/0
入院日数	38.0±20.0	41.4±27.4	39.3±1.4	33.3±8.3

TACI：全体的な前方循環系の梗塞，PACI：部分的な前方循環系の梗塞

表 2-2-6　臨床評価指標の結果

	TACI		PACI		ANOVA	
	白質病変 あり群	白質病変 なし群	白質病変 あり群	白質病変 なし群	主効果	多重比較検定
SIAS	20.6±4.0	21.5±7.5	35.5±12.7	40.9±9.6	＊	TACI＋あり群・なし群 <PACI＋あり群・なし群
TCT	9.6±13.2	16.4±13.4	19.5±19.2	36.0±13.0	＊	TACI＋あり群・なし群 <PACI＋なし群
SCP	5.0±1.2	4.9±0.7	3.9±0.9	3.3±1.0	＊	TACI＋あり群・なし群 >PACI＋なし群
BI 効率	0.4±0.3	0.4±0.4	0.6±0.5	0.9±0.6	ns	

＊：$p<0.05$，ns：no significant，TACI：全体的な前方循環系の梗塞，PACI：部分的な前方循環系の梗塞，ANOVA：一元配置分散分析，SIAS：Strok Impairment Assessment Set，TCT：体幹コントロールテスト，SCP：Scale for Contraversive Pushing

PACI に分類された大脳白質病変なし例で有意に高値であり，同様に SCP も PACI の大脳白質病変なし例では有意に低値であった．BI 効率は主効果を認めず，群間差はなかった．

考　察

　前方循環系の広範な脳損傷例では，大脳白質病変の影響は少なく，脳梗塞による神経学的症候が機能・能力障害や Pusher 現象の重症度を規定していた．一方，前方循環系の部分的な脳損傷例では，大脳白質の障害が体幹機能障害や Pusher 現象などの症候を修飾する可能性が示唆された．すなわち，前方循環系の広範な脳損傷例は，機能・能力障害が脳損傷領域に依拠しているのに対し，前方循環系の部分的な脳損傷例では，大脳白質病変が投射線維など脳内ネットワークに関与する神経機構に影響し，能力障害を修飾することが示唆された．各群の BI 効率に有意差がなかった要因として，対象者全例が ADL の回復を遷延させる Pusher 現象を有していること，中等度〜重度の機能障害を有していたことなどが推測され，発症後 1 カ月程度の短期的な ADL の変化を反映しえなかったと考えられた．

まとめ

　本稿では，Pusher 現象の責任病巣として一定の見解が得られている脳部位を中心に紹介した．Pusher 現象の生起に関わる視床後外側や島後部は損傷されていないか，あるいは脳内ネットワークに影響する領域に損傷はあるのか，大脳白質病変など損傷領域以外の脳機能の低下はないかなどを確認し，臨床的徴候と照合する作業を繰り返すことにより，画像から判断する臨床的徴候の予測精度が高まると考える．これまでの知見をもとに画像所見を有効に活用し，Pusher 現象に対するリハビリテーションのさらなる発展を期待したい．

文　献

1) Karnath HO, et al：Posterior thalamic hemorrhage induces "pusher syndrome". *Neurology* **64**：1014-1019, 2005

2) Johannsen L, et al："Pusher syndrome" following cortical lesions that spare the thalamus. *J Neurol* **253**：455-463, 2006

3) 阿部浩明, 他：Contraversive pushing を呈した脳卒中例の責任病巣と経過. 理学療法学 **36**：86-87, 2009

4) 阿部浩明（編）：高次脳機能障害に対する理学療法. 文光堂, 2016, pp56-57

5) Ticini LF, et al：Perfusion imaging in pusher syndrome to investigate the neural substrates involved in controlling upright body position. *PLoS one* **29**：e5737, 2009

6) Rousseaux M, et al：An anatomical and psychophysical comparison of subjective verticals in patients with right brain damage. *Cortex* **69**：60-70, 2015

7) de Groot JC, et al：Cerebral white matter lesions and cognitive function：the Rotterdam Scan Study. *Ann Neurol* **47**：145-151, 2000

8) Blahak C, et al：Deep frontal and periventricular age related white matter changes but not basal ganglia and infratentorial hyperintensities are associated with falls：cross sectional results from the LADIS study. *J Neurol Neurosurg Psychiatry* **80**：608-613, 2009

9) Bamford J, et al：Classification and natural history of clinically identifiable subtypes of cerebral infarction. *Lancet* **337**：1521-1526, 1991

10) Fazekas F, et al：MR signal abnormalities at 1.5 T in alzheimer's dementia and normal aging. *Am J Neuroradiol* **8**：421-426, 1987

11) Senda J, et al：Assosiation of Leukoaraiosis With Convalescent Rehabilitation Outcome in Patients With Ischemic Stroke. *Storke* **47**：160-166, 2016

12) Tsuji T, et al：The stroke impairment assessment set：Its internal consistency and predictive validity. *Arch Phys Med Rehabil* **81**：863-868, 2000

13) Collin C, et al：Assessing motor impairment after stroke：a pilot reliability study. *J Neurol Neurosurg Psychiatry* **53**：576-579, 1990

14) Baccini M, et al：Scale for contraversive pushing：cutoff scores for diagnosing "pushing behavior" and construct validity. *Phys Ther* **88**：947-955, 2008

15) Mahoney FI, et al：Functional evaluation：The Barthel Index. *Md State Med J* **14**：61-65, 1965

第3節

Pusher 現象の臨床評価

はじめに

Pusher 現象は 1985 年に Davies[1] により「Steps to follow」の中で「押す人症候群（Pusher syndrome）」として，以下のように報告されている．患者はすべての姿勢で健側に力を入れ，患側のほうに強く押す．そして，姿勢を他動的に矯正，つまり他動的に体重を健側方向，もしくは体の正中線を越えて健側に移動しようとすると強く抵抗する．

この Pusher 現象の発症率や予後，リハビリテーション効果の判定などのためには，信頼性，妥当性に優れた分析ツールが必要である．しかし，Pusher 現象の診断のために異なる基準やスケールを使用したことによって，さまざまな研究で矛盾する結果となることも多かった．いくつかの研究では，一般化していない臨床診断を用いたり，検証されていない評価ツールが使用されてきた．その結果，例えば疫学的に発症率を調べた研究でも脳卒中患者の中で，5～63％と発症率に大きな開きがある[2~5]．Pedersen ら[4]は Davies の「Steps to follow」を参照してピックアップしたところ 10％と報告している．Danells ら[6]は以下に示す Scale for Contraversive Pushing（SCP）を使用し，そのカットオフ値を総得点 >0 としたところ，脳卒中発症から一週間では 63％が pushing を示したとしている[5]．Pusher 現象は，発症から時期が経つにつれて消失していくため，研究によって発症からの経過日数が異なることも一要因としてあげられるが，いずれにせよ，その評価法が確立されることの重要性は変わらない．

臨床的評価法として，わが国では 1994 年に網本ら[7]が Pusher 現象の重症度分析のための「Pusher 評価チャート」を発表した．その後，2000 年

にKarnath ら[6]が「Scale for Contraversive Pushing（SCP）」を発表し，
2004年，D'Aquila ら[8]により「Burke Lateropulsion Scale（BLS）」が発表
されている．本稿では，主にこの3つの評価法を先行研究をもとに紹介する．

網本らによる Pusher 評価チャート[7]

Davies が1985年に「Pusher 症候群」を報告した後，わが国では網本ら[7]
が「基本動作における押す現象」を「Pusher 現象」とし，報告を行ってい
るが，そのほかに報告は少なく，その基準や重症度についての規定はなさ
れていなかった．Pusher 現象の重症度の違いにより，対応した治療を立案
し，その改善度を評価する必要性から1994年に「押している」程度をもと
に，重症度の段階づけの操作的な定義がなされた（図 2-3-1）．その基準
は，座位，立位，歩行のそれぞれの姿勢動作において，段階2（重度），1
（軽度），0（なし）の3段階で評価し，この3つの姿勢動作のスコアを合算
したものをトータルスコアとして，4〜6をグレードⅡ，1〜3をグレード
Ⅰ，0をグレード0とした．カットオフとしてトータルスコア1以上を
Pusher 現象ありとしている．

その後，この Pusher 評価チャートを使用して，Pusher 現象の有無が日
常生活動作（ADL：Activities of Daily Living）における自立度への影響
が高いことなどが示されているほか[9]，わが国では広く用いられてき
た[10〜13]．

Scale for Contraversive Pushing（SCP）

SCP（表 2-3-1）は，Davies による以下の3つの基準をもとに，Karnath
ら[6]によって作成されている．

　①姿勢：座位，立位時における姿勢の対称性．
　②伸展：座位，立位時における物理的に支持面を拡張させるための上
　　　　　肢・下肢の使用．

第 3 節　Pusher 現象の臨床評価　　**69**

評価者 _____

【座　位】

両足接踵の腰かけ・背もたれなしの座位で上肢（健側）をついて座る（starting position）

	月／日	／	／	／	／	／
2：	すぐに（60秒以内）右手で押しはじめ正中軸を越え体幹が傾き左後方へ崩れてしまう．上肢をはずすと座位保持ができない．これがほとんど常に起こる					
1：	1分程度以上は保持できるか，あるいは5回に1～2回程度たまに押してしまう．上肢をはずしても5分程度なら座位保持できる					
0：	自立．押すことはない．10分以上背もたれ，上肢の支持なしで座位保持できる（注：これを「自立」とみなす）					

【立　位】

平行棒内立位で評価(LLBなどを装着してもよい)．いったん肩幅程度に両足を開いて立ち，平行棒をもたせる

	月／日	／	／	／	／	／
2：	すぐに（30秒以内）右手で押し始め，左側の骨盤帯が左側の平行棒についてしまう．あるいは左後方へ倒れる．「右側のバーに腰をつける」ように指示してもかえって左側へ移動する					
1：	時間が経つと（30秒以内）押し始めて左側へいってしまう．しかし「右側のバーにつける」ようにいうと可能である．右側のバーに寄りかかって1分以上保持してもよい．					
0：	右手でバーをもち，かつ寄りからず．また左側へ偏位せず1分以上保持できる（注：この場合でもPusher現象がないというだけで，「自立」ではない）					

【歩　行】

四点杖などの適当な杖を持ち10m歩行（介助でもよい）を行う（LLBなどの装着可）

	月／日	／	／	／	／	／
2：	杖をついての静止立位はなんとか保持できるが，歩き始めようとすると，かえって右上下肢で押しはじめ，上部体幹が正中軸を越えて倒れる．倒れないよう介助すると，かえって押す力を強める（注：杖を使用するよりも，かかえこむような介助歩行の方が容易である）					
	歩行スピード；10m介助歩行で3分以上かかる					
1：	杖を体側横につくと押してしまい，正中軸を越えるが，前について歩行すると容易になる．肩・骨盤など1ヵ所サポートするだけで歩行可能である．しかし，サポートしている部分は押している					
	歩行スピード；10m（1分～3分）					
0：	患側を振り出すことと比較して健側の振り出しが容易である．サポートが必要な時でも，その部分を押すことはない（注：この段階でもいわゆる「自立ではない」）					
	歩行スピード；10m1分以内					
	総合得点					

〈コメント〉

聖マリアンナ医科大学病院リハビリテーション部

図 2-3-1　Pushe 評価チャート

表 2-3-1　Scale for Contraversive Pushing (SCP)（文献6）より引用）

A.　姿勢（自発的な姿勢の対称性）	座位	立位
1点＝損傷側対側への重度の傾きがあり転倒する	☐	☐
0.75点＝損傷側対側への重度の傾きがあるが転倒はしない	☐	☐
0.25点＝損傷側対側への軽度の傾きがあるが転倒はしない	☐	☐
0点＝傾きなし／正中位	☐	☐
合計（最大＝2点）：		
B.　伸展（上肢・下肢を使って支持面への接触範囲を広げる）		
1点＝休んでいるときから出現する	☐	☐
0.5点＝姿勢を変えると出現する	☐	☐
0点＝伸展しない	☐	☐
合計（最大＝2点）：		
C.　抵抗（他動的に正中位へ修正されることへの抵抗）		
1点＝抵抗あり	☐	☐
0点＝抵抗なし	☐	☐
合計（最大＝2点）：		

　③抵抗：座位，立位時における他動的な姿勢の修正に対する抵抗．

　多くの脳卒中患者，特に急性期の患者には，姿勢の非対称性や麻痺側へ倒れる傾向がある．しかし，それがどんなに重症であれ，側方への傾斜それ自体では Pusher 現象を示すものではない．Karnath ら[6]は前述の3つの基準が Pusher 現象と単なる姿勢障害を鑑別するのに必要だと考えてスケールを作成した．

　より詳細には，2006年の Baccini ら[14]の報告を受けて，Karnath は「B.伸展」の上下肢の使用基準に補足説明を加えている[15]．その内容は，座位では非麻痺側の上肢および下肢が外転・伸展の二段階で使用されていることを観察する．またベッドサイドで座っている場合，観察者は非麻痺肢が自発的に外転していき，上肢であればマットレスを，下肢であれば床を支持面として探し，肘関節や膝関節，股関節を伸展させるという動作を観察した時に座位でのスコアを1をつける．もし，非麻痺側の上肢および下肢の外転・伸展が自発的に行われなかった場合，観察者は①非麻痺方向へお尻をずらしてください，②ベッドから非麻痺側にある車いすに移ってくだ

さいと指示する．患者は座面を変えるための小さな殿部の横移動動作ができなければならない．後者のケース②では，殿部はタイヤを越えるのに十分なだけ持ち上がる．観察者は，少なくとも前述の２つのうちの一つは観察しなくてはならない．その動作の中で非麻痺側肢が自発的に外転していき，肘関節や膝関節，股関節を伸展させるという運動を観察した時に座位でのスコアを 0.5 つける．

次に立位における評価では，立位をとっている時に非麻痺側下肢が自発的に外転・伸展しているかをみる．外転・伸展していれば立位でのスコアを１つける．もし外転・伸展していなければ，観察者は患者に「歩いてください」と指示し，歩いている時に外転・伸展がみられれば，立位でのスコアを 0.5 つける．

カットオフ値

Karnath ら[6]は当初，前述の３つの基準すべてをもっている時に Pusher 現象陽性としていた．すなわち，「A．姿勢」の項目の座位・立位の合計が１以上であり，かつ「B．伸展」の項目の座位・立位の合計が１以上であり，かつ「C．抵抗」の項目の座位・立位の合計が１以上である場合にPusher 現象陽性としていた．それに対し，2004 年に Danells ら[5]は最終合計点が０より大きい場合を Pusher 現象陽性として，その障害のレベル，機能自立度の変化を追った研究をしている．この基準では，62 人の脳卒中患者中 39 人が Pusher 現象陽性となった(63%)．しかし，彼らはこのカットオフ値に対する妥当性の検証を行っていない．

2006 年に Baccini ら[14]は，SCP と臨床診断との一致度を検証した．ここでは初めての脳卒中で，立位もしくは座位で姿勢の非対称性がみられた患者 26 人を被験者として評価した．Baccini が臨床診断を行い，３人のセラピストがSCP 測定を行った．Baccini が行った臨床診断では 17 人が Pusher 現象と診断された．Karnath のカットオフ基準（各項目≧1）を採用したSCP 診断を他３人のセラピストがペアとなって，それぞれ行った時は９人

表 2-3-2　Karnath らと Baccini らのカットオフ値を使用した
臨床診断との差異（精度）（文献 14）より引用）

	Cohen's k		臨床診断	
			陽性	陰性
Karnath ら （各項目≧1）	0.497	陽性	20	0
		陰性	14	18
Baccini ら （各項目＞0）	0.917	陽性	32	0
		陰性	2	18

2 人の検者の合計（n＝52）

のみが Pusher 現象と診断された．また，15 人は Pusher 現象ではないと
両検査者から判断され，2 ケースのみ両検査者の診断が食い違った．
Cohen's κ〔2 つの観察の一致が偶然生じる確率を考慮し，それを除外し
て，さらに厳しく判断結果の信頼性を問うというものである．一般的には，
この κ 係数が 0.75 以上になる場合に，その（符号化・評定後の）データは
十分に信頼のおけるものと判定される〕は 0.837 であった．また，Baccini
が行った臨床診断と他セラピストたちの測定した SCP との κ 係数も 0.497
と低い値となった．これに対し，カットオフ値を SCP それぞれの項目＞0
とすると，SCP による診断では 24 人となり，臨床診断の 26 人との κ 係数
は 0.917 となった．また，2 人の検者による SCP 診断でも κ＝0.839 となっ
たとしている（ただし，この詳細な数値は論文に記載されておらず，不
明）．Baccini らが曰く，カットオフ値を下げることで Pusher 現象陽性と
なる可能性は高くなるとのことであった．カットオフ値を≧1 から＞0 に下
げたことによって Pusher 現象陽性の診断が出る確率が向上したが，今回
の集団では偽陽性となる例はなかった．
　表 2-3-2 に臨床診断と，2 人の検者による SCP を合計した数値を示し
た．SCP の感度は，オリジナルの基準（各項目≧1）では 58.8%（20/34）
と変わらなかったが，新しい基準では 94.1%（32/34）と上昇した．また，
陰性的中率も同様に 56.3%（18/32）から 90%（18/20）へ変化した．特異
性 100%（18/18）の減少はなく，陽性的中率も 100% から変化がなかった

第 3 節　Pusher 現象の臨床評価　　*73*

表 2-3-3　Karnath ら，Baccini ら，Danells らのカットオフ値を
使用した臨床診断との差異（精度）（文献 16）より引用）

| | Cohen's k | | 臨床診断 | |
			陽性	陰性
Karnath ら （各項目≧1）	0.754	陽性	11	0
		陰性	6	88
Baccini ら （各項目＞0）	0.933	陽性	17	2
		陰性	0	86
Danells ら （合計＞0）	0.212	陽性	17	48
		陰性	0	40

（18/18〜32/32）．結果として，スケールの正確性，つまりテストを試行し
た回数の中で SCP が正しい答えを出す回数は 73.1%（38/52）から 96.2%
（50/52）と非常に向上した．

さらに Baccini ら[16]は，2008 年に追加の研究を行っている．一側性の初
発脳卒中で発症 1 カ月以内で Fugl-Meyer assessment scale における最低
でも上下肢どちらかの運動機能，もしくはバランスの障害を示した 105 名
の被験者を選択し，臨床診断をしたところ，17 名が Pusher 現象陽性とさ
れた（発症率 16.2%）．Karnath らのカットオフ値（各項目≧1）を使用す
ると 11 名，2006 年の Baccini らのカットオフ値（各項目＞0）使用では 19
名，Danells らによるもの（合計＞0）では 65 名となった（表 2-3-3）．
Danells らの値（合計＞0）を使用すると，臨床診断との一致率は 54.3% と
なり，Cohen's κ は 0.212 で，SCP によって 48 名は Pusher 現象があるに
もかかわらず，陰性となってしまう．結果，感度は完璧であるが，特異度
がとても低くなってしまい，的中率も低くなる．Baccini らによる値（各項
目≧0）を使用すると一致率は 98.1%，Cohen's κ は 0.933 となり，特異度
も高く，感度も的中率も下がることがない．しかし，偽陽性が 2 名出てい
た．Karnath の値（各項目≧1）を使用すると一致率は 94.3% で Cohens' κ
は 0.754 となり，偽陽性は出ないためより保守的な基準となる．しかし，
逆に 6 名が臨床診断とは異なり偽陰性となっている．よって，この値を使
用すると特異度は高くなるが感度は下がる．

表2-3-4 信頼性—対応のある t 検定, ICC（文献14）より引用）

項目	対応のある t 検定			検者間信頼性		内的整合性
	t	df	p	ICC	p	Cronbach's α
A 姿勢	1.443	25	0.161	0.944	<0.001	
B 伸展	0.328	25	0.746	0.929	<0.001	0.919
C 抵抗	−0.443	25	0.161	0.939	<0.001	
合計	−0.397	25	0.694	0.971	<0.001	

ICC：級内相関係数

　以上の結果より，Pusher 現象陰性のものを誤って陽性と判断する危険を避けるためには，従来の Karnath らのものを使用してもよいが，総合的には Baccini らの「それぞれの項目＞0」というカットオフ値を使用することが勧められる（一点だけ，懐疑的に考えるとすれば，この時，SCP の比較対象とした基準は「Baccini による臨床診断」という点であり，どこまで客観性があるのかは検証の余地があると思われる）．なお，2012 年には Abe ら[17]によって，このカットオフ値を使用した大規模調査も行われている．

信頼性と妥当性

　2006 年に Baccini ら[14]は検者間信頼性，内的整合性を評価した（**表2-3-4**）．そこでは，初めての脳卒中で，立位もしくは座位で姿勢の非対称性がみられた患者 26 人を被験者として評価した．信頼性分析のため，それぞれの検者間の数値の間に有意な差が存在した場合は除外とし，予備的に対応のある t 検定を実施したところ，すべて 0.05 以上となった．各下位項目と合計点で検者間信頼性をランダム線形モデルの一元配置分散分析による級内相関係数（ICC：Intraclass Correlation Coefficient）を用いて計算した．検者間信頼性は合計点で 0.971 と高い値を示した．内的整合性（項目がすべて一貫して同じ特性を測定しているかをみる概念）を示す Cronbach's α は 0.919 と高い値を示した．

表 2-3-5 SCP と Bathel Index，FMA バランス項目，LIND 運動項目との相関（文献 16）より引用）

	スピアマン順位相関係数		
	Barthel index	FMA(バランス)	LIND(運動)
SCP（A）姿勢	-0.620^{*}	-0.704^{*}	-0.632^{*}
SCP（B）伸展	-0.447^{*}	-0.463^{*}	-0.429^{*}
SCP（C）抵抗	-0.416^{*}	-0.370^{*}	-0.345^{**}
SCP（合計）	-0.632^{*}	-0.666^{*}	-0.595^{*}

＊：$p<0.05$，＊＊：$p<0.01$，FMA：Fugle-Meyer assessment scale, LIND：motor assessment chart developed by Lindmark and Hamrin

　その後，また，2008 年には構造概念妥当性（測定しようとする概念や特性をどれだけ適切に反映しているかみるもので，全体的にみて個々の因子を組み合わせた時，測定項目全体が意図するものを測っているかどうかに関する概念）も評価されており，Barthelindex，Fugle-Meyer assessment scale のバランス項目，LIND（motor assessment chart developed by Lindmark and Hamrin）の運動項目とのスピアマン順位相関係数を計算したところ，それぞれ -0.632，-0.666，-0.595（$p<0.01$）と相関がみられている（**表 2-3-5**）．

　2017 年 1 月現在，SCP において検者内信頼性を評価した文献は見あたらない．このことは縦断研究や介入研究への適用の際の制限になりうる．

　Baccini ら[16]は SCP とバランス，機能の構成概念との関連の比較は行ったが Pusher 現象の構成概念との比較は行っていないことに注意すべきである．

　また，Baccini ら[14]はそれぞれの下位項目と合計の信頼性の構築を 1 回の測定での ICC（0.971：SCP 合計）で行っている．そこでは，3 人の検者をランダムにペアにしてお互いに数分間で患者を検査している．ICC を使用する一般的な基準として正規分布の連続的なデータに使用するものであるが，小さなサンプルサイズで，分布に関する記載がないため，ICC の使用には懐疑が生じる．しかしながら，検者間で Cohen's κ（0.839）を使用し

ていることで ICC の結果を確認できる[18].

Modified Scale for Contraversive Pushing（M-SCP）

2006 年には，Lagerqvist ら[19]によってスウェーデン版 SCP が考案され
ている．オリジナルとはかなり異なっており，静的座位，静的立位，下肢
屈曲位での移乗，立位もしくは踏みかえありでの移乗の 4 つのパートから
なっている．それぞれの項目で押す度合いが採点され，まったく兆候がな
い場合に 0 点，最も重度の場合 2 点としている．カットオフ値は明確にさ
れていないが，19 名の被験者で検者内信頼性は評価され Cohen's κ は
0.51，スピアマンの順位相関係数は 0.82 となっている．Berg balance scale
と神経筋，筋骨格系機能を評価する Swedish Physiotherapy Clinical Out-
come Variables（S-COVS），との併存的妥当性（2 つ以上の有意な根拠に
よって証明される妥当性）をスピアマンの順位相関係数で評価したところ，
それぞれ－0.52，－0.43 であった．著者らによると modified SCP は押す程
度の変化に対する感度がよく，リハビリテーションの初期に著明な低下を
示すとしている．しかし，オリジナルの SCP との比較がなされておらず，
modified SCP を使用する利点は検証されていない．

Burke Lateropulsion Scale（BLS）

D'Aquila ら[8]が自らの施設で 1993 年から使用し，改良を重ねていたス
ケールを 2004 年に発表したのが BLS である．それぞれ背臥位，座位，立
位，移乗，歩行において抵抗の度合いをもとに各項目 0〜3 点（立位のみ
0〜4 点）の合計 17 点で採点する形となっている．最初は背臥位，座位，
立位において，それぞれ 0〜3 点までとしていたが，最終改訂版で，より特
徴的な項目を入れるために，動的活動である移乗と歩行を追加している．
　BLS は姿勢を維持する，もしくは変えるよう要求された時の患者の運動
と反応を段階づけする．座位と立位をテストするために患者は，他動的に

30°（立位の場合 15〜20°）麻痺側（非損傷側）へ傾け，正中位まで戻す．
点数は，抵抗のための体幹および四肢の自発的，もしくは反射的な動きが
始まった時の，真の正中からの角度で評価する．例えば，0＝抵抗なし，1
＝正中から 5°のところで抵抗が始まる，2＝10°のところで抵抗が始まる，
3＝30°〜−10°の間で正中と感じる．また寝返り，移乗，歩行は検査者が抵
抗を感じた度合いで点数化する（**表2-3-6**；0，1＝軽度，2＝中等度，3＝
重度）[18]．Pusher 現象が軽度のものから最重症のものまで，すべての重症
度にわたってその状態を表現し，最重症の場合は 17 点となり，細かな点数
構成にしてある[8]．

カットオフ値

D'Aquila ら[8]は合計が 0 の時と Pueher 現象陰性としており，カットオ
フ値は明示されていなかった．それに対して，2009 年の Babyar ら[18]の
Review ではカットオフ値を合計≧2 としており，それを根拠として Berg-
mann ら[20]もカットオフ値を合計≧2 として比較を行っている．なお，
Clark ら[21]は合計＞2 としている．Bergmann ら[20]はカットオフ値を合計＞
2 から合計≧2 とすることで，BLS と SCP の一致率が 77.5％から 85.5％へ
向上したと述べている．しかし，BLS のカットオフ値自体を検証している
研究はみられない．

信頼性と妥当性

D'Aquila ら[8]は 85 の症例で，脳卒中後の Pusher 現象の重症度を数値化
するためのスケールの信頼性と妥当性を評価した．機能的自立度評価表
（FIM：Functional Independent Measure, Fugl-Meyer assessment scale）
は，リハビリテーションケアチームによって評価され，研究担当者は測定
しなかった．BLS の測定は十分に熟知したセラピストが行った．初日と 3
日目に担当セラピストが測定し，2 日目には研究担当セラピストが担当セ

表 2-3-6　Burke Lateropulsion Scale（BLS）（文献8)より改変引用）

【背臥位】
患者の反応をみるために，丸太様ローリングを行う．初めに麻痺側へ転がし，次に非麻痺側へ転がす．抵抗が大きかったほうの値で○をつける．最大の抵抗を感じなかった場合で，かつ両方向で抵抗を感じた場合は1ポイント加える（Pusher現象を呈する患者はどちらかへの抵抗を示すが，もし麻痺側へ向かう方向と戻ってくる方向の双方で抵抗があった場合）
　0＝他動的なローリングに対し抵抗なし
　1＝わずかな抵抗あり
　2＝中等度の抵抗あり
　3＝強い抵抗あり
　+1　両方向への抵抗があった場合，1点追加

【座位】
足底離地座位で膝の上に手を置いた状態で採点する．麻痺で予測される反応は非麻痺側へ体重を偏倚させることである．また検者に正中位にされると麻痺側へ他動的に倒れることもある．これはPusher現象として点数はつけない．検者が患者の体幹を麻痺側へ30°傾け，そこから検者が患者を正中に戻そうとした時の反応を採点する．Pusher現象は患者が身体重心を正中に戻されることに対し，麻痺側へ傾けたままにしようとする能動的な活動である
　0＝正中まで抵抗なし
　1＝正中まで残り5°以内で自発的，もしくは反射的に体幹・上肢・下肢の抵抗が起きる
　2＝10〜5°の範囲で抵抗がはじまる
　3＝10°以上離れたところで抵抗が起きる

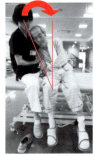

開始肢位（25°）　　　終了肢位（5°）

【立位】
介助が必要でも立位で点数をつける．麻痺で予測される反応は非麻痺側へ体重を偏倚させることである．もしくは，患者は検者に正中位にされると麻痺側へ他動的に倒れる．これはPusher現象として点数はつけない．検者が患者の体幹を麻痺側へ15〜20°傾け，そこから検者が患者を正中を越えて非麻痺側へ5〜10°まで戻そうとした時の反応を採点する．Pusher現象は患者が身体重心を正中に戻されることに対し，麻痺側へ傾けたままにしようとする能動的な活動である．例えば，体幹の麻痺側への側屈，麻痺側股関節・膝関節の屈曲，非麻痺側下肢を使用した前額面での体重移動である．
　0＝患者は身体重心を非麻痺側下肢の上にのせるのを好む
　1＝正中を越えて非麻痺側へ5〜10°傾けたところで抵抗が生じる
　2＝正中まで残り5°以内で自発的，もしくは反射的に平衡反応が起きる
　3＝10〜5°の範囲で平衡反応がはじまる
　4＝10°以上離れたところで平衡反応が起きる

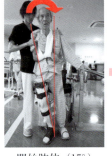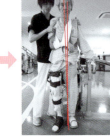

開始肢位（15°）　　　終了肢位（1°）

表 2-3-6 つづき

【移 乗】
　座位から非麻痺側への移乗を最初に観察し，可能であれば麻痺側への移乗を採点する．麻痺で予測される反応は，麻痺側への移乗でより介助が必要とされることである（患者の機能レベルによっては，座位でのピボットを使用したり，立位でのピボットの修正が必要）
　　0＝非麻痺側への移乗に抵抗なし
　　1＝非麻痺側への移乗にわずかな抵抗あり
　　2＝移乗に中等度の抵抗があるが，一人の介助で可能
　　3＝非麻痺側への移乗に重度の抵抗があり，重度の Pusher 現象のため，二人介助が必要

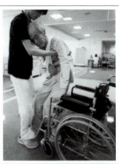

【歩 行】
　セラピストが患者を正中位にしようとする介助に対して患者の能動的な抵抗を採点する．受動的な転倒や傾きは採点しない．
　　0＝麻痺側へ押す現象は認められず
　　1＝わずかな麻痺側へ押す現象あり
　　2＝中等度の麻痺側へ押す現象あり
　　3＝重度の麻痺側へ押す現象のため二人介助が必要，もしくは歩行不可能
　最も Pusher 現象が顕著な方向に○をつける：左，右，左後方，右後方

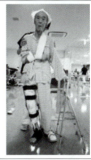

【注　意】：立位や歩行で介助をしても不可能な場合，Pusher が重症なためテストができないとして，最大点をつける．
【合計点】＝上記得点の合計（最大＝17）

ラピストの評価結果を知らされないまま測定した．この 3 回の測定は長くても 7 日以内に終わらせた．

　初日の担当セラピストによるスコアは 1.96±3.26，2 日目の研究担当者によるスコアは 1.71±2.94 であり，有意差はなかった．ICC による検者内信頼性と検者間信頼性は，それぞれ 0.94（$p<0.001$），0.93（$p<0.001$）であった．

　併存的妥当性は Fugl-Meyer assessment のバランス項目，入院時と退院時の FIM 運動項目，入院期間で検証した．Fugl-Meyer assessment のバランス項目との相関係数 $\rho=-0.57$（$p<0.0001$），入院時と退院時の FIM 運動項目との相関係数はそれぞれ $\rho=-0.56$（$p<0.0001$），$\rho=-0.58$（P

表 2-3-7　BLS と FMA バランス項目，FIM 運動項目との相関

	スピアマン順位相関係数			
	FMA(バランス)	FIM-運動（入院時）	FIM-運動（退院時）	入院期間
BLS	−0.57*	−0.56*	−0.58*	−0.60*

＊：$p<0.0001$　FMA：Fugl-Meyer assessment scale，FIM：機能的自立度評価表

＜0.0001），入院期間との相関係数は $\rho=0.6$（p＜0.0001）であった（**表2-3-7**）．

　3回の測定による平均スコアに有意ではないが，時間とともに改善傾向がみられた（1.96→1.71→1.58）．スコアの改善は，セラピストがおのおのの患者の特徴的な反応をよく知るようになり，ハンドリングスキルが向上したことに帰するかもしれない．また，繰り返しテストされることによる患者の信頼感の向上，もしくは Pusher 現象の改善によるものが考えられる．しかし，1回目と2回目は異なる検査者によるものであるため，この改善はセラピストに起因するものではないと考えられる．他の研究者も練習依存性の Pusher 現象の改善はあるということに言及しており，パフォーマンスの改善を反映した結果，スコアの向上がみられたと考えてよさそうである．もし，これが本当であるならば，BLS は信頼性があって，妥当性があるだけでなくわずかなパフォーマンスの変化にも感度が高いということになると D'Aquila ら[8]は主張している．

　脳卒中姿勢評価スケール（PASS：Postural Assessment Scale for Stroke）との併存的妥当性は，2012 年に Clark ら[21]によって調べられている．PASS は脳卒中後，最初の3カ月の間の姿勢制御を臨床的に分析するのに妥当であり信頼できるスケールである[22]．また，PASS は介助ありでのベッド上の運動のような低いレベルの課題から検査するため，重度の Pusher 現象を有し，介助なしでの立位が不可能な患者の変化に関しても感度よく検出できる．Pusher 現象のスクリーニングでは，立位や座位で非麻痺側へ向かう能動的，他動的な動きを観察した[21]．この観察でなんらか

表2-3-8　BLSとPASSのスピアマン順位相関係数

初回	2週目	4週目
−0.61	−0.72	−0.76

BLS：Burke Lateropulsion Scale,
PASS：脳卒中姿勢評価スケール

の異常が認められた場合，BLSを測定し，合計が2より大きい場合，退院までの期間2週ごとにBLSとPASSを測定した．160人中43人（26.9%）がスクリーニングでPusher現象陽性とされ，BLSにおいても合計が2より大きくなり，陽性とされた．2週ごとの変化をそれぞれBLSとPASSで測定し，スピアマン順位相関係数を算出したところ，それぞれ初回，2週目，4週目で−0.61，−0.72，−0.76と中等度の相関となった（表2-3-8）．

　回復を見極めるのに標準化反応平均（SRM：Standarized Response Mean；平均値の変化を変化の差の標準偏差で除したもので反応性をみるもので，0.20〜0.49で弱い反応性，0.50〜0.79で中等度の反応性，0.80以上で高い反応性を示すとされている[23]）を使用したところ，高い反応を示し，BLSは有用なツールであることが示唆された．入院時のBLS平均値は7.9±1.1であったのが，退院時には3.3±1.0と，4.7±3.6の改善がみられており，SRMも1.3と高い反応を示した．また，4週間（3回測定）で退院した群で分散分析をしたところ$F_{2.66}=47.0$，$p<0.001$となり，0，2，4週目それぞれでも有意に変化していた（$p<0.001$）．4週間で平均の変化は3.59±2.43で，SRMは1.48であった．さらに8週間（6回測定）以上，入院していた群も入院時9.5±3.5であったのが退院時3.0±2.4となり，SRMは2.24と高い反応を示していた．

　SRMの分析では，回復を測定するのにBLSは有効なツールであるといえる．また，最も軽い症状は最も高いレベルの動的活動である歩行でのみ観察され，評価した中では最重度のスコアで15点であったことから，Pusher現象陽性の最軽度である3点から最重度まで点数化できている．つまり，連続的に重症度の評価が可能で天井効果もなかったといえる．

表 2-3-9　BLS と SCP，Pusher 評価チャートとの相関

	スピアマン順位相関係数	
	SCP	Pusher 評価チャート
BLS	0.821*	0.858*

＊：$p < 0.01$，BLS：Burke Lateropulsion
Scale，SCP：Scale for Contraversive Pushing

　BLS の変化に対する反応性を考えても，Pusher 現象の回復を測定するために感度のよい評価表であることが明らかとなった．2 週ごとの測定でも有意な差を検出でき，4 週目でも高い SRM であったことから，最初の 1 カ月のリハビリテーションの間の変化に対する反応性を裏づけている．より重症の症例で少なくとも 8 週間というより長い入院期間でも反応性があった．このことから，BLS は今後の研究で Pusher 現象への介入効果を測定するのに適したスケールであると Clark らは結論づけている．

　2014 年には，わが国でも深田ら[24]により SCP と Pusehr 評価チャートとの併存的妥当性が検証されている．そこでは，テント上の脳血管障害患者で JCS 一桁，全身状態が安定している者，SCP にて Pusher 現象ありと診断された 25 例（全例で右手利き）を対象に，外的基準（SCP，Pusher 重症度分類）との関連を Pearson の積率相関係数を用いて検討した．測定病日 17.3 ± 7.0 日，各スケールの合計得点は，BLS ＝ 8.5 ± 2.7 点，SCP ＝ 2.7 ± 1.4 点，Pusher 評価チャート ＝ 3.4 ± 1.3 点であった．SCP との相関係数 ρ ＝ 0.821，$p < 0.01$，Pusher 評価チャートとの相関係数 ρ ＝ 0.858，$p < 0.01$ であった（表 2-3-9）．BLS は，SCP と Pusher 重症度分類の双方と強い関連があった．また，寝返りや移乗などの新たな項目が追加されているが，他動的な姿勢修正の抵抗に重点をおいているため，強い相関が得られたことが推察される．Pusher 重症度分類は，SCP よりも関連が強かったが SCP に比べ，評価の共通項が多かったためと推察される．

　BLS の使いやすさと測定時の問題を考えると，最初の測定では平均 10 分程度かかった．BLS を通常の入院時評価に加えるためには，最小限の準

備で行えるようにする必要がある．また，高い検者間信頼性が報告されている[8]が，研究の初期では検者間で不一致があった．特に立位での活動で5°の傾きを目視評価するような場合で不一致がみられた．このような問題を最小化するためには，ある程度の練習が必要と思われる[21]．

　BLSは検査者に対して，どのようにPusher現象が機能的活動に影響を及ぼしているかという視点を与えている．四肢の外転・伸展は，特にスコア化していない．採点基準は明確だが，患者の姿勢により異なる．歩行時のスコア4点は他の項目（最大3点）と比較すると重要視されている．この重みづけは，臨床上では重要な特徴を調整するためのものである．D'Aquilaらによると，数年にわたって多くの臨床家からの改訂を経て発展してきているスケールなため，内容的妥当性は問題ないとしている．

側方突進とその他の徴候との関係

傾斜現象（listing phenomenon）

　多くの片麻痺患者は，介助をなくすと麻痺側に倒れることが多いが，この平衡の消失をBrunnstrom[26]は「傾斜現象（listing phenomenon）」といった．Pusher現象の患者と違い，これらの患者はバランスを失っていることに気づく．そして，麻痺していないほうの手で何かを引っ張り，傾くのを防ごうとする[25]．

側方突進（lateropulsion）

　側方へ倒れる傾向のことをいうが，一般的にWallenberg症候群で観察されるもので，片側の脳幹および延髄の梗塞で，損傷側（非麻痺側）へ重心の傾きを示す．非麻痺側肢で押したり，垂直位へ修正しようとすることに対して抵抗することもない[25]．

視床性失立症

Masdeu ら[27]により 1988 年に報告されている．視床後，外側損傷で介助なしでは立つことができず，後方か障害側（非損傷側）へ傾く．典型的には寝ている状態から起き上がるように指示すると，抗重力筋を使わずにベッド柵をつかんで引っ張り上げるようにして起きる．

Julian ら[27]の報告では，麻痺が軽度で感覚障害もない症例が選択されていたため，Pusher の本態との関係についての研究が待たれている．

それぞれの評価法の長所と短所

Baccini ら[14]は 2008 年の研究で SCP の併存的妥当性は BLS よりも若干高いと解釈している．なぜなら，Fugl-Meyer assessment scale のバランス項目と SCP，BLS との相関は，それぞれ－0.666（表2-3-5），－0.57（表2-3-7）と SCP のほうがやや高く，また FIM の運動項目のセルフケア，排泄コントロール，移動は Barthel Index と非常に似ているため，SCP と Barthel Index，BLS と FIM の運動項目との相関を比較してみると，それぞれ－0.632（表2-3-5），－0.56（表2-3-7）とこちらも SCP のほうがやや高い結果となるためと主張している．

2013 年に Krewer ら[29]は，SCP と BLS を評価指標として，Pusher 症例に対する前庭直流電気刺激（GVS：Galvanic Vestibular Stimulation）と視覚フィードバック，ロボットアシスト歩行訓練の効果を検証している．まず，車いすからプラットフォームへの移乗を介助して行い，その際の反応を観察し（SCP，BLS），プラットフォームに横になる間に臥位での寝返り（BLS）を評価する．次に，プラットフォーム上端座位，膝関節 90° 屈曲位で足底接地での自律的な姿勢を評価し，他動的な修正に対する反応を評価する（SCP）．プラットフォームを足底が離地するまで上昇させ，両手は膝の上においておくように指示し，他動的に傾け，正しい姿勢に修正する（BLS）．自律的な姿勢と最後の傾けた姿勢を写真に記録し，介助での立ち

表 2-3-10　SCP と BLS による Phusher 分類

		SCP（カットオフ値>0）		
		陽性	陰性	合計
BLS（カットオフ値≧2）	陽性	44	31	75
	陰性	0	63	63
	合計	44	94	138

SCP：Scale for Contraversive Pushing，BLS：Burke Lateropulsion Scale

　上がり動作において，自律的な姿勢と他動的な修正に対する反応を観察する（SCP，BLS）．そして，介助歩行を試み（BLS），最後に非麻痺側から車いすへの移乗を評価する（SCP）．

　それぞれ前述の 3 種類の訓練の前後で SCP と BLS を測定したところ，SCP ではクラスカルウォリス検定で χ^2(2)＝3.020，p＝0.221 と，差を検出できなかったのに対し，BLS では χ^2(2)＝7.956，p＝0.019 となり，差を検出できた．このことから SCP よりも BLS のほうが，日々の変化や決まった介入で起こる小さな変化を検出するのに有効だと Krewer らは述べている．

　2014 年には，Bergmann ら[20]により SCP と BLS の比較結果が発表された．18 歳以上の片麻痺患者 23 人のうち 10 人が初日の最初の SCP にて Pusher に分類された〔SCP＝3.25±2.00（中央値±四分位範囲）；BLS＝7.5±4.0〕．各 3 セッションの練習前後で SCP，BLS を測定するため，23 人×3 セッション×前後で 138 データセットが検討された．

　SCP のカットオフ値は合計>0 とし，BLS のカットオフ値を合計≧2 としたところ 31 データセットが BLS では陽性，SCP で陰性となった（表 2-3-10）．SCP を参照標準として BLS の感度と特異度を計算すると 100％と 67％となった．介入前後での変化がスコアに反映されるかをみるために，SCP と BLS で比較した（表 2-3-11）ところ，χ^2値＝19.158，p<0.001，κ 係数＝0.500，標準誤差（SE）＝0.103 であった．χ^2値から両者に差があるが，κ 係数から中等度の一致をみるという結果となっている．SCP と BLS

表 2-3-11 SCP と BLS で検出された Pusher 現象の変化

		SCP		
		変化あり	変化なし	合計
BLS	変化あり	16	13	29
	変化なし	3	37	40
	合計	19	50	69

SCP：Scale for Contraversive Pushing.
BLS：Burke Lateropulsion Scale

による分類から，SCP および BLS ともに陽性〔Pusher Behaviour (PB＋/＋)〕，どちらかで陽性，どちらかで陰性（PB－/＋），どちらでも陰性(PB－/－)の群に分けられる．PB－/＋の31すべてのデータでBLSにて陽性，SCP にて陰性となっている．この31名で各項目をみてみると，ほとんどが立位項目でPusher 徴候を示しており，31データ中27データがSCP の座位項目では得点していない．また，25データでBLS の座位項目で得点していない．立位では23データがSCP 項目 A（姿勢）の立位で得点し，13データは項目 C（抵抗）で得点したが，項目 B（伸展）で得点したのは3データのみであった．31データ中7データはSCP で0点であったが，そのうちの1データを除いてBLS の立位と歩行項目で得点していた．22.5％のデータがSCP と BLS で不一致となり，そのすべてがSCP でPusher 陰性と分類され，BLS では陽性と分類されていた．

BLS は，SCP と比較して感度はやや高く，特異度は低いという結果であった．この結果から，BLS のほうが小さな変化に反応がよく[18]，小さな変化を検知できることで，治療効果の判断がしやすく，モチベーション向上にも有益である．また，SCP は座位から移乗までを評価するのに対し，BLS は臥位から歩行までと，より早期で重症な状態から回復した後の軽度な状態までを評価できると，Bergmann ら[14]は主張している．

BLS と SCP とで異なる結果が出た症例は，座位での項目ではなく立位での項目で主に生じた．その64.5％がBLS の立位と歩行項目のみで点数がカウントされている．この2項目がBLS と SCP の間の大きな違いのようで

ある．歩行項目はSCPにはなく，立位は両方にあるが，BLSが10°を越して患者を動かした時の抵抗まで点数をつけるのに対し，SCPは正中位までの抵抗となっている．正中を越えての抵抗は立位のみでの測定で，1点である．

D'Aquilaら[8]は，立位を4点まである唯一の項目とし，Pusher現象を最も特徴づけるものとして重みづけした．もう一つの重要な違いは，SCPが座位と立位の際の抵抗にのみ着目しているのに対し，BLSはさまざまな姿勢での他動的修正に対する抵抗を点数化していることである（臥位，座位，立位，移乗，歩行）．SCPは抵抗の有無で1か0のみであるが，BLSは0〜3（立位では0〜4）まで段階的に点数化している点である．

BLSに歩行の項目があることがSCPとの一番大きな違いとなってはいるが，これには難点がある．すべての患者が介助なしで立てるわけではなく，ほとんどの患者がまったく歩けないか，歩くのに大きな介助が必要かである．その結果，歩行項目は重症の患者の点数をつける際には不可能となる．D'Aquilaら[8]は立位や歩行がPusher現象のために不可能であるならば，最高点をつけるように薦めている．しかし，立位や歩行がPusher現象の影響，もしくはその他の障害のせいで不可能だった場合には，それはいつもエビデンスになるとは限らない[20]．

Clarkら[21]と同じように，Bergmannら[20]もBLSは小さな傾きや座位や立位での傾斜角度を検知することに問題があったと述べている．Bergmannらの研究では，スケールの分析をする間，検査者は麻痺側に位置し，患者を介助していた．評価をする際，検査者は正面に位置し，垂直からの傾きや，体幹と四肢の反応を判定するほうがよいが，同時に動きに対する抵抗を感じなくてはならない．正面からの写真をとることが患者側に立ったり座ったりしている検査者にとって，体の傾きを判定する助けになっていた．写真によって体の位置をスコアリングした時の比較結果が，以下のとおりである．SCPで四肢の伸展をみる項目Bの立位では，写真を使用したのは3回であったが，姿勢の対称性をみる項目Aでは74％以上も写真を使用した．すなわち，非麻痺下肢の外転はめったにみられないが，麻痺

表 2-3-12　SCP と BLS の特性比較表

	SCP	BLS
合計得点	6[6]	17[8]
カットオフ値	各項目＞0[14,16]	合計≥2[18,20]
カットオフ値と臨床診断の一致度（Cohen's κ）	0.933[16]	—
感度	94.1%[14]	—
特異度	100%[14]	—
検者内信頼性（ICC）	—	0.94[8]
並存的妥当性（Spearman's ρ）	−0.632（BI）[16] −0.666（FMA-Bal）[16] −0.595（LIND-Mot）[16]	−0.56（FIM-Mot 入院時）[8] −0.58（FIM-Mot 退院時）[8]） −0.57（FMA-Bal）[8] −0.61（PASS 入院時）[21] −0.76（PASS 4 週後）[21] 0.821（SCP）[24] 0.858（Pusher 評価チャート）[24]
内的整合性（Crhonbach's α）	0.919[14]	
標準反応性平均（SRM）		1.3〜2.24[21]

SCP：Scale for Contraversive Pushing，BLS：Burke Lateropulsion Scale，BI：Barthel index，FMA-Bal：Fugl-Meyer Assessment Balance Score，LIND-Mot：LIND-MOB Motor assessment chart developed by Lindmark and Hamrin mobility section），FIM-Mot：Functional Independence Measure-Motor，PASS：脳卒中姿勢評価スケール

側への体の傾きはよくみられる．写真によって，非麻痺下肢の外転や，体幹の損傷側へのわずかな傾きなどが明らかになる．

　まとめると，BLS は広く使われている SCP に代替して使用できるものであり，わずかな Pusher 現象を検出でき，その小さな変化も検出できるものである．しかし，今まで感度，特異度，内的構造妥当性を示すデータが集まっていない．併存的妥当性は Fugl-Meyer Assessment Balance Score と FIM の運動項目に関連があることが推測される[8]．また，BLS の短所としては多くの項目がある点であり，煩雑な主観的評価であるために，検査プロトコルへの患者・検者の慣れによる影響を受けるといわれている．各種特性比較表を表 2-3-12 に示した．

第3節　Pusher 現象の臨床評価　　**89**

まとめ

　重度の Pusher 現象を有する患者は，機能的改善を生じるのが遅いとされており，感度の低いスケールでは小さな変化を検出することができない．それは患者のモチベーションを低下させ，セラピストにとっては回復の限界との印象を与えてしまう．逆に，感度のよいスケールを使用することで小さな変化を検出できれば患者のモチベーションを上げ，客観的な変化の数値化はリハビリテーションチームの意思決定を促通する．Pusher 現象を有する脳卒中患者は，ある程度の割合で存在するにもかかわらず，介入の効果を評価した研究はほとんどない．また，介入研究でスケールを使用して回復を測定した研究も少ない．このことからも信頼性があり，感度のよい測定方法の確立が介入方法の評価や，適切な回復の検出に必須である[21]．

文　献

1) Davies PM：Steps to follow：a guide to the treatment of adult hemiplegia：based on the concept of K. and B. Bobath. Springer-verlag, Berlin, 1985

2) Punt TD, et al：Towards a theoretical understanding of pushing behaviour in stroke patients. *Neuropsychol Rehabil*　**12**：455-472. 2002

3) Bateman A, et al：Neuropsychological perspectives on "Pusher syndrome". *Eur J Phys Rehabil Med*　**6**：93-96, 1996

4) Pedersen PM, et al：Ipsilateral pushing in stroke：incidence, relation to neuropsychological symptoms, and impact on rehabilitation. The Copenhagen Stroke Study. *Arch Phys Med Rehabil*　**77**：25-28, 1996

5) Danells CJ, et al：Poststroke "Pushing"：Natural History and Relationship to Motor and Functional Recovery. *Stroke*　**35**：2873-2878, 2004

6) Karnath HO, et al：The origin of contraversive pushing：evidence for a second graviceptive system in humans. *Neurology*　**55**：1298-304, 2000

7) 網本　和，他：左半側無視例における『Pusher 現象』の重症度分析．理学療法学　**21**：29-33，1994

8) D'Aquila MA, et al：Validation of a lateropulsion scale for patients recovering from stroke. *Clin Rehabil*　**18**：102-109, 2004

9) 田代真奈美，他：脳血管障害例の退院時 ADL 規定因子の分析：Pusher 現象の影響．理学療法学　**25**：432-436，1998

10) 小和板仁，他：左視床・頭頂葉出血により右片麻痺を呈し非麻痺側への重心移動が困難となった症例に対し視覚アプローチが効果的であった一症例．第30回関東甲信越ブロック理

学療法士学会，2011，p275

11）松谷　実，他：身体図式の歪みから Pusher 現象を呈したと考えた一症例の考察．第 26 回関東甲信越ブロック理学療法士学会，2007．p38

12）鈴木　誠，他：ルール制御理論に基づく座位バランス訓練の有効性．総合リハ　**29**：837-842，2001

13）青木詩子，他：Pusher 現象の重症度，経過による ADL 自立度への影響．理学療法ジャーナル　**33**：829-833，1999

14）Baccini M, et al：The Scale for Contraversive Pushing：A Reliability and Validity Study. *Neurorehabil Neural Repair* **20**：468-472, 2006

15）Karnath H-O, et al：Instructions for the Clinical Scale for Contraversive Pushing（SCP）. *Neurorehabil Neural Repair* **21**：370-371, 2007

16）Baccini M, et al：Scale for contraversive pushing：cutoff scores for diagnosing "pusher behavior" and construct validity. *Phys Ther* **88**：947-955, 2008

17）Abe H, et al：Prevalence and length of recovery of pusher syndrome based on cerebral hemispheric lesion side in patients with acute stroke. *Stroke* **43**，1654-1656, 2012

18）Babyar SR, et al：Clinical examination tools for lateropulsion or pusher syndrome following stroke：a systematic review of the literature. *Clin Rehabil* **23**：639-650, 2009

19）Lagerqvist J, et al：Pusher syndrome：Reliability, validity and sensitivity to change of a classification instrument. *Adv Physiother* **8**：154-160, 2006

20）Bergmann J, et al：Inconsistent classification of pusher behaviour in stroke patients：a direct comparison of the Scale for Contraversive Pushing and the Burke Lateropulsion Scale. *Clin Rehabil* **28**：696-703, 2014

21）Clark E, et al：Responsiveness of 2 Scales to Evaluate Lateropulsion or Pusher Syndrome Recovery After Stroke. *Arch Phys Med Rehabil* **93**：149-155, 2012

22）Benaim C, et al：Validation of a Standardized Assessment of Postural Control in Stroke Patients. *Stroke* **30**, 1999

23）Husted JA, et al：Methods for assessing responsiveness. *J Clin Epidemiol* **53**：459-468, 2000

24）深田和浩，他：発症早期の Pusher 現象例における Burke Lateropulsion Scale の基準関連妥当性の検討．理学療法学　**41** Supple 2：757, 2013

25）Karnath HO：Pusher Syndrome—a frequent but little-known disturbance of body orientation perception. *J Neurol* **254**：415-424, 2007

26）Brunnstrom S：Movement Therapy in Hemiplegia—A Neurophysiological Approach. Harper & Row, New York, 1970

27）Masdeu JC, et al：Thalamic astasia：Inability to stand after unilateral thalamic lesions. *Ann Neurol* **23**：596-603, 1988

28）Julian C, et al：The role of the thalamus in the human subcortical vestibular system. *J Vestib Res* **24**：375-385, 2014

29）Krewer C, et al：Immediate effectiveness of single-session therapeutic interventions in pusher behaviour. Gait Posture **37**：246-250, 2013

第Ⅲ章
Pusher現象の垂直性

第1節

垂直性の検査法

主観的視覚垂直（SVV）

　主観的視覚垂直（SVV：Subjective Visual Vertical）は，古くは耳鼻咽喉科領域で前庭疾患に対する評価として用いられてきた指標である．視覚的に外的な基準線が垂直位であるかを判断するものであり，現在ではバランス障害の患者や特に脳卒中患者の診断，リハビリテーションに多く使用されている．本来は前額面，矢状面，水平面のすべての面で認知される垂直定位を指すが，測定手順の難しさから前額面で測定している研究が多い．このテストは，前庭の耳石機能を調べるためのテストと考えられており，後述する主観的身体垂直（SPV：Subjective Postural Vertical）や主観的徒手的垂直（SHV：Subjective Haptic Vertical）と合わせて評価されることもあるが，末梢性前庭機能障害においてはSVVの偏倚はみられるものの，SPV，SHVは偏倚しないという特徴をもつ[1]．主に延髄前庭核から視床を経由した大脳前庭皮質への前庭路の障害や大脳半球障害によって偏倚の方向は異なるものの，SVVの偏倚は出現する[2]．

　SVVの測定としては，重力方向の絶対的な垂直から傾斜した状態よりゆっくり回転させたり，対象者自身が回転させたりする前額面上での外的な基準線を，対象者が垂直になったと判断した際に止める方法がとられている．最初の傾斜角度は時計回り，反時計回り，それぞれ30°から60°ずつと，さまざまである．また，基準線の長さや幅もさまざまであるが，健常者においては長さや幅はSVVの判断に影響を与えないことが報告されている[3]．

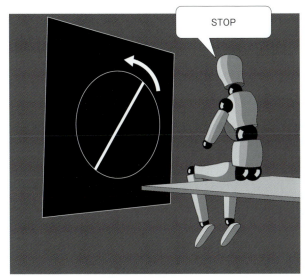

図 3-1-1　暗室での視覚垂直（SVV）測定

測定環境

　実際の測定環境としては，さまざまな報告がある．多く行われている研究方法としては，暗室で発光するロッドを使用したり，コンピュータースクリーンあるいは壁に白い線を映し出したりして，それらを傾斜させた状態からゆっくり回転させて対象者が垂直になったと判断したところで停止させる方法[4〜6]がある（図 3-1-1）．垂直を判断するロッドは，検者が回転をさせて，対象者が口頭で静止の合図を送る方法[4,5]や対象者自身がジョイスティックで操作する方法[6]などがある．このほかにも半球状のドームを使用した方法[7]があり，対象者は直径 60 cm の視野全体にわたる半球形のドームの中に頭部を位置させる（図 3-1-2）．そのドームの中は垂直認知の補助にならないように，ランダムな色の模様で覆われている．垂直指標およびドームはモーターによって回転し，垂直と対象者が判断したところで止める方法になっている．

　さらにバケツ課題（bucket paradigm）と呼ばれる方法[8]では，検者が水

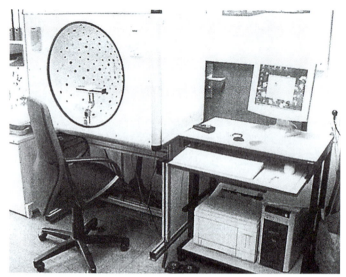

図 3-1-2　半球状ドームを使用した視覚垂直（SVV）測定

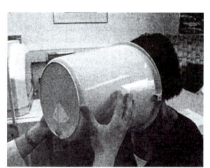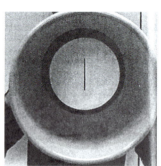

a. 実際の測定風景　　　　　　b. バケツの内部
図 3-1-3　バケツ課題での視覚垂直（SVV）測定（文献8）より引用）

平に保持したプラスチック製の半透明バケツを用いる（図 3-1-3）．バケツの中を対象者が覗き込み，バケツの底面にあるバケツの色と対照的な直線を検者が左右にランダムな角度でバケツを回転させる．検者は，対象者が垂直と判断してストップというまでゆっくりとバケツを回転させる．
　開眼で手を用いてディスクに固定されたロッドを回転させる方法[9]も報

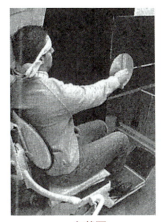 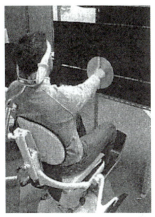

a. 矢状面　　　　　　　b. 前額面
図 3-1-4　**開眼での視覚垂直（SVV）測定**（文献9）より引用）

告されている．この方法では暗室で行い，メタルディスクに発光するメタルロッドを設置して，傾斜させたロッドを垂直に徒手的に戻す方法がとられている（図 3-1-4）．なお，この方法に関しては前額面と矢状面のSVVが報告されている．ただし，この方法は体性感覚と視覚の両方を使用して調整を行うため，SVVというよりは後述する触覚的垂直定位の中でも開眼で測定している方法（SHV-EO：Subjective Haptic Vertical Eyes Open）といえる．

　どの方法においても，垂直を判断するロッドや線などの周りには，垂直判断の補助となるものは配置しないよう工夫されている．ロッドや線以外に，例えば四角のスクリーンや点滴台，壁の淵のラインなどがみえれば，ロッドや線をそれに合わせようとして垂直判断の補助になってしまう．さらに，その外的なラインが対象者の左右どちら側にあるかによってもSVVの偏倚は異なってくる．そのため，多くの研究は暗室で行い，棒の周りは円形のドームやスクリーン，フレームになっている．そのような工夫がされている一方で，あえて四角のスクリーンを用いて，外的な手がかりやスクリーンの回転角度を与えたうえでのSVVを判断しようとしている研

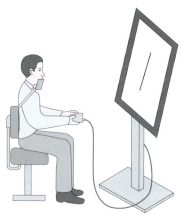

図 3-1-5　四角のスクリーンでの視覚垂直（SVV）測定
（文献 10）より引用）

究[10]もある（図 3-1-5）．この方法では，外部の参照軸がSVVの偏倚に与える影響を評価しようと試みている．

測定姿勢

　測定時の姿勢に関しては，すべての研究において座位で行われており，多くは足底接地させている．顎をのせる台などを用いて頭部を固定している研究が多いが，頭部および体幹ともに固定している方法[6,9]もあれば，頭部および体幹ともに固定していない研究[5,8]もある．その中で，頭部の位置がSVVに影響を与えるメカニズムに関しての報告がある．Piscicelliら[4]は自力で座位保持が可能な脳卒中患者と不可能な脳卒中患者を頭部と体幹の固定の有無でSVV測定を行い，全試行回数の平均で垂直定位の位置を算出し，標準偏差で測定間のばらつきを算出している．そして，座位保持が不可能な患者に対して体幹を直立位に固定することは，垂直定位の位置の妥当性を高め，頭部を直立位に固定することは，対象者内の測定間のばらつきの妥当性を高めると報告している．そのため，身体を固定することなくSVVを測定することは，座位保持が自立しているような良好なバラン

ス能力を有する患者においては有効であることを示している．別の根拠としては，頭部あるいは体幹の傾斜がSVVに影響を与えるという報告がある．身体を大きく（60°以上）傾斜させるとSVVは身体傾斜方向に偏倚することが報告されており，発見者の名前をつけてAubert現象（A-effect）と呼ばれている[12]．逆に身体を軽度傾斜（60°以下）した場合には，SVVは身体の傾斜方向と反対方向に傾斜することが報告されており，これはentgegengesetzt（反対側）-effect（E-effect）と呼ばれている[13]．SVVの測定において身体を60°以上傾斜させることはないので，実際にはE-effectが影響すると考えられる．これらは卵形嚢や内臓感覚の影響が考えられており[14]，頭部を傾斜させただけの場合でも生じることが報告されているが，見解は一定していない．

試行回数

SVVの評価は時計回りと反時計回り，それぞれロッドを傾斜した状態で複数回測定する．回数に関しては，それぞれ3回ずつ，合計6回測定している研究や合計8回，または10回測定している研究が多い．Piscicelliら[15]は合計10回測定した場合の垂直認知の平均と標準偏差を用いた垂直認知のばらつきの程度を，同一検者で2回測定した場合と2名の異なる検者で測定した場合で，検者内ならびに検者間の信頼性を算出している．この研究では垂直認知の平均は検者内，検者間信頼性は高かったが，垂直認知のばらつきの測定は検者内信頼性のみ高かったと報告している．なかには11回以上測定している研究もあるが，Piscicelliら[15]は脳卒中患者の疲労や注意の持続能力を考えると11回以上の測定は，急性期や亜急性期においては結果が信頼できないものになる可能性を指摘している．また，それぞれの傾斜方向に同じ試行回数を確保する必要があるため，総試行回数は偶数でなければならないと指摘されている[16]．

視覚垂直の評価方法

　評価に関しては，垂直認知の平均誤差（average error）が多く用いられており，時計回りの偏倚を正の数値，反時計回りの偏倚を負の数として，すべての試行回数の結果の合計を試行回数で除したものを用いている．他にも垂直認知の絶対誤差（absolute error）として，偏倚の方向は無視して，垂直からの偏倚の大きさのみを合計して試行回数で割る方法も用いられている．この方法では，偏倚がどちらに偏っているかということよりも偏倚の大きさ自体を表すのに用いられ，身体内部の垂直認知のずれの大きさを測定するのに適している．垂直認知の不確実性（ばらつきの大きさ）は，平均誤差の標準偏差を計算する方法や最初の傾斜が時計回りの場合と反時計回りの場合とで，それぞれ最大の偏倚の差をとる方法で行われている．

　Piscicelli ら[16]は，すべてのこの測定手順は比較的容易に実施することが可能で，脳卒中患者に対する SVV の信頼性が高いものであることを報告している．しかし，それぞれの方法の特性を理解する必要があることも指摘している．例えば，頭部の固定の有無は SVV に影響を与えることは前述のとおりである．また，口頭でロッドを停止させる方法に関しても，利き手の問題や注意障害，失行，遂行機能障害などで運動が実施できない脳卒中患者に対しては，SVV を評価するうえで機械の操作や反応が容易で優れている方法であるとしている．そのため，対象者が実行できる測定手順や試行回数を考慮したうえで方法を選択していく必要がある．

主観的身体垂直（SPV）

　身体的な垂直認知は，人間が直立姿勢を維持するうえで特に重要な能力である．垂直認知の一つとして，主に前庭感覚情報および体性感覚情報に由来する身体的垂直認知として定義される SPV がある．この垂直認知は，健常者ではかなり正確であるが[17]，脳卒中患者では前額面での偏倚が報告

第1節 垂直性の検査法 **99**

されており[18]，加齢とともに矢状面での偏倚も報告されている[19,20]．SPV
の測定方法としては，回転可能な車輪構造の器具の内部で座位，あるいは
立位をとらせて器具を傾斜させた状態から垂直と判断されるまで回転させ
る方法が用いられている．対象者は，測定中には閉眼させている研究が多
いが，視覚的な条件を踏まえて開眼でのSPVを測定して，閉眼との差を計
測している研究もある（SPV-EO：Subjective Postural Vertical Eyes
Open）[21]．傾斜方向は，前額面での偏倚を計測している研究が多いが，す
べての回転軸で偏倚が起こる可能性があることから，矢状面，水平面で測
定している研究もある[22]．最初の傾斜角度は10〜30°で行っている研究が
多いが，なかには前方に130°の傾斜を行っている研究もある[22]．いずれの
研究も体幹は固定して測定している．

測定環境

　Pérennouら[23]，Barbieriら[20]はwheel paradigmと呼ばれる方法を報告
している．Wheel paradigmは，対象者が直径180 cmの大きな車輪構造の
中で椅子座位をとり，頭部，体幹，下肢を固定した状態で実施する（**図3-
1-6**）．車輪構造であるため，基本的には一つの回転軸でしか回転は行えな
い．前額面上で回転する構造をしている車輪を用いる研究[23]と矢状面で回
転する構造をしている車輪を用いる研究[20]がある．対象者を左右，あるい
は前後のそれぞれに傾斜をさせ，そこから直立方向へ対象者が完全に直立
位となったと判断するまで回転を行う．車輪の回転は，持続的かつ比較的
低い速度（1.5°/秒）で回転させる．これは三半規管への回転刺激を最小限
にするためとしている．ほかにも，電動のジンバルと呼ばれる傾斜装置で
回転を実施している研究もある（**図3-1-7**）[24]．この研究も頭部と体幹は固
定されている．
　Karnarthら[21]は，対象者を電動で回転し，側面に体幹を固定するための
パッドが付いた椅子に座位をとらせて測定している．高さは対象者の足が
着かないように調整され，対象者は検者によって前額面で回転させられ

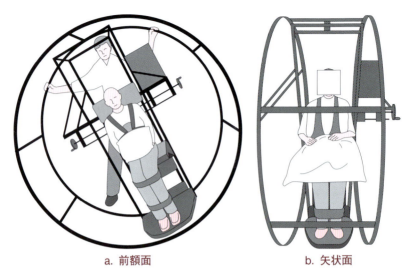

a. 前額面　　　　　　　　　　b. 矢状面

図 3-1-6　Wheel paradigm での主観的身体垂直（SPV）測定（文献 20, 23) より改変引用）

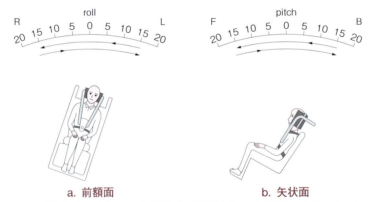

a. 前額面　　　　　　　　　　b. 矢状面

図 3-1-7　電動ジンバルでの主観的身体垂直（SPV）測定（文献 24) より引用）

た．この研究では，回転は開眼で実験室の周りがみえるような状態（SPV-EO）と，目隠しした状態の両方で比較している．

立位で実施している研究もある[25]．立位での測定は spacecurl と呼ばれる三次元空間での回転を可能にする装置を使用している（図 3-1-8）．対象

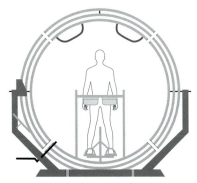

図 3-1-8　立位での主観的身体垂直（SPV）測定（文献 25) より引用）

者は，最も内側のリングに取り付けられた（プラットフォーム上に被験者の股関節がほぼ回転中心にある）装置の中央に立てられ，腸骨稜および腰椎前弯をパッドによって固定される．足部も支持物で固定している．測定を開始する前に，対象者は，体幹の直前で支持フレームに手をあてながら，直立した身体の姿勢で立つように指示される．なお，視覚入力を除外するために，対象者には不透明なゴーグルを着用させている．Spacecurl は，手動において 1.5°/秒の速度で検者によってできるだけ滑らかに回転され，対象者が垂直と感じたところを口頭で報告する方法がとられている．

　前額面，矢状面，水平面とすべての軸で測定している研究もある[22]．この研究では，前額面と矢状面で回転する装置，および背臥位で脊柱を軸に水平面で回転するベッドの 2 つを使用している．対象者は装置に固定され，目隠しした状態で前額面（roll[*1]運動）では最大 90°，矢状面（pitch[*1]運動）では最大 130°，水平面（yaw[*1]運動）では最大 80°回転させた後に，少なくとも 20～30 秒経過してから重力に対して垂直方向に回転させる方法をとっている．これは初期の回転による三半規管の刺激を減少させるためとしている．垂直定位は回転する装置に対して，対象者が主観的な垂直を判断した場合に口頭で報告する方法を採用している．

＊1：pitch：前後方向への回転運動，roll：左右方向の回転運動，yaw：横方向へ方向転換する運動

ここまで述べてきた方法は，電動の回転装置を用いるので，臨床では現実的に使用しづらいと考える．そのため，ティルトテーブルを用いた研究が行われている[26]．対象者は目を閉じた状態でティルトテーブル上で座位をとり，体幹はティルトテーブルに固定された2つの箱で固定される．補助者は対象者の体を背中から支え，椅子の背もたれのように対象者に手を触れることなく座位を補助する．測定手順はティルトテーブルを前額面状で，一定の速度（2.5°/秒）で傾斜させる．最初の傾斜角は，重力の垂直に対して左右5°に設定されている．テーブルが傾いている間，対象者は身体が直立位であると感じた時を口頭で報告をする方法が採用されている．しかし，wheel paradigm を実施している Pérennou ら[27]は，下肢や頭部を固定していない状態での測定は，結果が明確ではなくなるのではないかと批判している．

試行回数

試行回数は，ランダムな角度で6試行行っている研究から，それぞれの傾斜角度で3回ずつ，一つの軸に対して最大21回行っている研究まである．これも SVV 同様に対象者の疲労と注意の持続能力を考えると，特に脳卒中患者においては，あまり多い試行回数は望ましくないと考えられる．

主観的身体垂直の評価方法

評価に関しては，回転軸ごとに絶対誤差として垂直と判断した回転角度（ティルトテーブルにおいては傾斜角度）のすべての試行回数の平均を採用する方法が用いられている．ほかにも試行間の偏倚の最大値と最小値をSPV の変動範囲として算出している報告もある．測定手順としては，傾斜した状態から垂直と判断した角度を対象者に報告させるだけではなく，垂直と判断した後も回転運動を継続し，身体の傾斜を自覚した角度も測定している研究がある．この研究では，対象者が垂直と感じる範囲の平均を算

出している.

主観的徒手的垂直（SHV）

SHVは，対象者が暗室で傾斜している短い棒を触覚的感覚によって垂直位に動かすことで測定する．利き手による違いはあるものの，健常者のSHVの調整は正確になされる[28]．SHVは体性感覚の入力によって調整がされるため，主に前庭感覚で調整されるSVVとは脳による垂直認知がなされる部位は異なる[29]．

Manckoundiaら[19]は，高齢者の中にはSHVの測定を実施できない者もいたと報告している．これは日常生活において垂直を判断するには一般的な方法ではないためと考察している．例えば，SHVは手で垂直に回転させることによって垂直の方向を予想して行っているが，その説明を理解でき，認知機能検査（MMSE：Mini-Mental State Examination）が24点以上あるにもかかわらず，空間の中での棒の方向や垂直への方向が想像できないものに対しては難しい課題であると考察している．高齢者を対象とすると，SPVはSHVよりも理解や実行がしやすく，垂直認知の異常を発見するうえで有用であると述べている．しかし，Pérennouら[27]はなんらかの理由でSPVの測定ができない場合には，SHVが代償的な垂直認知の評価になることを示唆している．

測定環境

暗室でロッドが視覚的には捉えられない状態にして，座位をとっている対象者の40 cm程度前に手動で360°回転可能な20〜30 cm程度のロッドを臍あるいは肘関節の高さに位置させる．頭部と体幹の運動は，最小限になるように固定する．肩関節の運動は行わせず，手指，手関節，前腕の運動で傾斜しているロッドを垂直位と認知できるところまで回転させる方法がとられる（図3-1-9）．垂直位と認知されたロッドの傾斜角度の測定は，

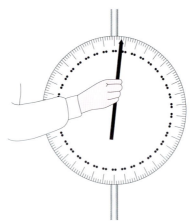

図 3-1-9　矢状面での主観的徒手的垂直（SHV）測定の一例
（文献 18）より改変引用）

ロッドについている角度計やコンピューター上で行われる．多くの研究は前額面上での回転による評価を行っている．初期の傾斜角度は時計回り，反時計回りそれぞれにランダムに行われており，最大では 82°に設定している研究がある．

　前額面，矢状面，水平面とすべての軸で測定している研究もある[30]．この場合，水平面の SHV は対象者の主観的正中の認知（perceived straight ahead）とされている．座位をとっている対象者の前方に前額面，矢状面，水平面に位置させたロッドを位置させ，それぞれの回転軸で垂直位（前額面，矢状面），あるいは正面（水平面）と認知できるところまで，対象者自身が回転させるものである（図 3-1-10）．

　ほかにも SPV の測定と同時に，すべての回転軸で SHV を測定している研究がある[21]．SPV のところでも述べた前額面と矢状面で回転する装置および背臥位で脊柱を軸に水平面で回転するベッドを使用する研究で，SPV を認知した際に，装置に装着されている回転可能なロッドを操作する方法である．この方法では姿勢が立位または臥位になり，体幹の軸自体も SPV が偏倚していると変わってくることから，座位で行う研究とは結果が異

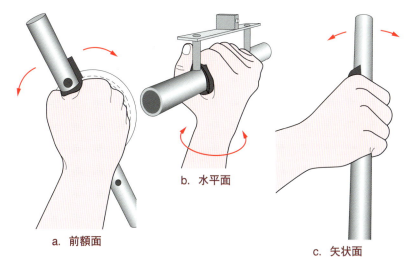

a. 前額面　　b. 水平面　　c. 矢状面

図 3-1-10　3軸での主観的徒手的垂直（SHV）測定の方法（文献29）より改変引用）

なっている．

試行回数

　試行回数は，それぞれの傾斜角度で3試行で行っているものから，42試行で行っている研究まで幅がある．

主観的徒手的垂直（SHV）の評価方法

　SVVと同様に絶対誤差として，すべての試行回数のSHVの平均，および試行間のばらつきを表現するために標準偏差が用いられる．また，初期の傾斜方向による影響を算出するために，傾斜方向ごとにそれぞれの試行回数の平均を絶対誤差（偏倚）として算出している研究もある．前額面での測定に関しては，時計回りの試行の平均と反時計回りの試行の平均の差を変動範囲として算出している研究もある．

主観的行動性垂直（SBV）

動的な環境でのSPVは，主観的行動性垂直（SBV：Subjective Behavioral Vertical）と名づけられている[31,32]．多くの生物は重力に抗して運動を行っているため，座位や立位などの静的な条件ではなく，より動的な条件で垂直性を評価する必要があるとPérennouら[32]は示唆している．さらにSBVは，SPVとは区別されなければならないと述べている．

測定環境[32]

対象者は，側方に不安定なロッキングプラットフォーム上で座位をとり，最終姿勢での身体の分節的な位置を評価される（図 3-1-11）．この方法は不安定な環境で対象者が自分自身で能動的な修正を行えることから，自己で動的な課題を調整させる方法として優れている．まず，22 cmの側方に動揺する座面にのり，骨盤が側方に滑らないように固定する．横には安全のためのアームレストが備えてある．対象者は能動的に8秒間，前方

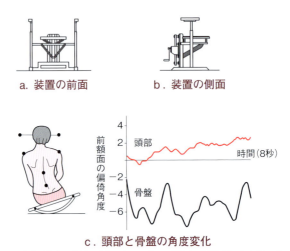

図 3-1-11　**主観的行動性垂直（SBV）の測定方法**①（文献32）より引用）

に位置させた点をみて身体を直立位に，座面を水平位に保つよう要求される．手は大腿の上に置き，足底は非接地の状態にする．対象者は筒状の囲いの中で測定を行い，視野の約150°を壁で覆われている状況で測定を行う．

主観的行動性垂直（SBV）の評価方法

身体の分節的な運動は動作解析装置を用いる．2つの反射マーカーを両耳孔の前に設置した棒の先端に配置し，肩に2つ，座面に2つのマーカーを貼付する．それらのマーカーは，前額面の頭部，両肩，骨盤の動きを測定するために貼付している．あと，第11胸椎（Th11）と第3腰椎（L3）に胸腰椎の運動を測定するためにマーカーを貼付する．

Pérennou ら[32]の研究では，2つの姿勢条件（開眼と閉眼）で以下の評価を行う．①患者が課題を成功するまでの試行回数を測定する．②成功した試行における最終的な前額面上での頭部，両肩，骨盤と水平軸のなす角度と胸腰椎の角度（Th11-L3と垂直軸のなす角度）を測定する．解析は，患者においてそれぞれの感覚条件で2試行，対照群は3試行の平均とする．

Morishita ら[33]は，Pérennou ら[32]と同様の側方に不安定な座面を用いて，座面を左右それぞれに10°傾斜した状態からの最終姿勢を比較している（図 3-1-12）．その結果，左片麻痺患者の体軸は非麻痺側に有意に傾いていたと報告している．一方，右片麻痺患者および左片麻痺患者の歩行の非自立群では，患者の頭部は，両方の傾斜において有意ではないが，傾斜が開始された側に傾いていたと報告している．この研究では，歩行機能の不良な患者は，頭部および体軸の逸脱した垂直性を有することが示されている．彼らは，SBVのような動的バランス課題で体軸が非麻痺側に傾く患者は歩行の独立性が低いと推測している．

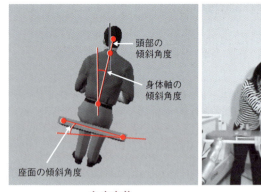
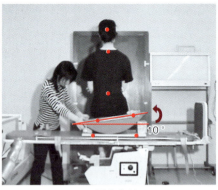

a. 角度定義　　　　　　　　b. 測定条件
図 3-1-12　主観的行動性垂直（SBV）の測定方法②

垂直性検査の具体例

主観的視覚垂直（SVV）測定機器の開発と信頼性の検討[34]

　従来のSVVは，暗室で壁に投影された光る視覚指標を垂直に定位する課題，前額面上を回転可能な円盤を徒手的に垂直に定位する課題（SHV-EO）によって測定される．前者は，部屋全体を暗室にしなければならないため大がかりな準備が必要な点や壁に投影した視覚指標の光によって周辺を照らしてしまうなどの問題がある．後者は特別な測定機器を用いるため，限られた施設でないと使用が困難であることから，臨床的な汎用性が制限される．

　そこで，われわれはパソコンで簡便にSVVの測定が可能なPusher検査システムソフトウエア（3D Incorporated社）を開発した．このソフトウエアは，事前に視覚指標の回転速度の設定が可能であり，鉛直位からの偏倚量の角度や連続して測定した際の平均値と標準偏差値を自動で算出可能なプログラムである．また，パソコン上で検査を行うため部屋全体を暗くするなど，大がかりな準備を必要としない．一方，測定の精度が0.00001°ときわめて詳細な検査であることに加え，視覚指標を回転させる際の速度

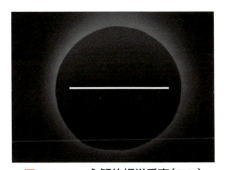
図 3-1-13　主観的視覚垂直（SVV）が測定可能なプログラム

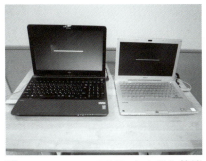
図 3-1-14　USBでリンクさせた状態

の違いや対象者が「はい」といった後に検査者が視覚指標を止めるため，対象者と検査者の間に時間的なラグが生じる可能性がある．以上から，このソフトウエアを用いたSVVの測定から得られた値が信頼性のある値かどうかについては検証が必要と考え，SVVが測定可能なプログラムを用いて，測定の再現性を明らかにすることを目的とした研究を行ったので，以下にその概要を示す．

　対象は健常若年者12名とした．SVVは，前述のPusher検査システムソフトウエアを用いて測定した（図 3-1-13）．対象者の姿勢は足底接地の座位とした．測定は，2台のパソコンを用い，対象者が注視するパソコンの画面にSVVを操作するもう1台のパソコンと同じ映像が表示されるようにUSBケーブルを用いてリンクさせた（図 3-1-14）．また，パソコン画面の枠の垂直部分が垂直定位の手がかりとならないように画面に向けて円柱状の筒を設置した（図 3-1-15）．視覚指標は目線の高さとし，対象者との距離を50 cmとした．対象者は，パソコン画面に設置された円柱状の筒をとおして視覚指標を注視した（図 3-1-16）．検者は視覚指標を水平位から時計回り，または反時計回りに垂直方向の軸に向かって回転させ，対象者が主観的に垂直だと判断した時点で止めた．手順はABBABAAB法を用いて計8回施行した．回転速度は3°/秒と5°/秒の2条件で実施した．角度は鉛直位を0°とし，時計回りの傾きをプラス，反時計回りの傾きをマイナス

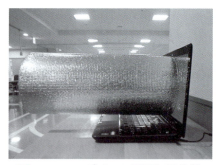

図 3-1-15 パソコン画面に円柱状の筒を設置

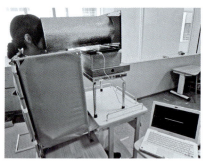

図 3-1-16 視覚垂直（SVV）の測定風景

表 3-1-1 測定の検者内信頼性

速度	平均値±標準偏差（°）	$ICC_{1,1}$	95%信頼区間	SD（°）	SEM（°）	MDC_{95}（°）
SVV 3°/秒	−0.2±0.8	0.874	(0.616〜0.894)	0.41	0.29	0.8
SVV 5°/秒	−0.2±1.2	0.929	(0.783〜0.979)	0.39	0.27	0.7

SVV：視覚垂直，$ICC_{1,1}$：級内相関係数，SD：標準偏差，SEM：標準誤差，MDC_{95}：最小可検変化量の 95%信頼区間

とした．データには 8 回の平均値を採用し級内相関係数（$ICC_{1,1}$：Intraclass Correlation Coefficient）と最小可検変化量の 95%信頼区間（MDC_{95}：Minimal Detectable Change 95）を求めた．詳細な結果は，表 3-1-1 に示した．$ICC_{1,1}$は，SVV の回転速度が 3°/秒の場合に 0.874，5°/秒の場合に 0.929 であった．MDC_{95}はこの順に 0.8°，0.7°であった．

先行研究では，Pavan[35]らがパソコンで測定可能なソフトウエアを用い，その測定方法の有用性を報告しているが，測定の信頼性の検討はされていない．また Zwergal[8]らは，バケツ課題と呼ばれる SVV 測定機器を開発し，健常者において良好な信頼性が得られたことを報告している．この測定方法は，安価であり臨床的汎用性は高いと考えられるが，手動でバケツを回転させるため，視覚指標の回転速度にばらつきが生じる可能性がある．本実験で用いた測定方法の信頼性が示され，今後，脳血管障害患者を始めとする神経学的疾患患者における臨床応用が可能と考える．

主観的身体垂直(SPV)の測定機器の開発と信頼性の検討[36]

　SPVは,開眼または閉眼位で自己の身体を垂直に定位する課題によって測定され,Pusher現象の生起に関係することが示されている.また,脳血管障害患者においてSPVの偏倚と姿勢バランスや日常生活動作(ADL:Activities of Daily Living)とも関連があることが示されており,SPVの特性を明らかにすることは重要であると考えられる.

　SPVは,前額面上を回転する座位装置やホイールパラダイムと呼ばれる測定機器に座って測定されてきたが,測定機器自体が非常に高価である点や機器が大がかりであるため,重症度の高い急性期症例では適用困難であった.そこで網本[37]は簡易にSPVが測定可能な機器(VB:Vertical Board)を開発した(図3-1-17).これは台の底に半円状のレールを取り付けることで,前額面上で左右に傾斜が可能となる装置である.一方,測定方法については,2名の検査者が手動で回転させるため,測定値に誤差が生じる可能性がある.以上から,この測定機器から得られたデータが信頼性があるかどうかについては,検証が必要であると考え検討した.

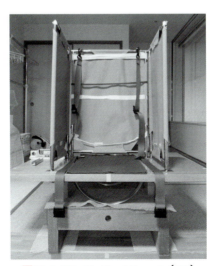

図3-1-17　Vertical Board(VB)

対象は，測定に影響を及ぼすような神経疾患および骨関節疾患の既往や視力障害がない健常若年者 10 例（年齢 24.0±1.9 歳）とした．対象者は台の底に半円状のレールを取り付けられた座面上に足底非接地の座位となり，両上肢を胸の前で組んだ状態で実施した．2 名の検者が座面を左右に 15° と 20° 傾けた位置から 1.5°/秒の速さで垂直方向へ回転させ，対象者が主観的に垂直だと判断した時点で座面の傾きをデジタル角度計から記録した（図 3-1-18〜19）．手順は，開始位置と角度が擬似ランダム（pseudo-random）となるよう ABBABAAB 法を用いて，それぞれ 8 回測定した．その際 SPV-EO は開眼条件，SPV は閉眼条件とした．角度は鉛直位を 0°，時計回りをプラス，反時計回りをマイナスと定義し，解析には 8 回の平均値を用いた．測定の信頼性を検討するために 1 週間後に再測定し，$ICC_{1,1}$ と MDC_{95} を算出した．

　信頼性の結果を表 3-1-2 に示す．$ICC_{1,1}$ は，開眼時主観的身体垂直（SPV-EO）が 0.787，SPV が 0.780 であり，信頼性は良好であることが示された．MDC_{95} は同順に 0.7°，0.7° であることから，今後，垂直性の継時的変化や

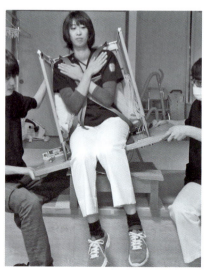

図 3-1-18　右方向から左方向

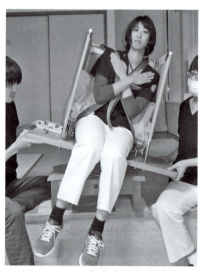

図 3-1-19　左方向から右方向

第1節 垂直性の検査法 **113**

表3-1-2 測定の検者内信頼性

	平均値±標準偏差（°）	$ICC_{1,1}$	95%信頼区間	SD（°）	SEM（°）	MDC_{95}（°）
SPV-EO	1.2±1.0	0.780	(0.494〜0.972)	0.55	0.39	1.1
SPV	0.8±1.1	0.787	(0.299〜0.952)	0.62	0.44	1.2

SPV-EO：開眼時主観的身体垂直，SPV：主観的身体垂直，ICC：級内相関係数，SD：標準偏差，SEM：標準誤差，MDC_{95}：最小可検変化量の95%信頼区間

治療効果の判定における臨床応用が可能であることが示唆された.

若年者と高齢者における主観的垂直認知の傾斜方向性と動揺性の比較[38]

　脳血管障害や前庭障害だけでなく，加齢に伴う矢状面上の主観的垂直認知の変容が報告されている．これは，加齢による身体の垂直定位能力の減衰を示唆するものであるが，前額面における主観的垂直認知の加齢性変化については明らかでないため，前額面上における主観的垂直認知の加齢による差異を明らかにすることを目標として，以下の研究を行った.

　対象は，健常若年者15名（平均年齢25.5歳）と高齢者15名（67.9歳）とした．SVV と SPV-EO，SPV の測定は先行研究と同様の手続きを用いて実施した．データは，8回の平均値を傾斜方向性，標準偏差値を動揺性として算出し，若年者と高齢者を比較した．その結果，若年者と高齢者の傾斜方向性は，SVV では 0.0°，−0.5°，SPV-EO では −0.6°，0.4°，SPV では 0.3°，−0.2°となり，有意な差はなかった（**図3-1-20**）．一方で動揺性は，SVV では 0.7，1.3，SPV-EO では 1.9，3.0，SPV では 2.2，3.2となり，すべてのパラメータにおいて高齢者で有意に高値を示した（**図3-1-21**）．本研究結果から，SVV，SPV-EO，SPV の傾斜方向性は，若年者と高齢者の間に有意差はなく，いずれも鉛直位に近い値であった．一般に垂直認知の傾斜方向性については，半側空間無視による視空間認知障害やPusher 現象のような姿勢定位障害によって，SVV や SPV が損傷側あるいは非損傷側に偏倚することが報告されている．これは，脳血管障害によっ

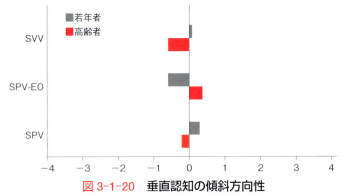

図 3-1-20　垂直認知の傾斜方向性
SVV：視覚垂直，SPV-EO：開眼時主観的身体垂直，SPV：主観的垂直定位

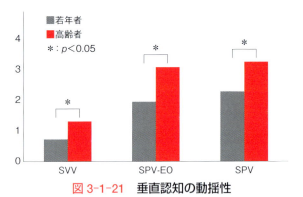

図 3-1-21　垂直認知の動揺性
SVV：視覚垂直，SPV-EO：開眼時主観的身体垂直，SPV：主観的垂直定位

て視覚や身体の認知処理過程の方向性の異常が惹起されることを示唆するものであり，健常者では加齢性変化にかかわらず，垂直認知の特異的な方向性を示す異常はないことが示された．動揺性については，高齢者ではSVV，SPV-EO，SPVのすべての垂直パラメータにおいて若年者よりも有意に動揺性が高値を示した．垂直認知の動揺性は，繰り返し測定される垂直認知のバラつきを示す指標であり，その数値が大きいほど垂直認知の判断が左右に不安定であることを示している．求心性入力系の加齢性変化については，視覚的な情報処理能力の低下や前庭有毛細胞の減少，触圧覚の

衰退による求心性入力の減少が報告されており，若年者に比べ高齢者の動揺性が大きいことは，これらの機能の衰退を示唆するものではないかと推察される．

高齢者と脳血管障害患者における主観的垂直認知の傾斜方向性と動揺性の比較[39)]

　Pusher現象例をはじめとする脳血管障害患者では，SPVやSVVの方向性を示す平均偏倚量が実際の垂直位から大きく逸脱することが示されている．一方，右半球損傷例において，SVVの動揺性を示す標準偏差値の大きさが姿勢バランスの低下と関連があることも報告されている．これは動揺性，すなわち垂直判断の不安定さが，垂直定位能力を低下させる可能性を示唆するものであり，特異的な姿勢障害を呈するPusher現象例では傾斜方向性だけでなく，動揺性の垂直認知の特徴を明らかにすることは重要と考える．そこでわれわれは，発症早期の脳血管障害患者においてPusher現象の有無による垂直パラメータの差異を明らかにするために，以下の研究を行った．

　対象は初発の脳血管障害患者25例であり，Pusher現象の判定には，Scale for Contraversive Pushing(SCP)を用いて各下位項目＞0点をPusher現象あり（以下，Pusher群）とし，Pusher現象のない群は，左脳損傷群（以下，左脳損傷（LBD：Left Brain Damage）群）と右脳損傷群（以下，右脳損傷（RBD：Right Brain Damage）群）に分類し，SVV，SPV-EO，SPVの傾斜方向性と動揺性を比較した．なお，参考値として年齢の一致した健常群を評価した．対象者の属性は**表3-1-3**に示す．健常群，LBD群，RBD群，Pusher群において傾斜方向性では，SVVは−0.6°，−1.2°，−0.5°，−0.1°，SPV-EOは0.4°，−0.9°，0.3°，−0.2°，SPVは−0.2°，−0.4°，−0.1°，−1.6°であり差はなかった（**図3-1-22〜24**）．動揺性では，SVVは1.8，1.1，1.2，6.4，SPV-EOは3.0，2.8，2.7，6.3，SPVは3.2，3.4，3.7，6.1であり，Pusher群の動揺性は他の群よりもすべてのパラメータで有意に高

表 3-1-3　対象者の属性

	高齢群 (n=17)	LBD 群 (n=9)	RBD 群 (n=8)	Pusher 群 (n=8)	p 値
年齢（歳）	68.2	66.6	69.3	70.6	n. s.
測定日（日）	—	17.1	20.0	9.2	n. s.
SCP	—	0.2	0.1	3.3	$p < 0.05$
病型（梗塞・出血）	—	6/3	7/1	3/5	—
下肢 Brs （Ⅰ/Ⅱ/Ⅲ/Ⅳ/Ⅴ/Ⅵ）	—	0/2/4/2/1/0	0/1/1/4/2/0	2/1/3/2/0/0	—
半側空間無視（有/無）	—	0/9	0/9	5/3	—

SCP：Scale for Contraversive Pushing，Brs：ブルンストロームステージ，LBD 群：左脳損傷群，RBD 群：右脳損傷群

値を示した（図 3-1-25〜27）．LBD 群と RBD 群の傾斜方向性や動揺性は，健常群と比較して差はなかった．このことは，単に脳血管障害に伴う運動麻痺や感覚障害によっては，視覚や身体の垂直認知は障害されないことを示唆するものである．一方，Pusher 現象の有無にかかわらず SPV の傾斜方向性には差がないが，SPV の動揺性は Pusher 現象により差が生じることが示された．これまで，Pusher 現象の生起要因の一つとして SPV の傾斜方向性が重要視されてきたが，本研究結果から垂直認知の動揺性が関与する可能性を示唆すると考えられる．以上から発症早期の Pusher 現象例では垂直認知の傾斜方向性の異常ではなく，体幹の重力受容器の障害により体幹の垂直性が左右に不安定，すなわち体幹の垂直性（trunk verticality）の障害を呈している可能性を強調したい．一方，SVV についても Pusher 現象例において動揺性が高値を示した．SVV の動揺性については，半側空間無視によって垂直判断のバラつきが大きくなることも示されているため，今後は半側空間無視の有無による検討を行うことで，Pusher 現象例における詳細な垂直認知の特性が明らかになると考える．

第1節 垂直性の検査法 117

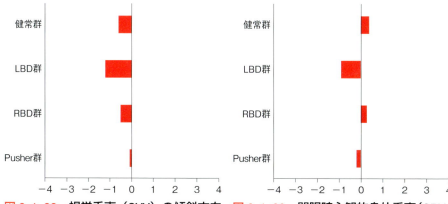

図 3-1-22 視覚垂直（SVV）の傾斜方向性
RBD 群：右脳損傷群，LBD 群：左脳損傷群

図 3-1-23 開眼時主観的身体垂直（SPV-EO）の傾斜方向性
RBD 群：右脳損傷群，LBD 群：左脳損傷群

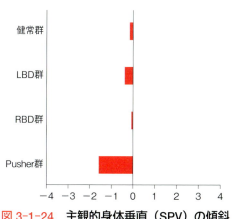

図 3-1-24 主観的身体垂直（SPV）の傾斜方向性
RBD 群：右脳損傷群，LBD 群：左脳損傷群

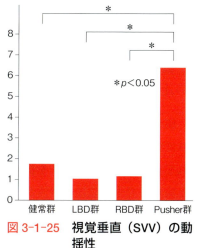

図 3-1-25 視覚垂直（SVV）の動揺性
RBD 群：右脳損傷群，LBD 群：左脳損傷群

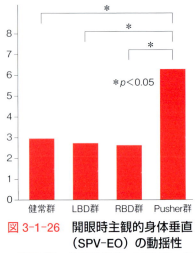

図 3-1-26　開眼時主観的身体垂直（SPV-EO）の動揺性

RBD 群：右脳損傷群，LBD 群：左脳損傷群

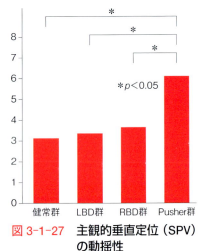

図 3-1-27　主観的垂直定位（SPV）の動揺性

RBD 群：右脳損傷群，LBD 群：左脳損傷群

主観的垂直認知の出発点効果についての分析—若年者と高齢者の比較[40]

　脳血管障害患者の姿勢定位に関わる認知的側面として SPV が重要視されている．一方，加齢により矢状面の SPV が後方へ偏倚することも報告されている．さらに，SPV を測定の開始方向別に検討した報告では，若年者と高齢者で垂直認知の特性が異なることが示されている．これは加齢により既得の垂直認知が変容することを示唆するものであるが，前額面における SPV の加齢性変化と出発点による差異は不明である．そこで健常者における前額面の SPV の出発点効果と加齢による差異を明らかにするため行った研究を以下に示す．

　対象は，若年者 15 名（年齢 25.5 歳）と高齢者 15 名（年齢 67.9 歳）とした．SPV と SPV-EO は先行研究と同様の手続きを用いた．出発点効果を検証するために，右開始位（以下，EO-right，PV-right）と左開始位（以下，EO-left，PV-left）のそれぞれ 4 回の平均値を採用し，若年者と高齢

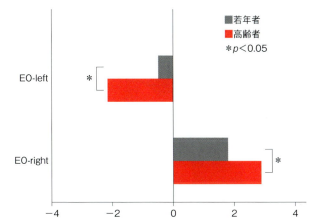

図 3-1-28　開眼時主観的身体垂直（SPV-EO）の出発点効果
EO-left：左開始位，EO-right：右開始位

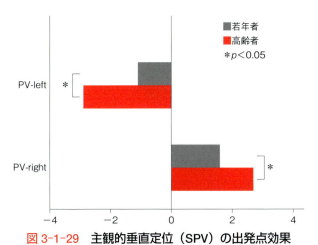

図 3-1-29　主観的垂直定位（SPV）の出発点効果
PV-left：左開始位，PV-right：右開始位

者を比較した．EO-right，PV-right では，若年者 1.8°，1.6°，高齢者 2.9°，2.7°であり，SPV-EO，SPV ともに高齢者で有意に時計回りに偏倚していた（図 3-1-28）．EO-left，PV-left では，若年者 −0.5°，−1.1°，高齢者 −2.2°，−2.9°であり，SPV-EO，SPV ともに高齢者で有意に反時計回りに偏倚していた（図 3-1-29）．SPV，SPV-EO において若年者，高齢者と

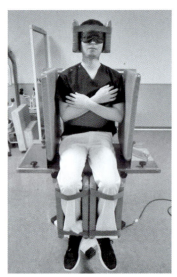

図 3-1-30　主観的身体垂直（SPV）の測定肢位

もに出発点に準拠して偏倚した．これは身体の傾斜方向に垂直認知が傾くというAubert-effectを示すものと推察される．一方，高齢者ではSPV，SPV-EOともに開始方向により大きく偏倚した．従来から重力認知には，体性感覚系や前庭系の情報が重要とされており，加齢に伴いこれらが減衰することが指摘されている．以上から視覚の有無にかかわらず，加齢により前額面上の身体の垂直判断が変容することが示唆された．なお，Pusher現象例の出発点効果の分析については「第2節 垂直性の特性」を参照されたい．

対角平面上の主観的身体垂直（SPV）の測定機器の開発と信頼性の検討[41]

　従来からSPVの評価は，前額面あるいは矢状面においてなされてきた．これは，脳血管障害に伴う側方の姿勢バランスの低下や加齢に伴う後方の不安定性が主たる要因であった．しかし，日常生活においては左右前後の姿勢制御だけでなく，移乗動作のような斜め方向，すなわち対角平面上の

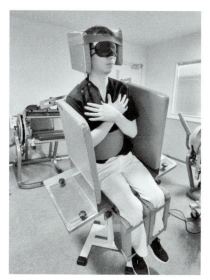

図 3-1-31　右前方から左後方

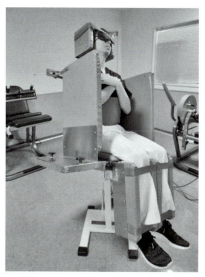

図 3-1-32　左後方から右前方

姿勢制御が要求されるため，これらの平面上におけるSPVの特性を明らかにすることは重要であると考える．そこでわれわれは，対角平面上で傾斜可能な座位装置を開発した．この装置は，自動で回転速度を調節可能である．しかし，これまで対角平面上のSPVを検討した報告はなく，新しい測定方法であるため，患者へ臨床応用するためには測定の信頼性を検討することは重要と考える．そこでわれわれが開発した電動傾斜装置を用いて，対角平面上のSPVの測定の再現性を明らかにするための実験を行った．

　対象は，健常若年者10名とした．対象者は足底非接地の座位となり，頭部，体幹，両下肢を固定した状態とした（図3-1-30）．検者は座面を斜め方向に15°と20°傾けた位置から1.5°/秒の速さで垂直方向へ回転させ，対象者が主観的に垂直だと判断した時点で座面の傾きをデジタル角度計から記録した．右前方から左後方（図3-1-31），左後方から右前方（図3-1-32）（以下，右対角平面）と左前方から右後方（図3-1-33），右後方から左前方（図3-1-34）（以下，左対角平面）の2条件で実施し，解析には8回の平均値を用いた．手順は，開始位置と角度がpseudo-randomとなる

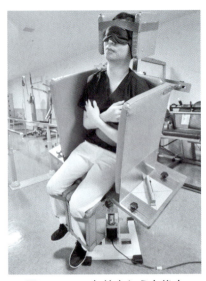

図 3-1-33　左前方から右後方

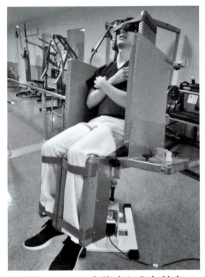

図 3-1-34　右後方から左前方

表 3-1-4　測定の検者内信頼性

	平均値± 標準偏差（°）	ICC$_{(1,1)}$	95%信頼区間	SD（°）	SEM（°）	MDC$_{95}$（°）
SPV-EO（右対角平面）	−0.3±1.0	0.612	(0.047〜0.885)	0.86	0.60	1.7
SPV-EO（左対角平面）	−0.4±0.6	0.734	(0.266〜0.926)	0.49	0.35	1.0
SPV（右対角平面）	−0.4±1.2	0.634	(0.083〜0.893)	0.97	0.68	2.0
SPV（左対角平面）	−0.0±1.0	0.621	(0.062〜0.889)	0.73	0.51	1.4

SPV-EO：開眼時主観的身体垂直，SPV：主観的垂直定位，ICC：級内相関係数，SD：標準偏差，SEM：標準誤差，MDC$_{95}$：最小可検変化量の95%信頼区間

よう ABBABAAB 法を用いて，それぞれ 8 回測定した．その際，SPV-EO は開眼条件，SPV は閉眼条件とした．角度は鉛直位を 0°，前方（右前方，左前方）をプラス，後方（左後方，右後方）をマイナスとした．測定の信頼性を検討するために 1 週間後に再測定し，ICC$_{(1,1)}$ と MDC$_{95}$ を算出した．詳細な結果は表 3-1-4 に示す．ICC$_{(1,1)}$ は，SPV-EO において右対角平面は 0.612，左対角平面は 0.734 であった．SPV では，右対角平面は 0.634，左対角平面は 0.621 であり，いずれも 0.6 以上であり，信頼性は良好である

ことが示された. MDC_{95}は同順に 2.0°, 1.4°, 1.7°, 1.0°であり, 今後, 垂直性の継時的変化や治療効果の判定における臨床応用が可能であることが示唆された.

文　献

1) Gresty MA, et al：Neurology of otolith function. Peripheral and central disorders. *Brain* **115**：647-673, 1992

2) Brandt T, et al：Vestibular cortex lesions affect the perception of verticality. *Ann Neurol* **35**：403-412, 1994

3) Baccini M, et al：The assessment of subjective visual vertical：comparison of two psychophysical paradigms and age-related performance. *Atten Percept Psychophys* **76**：112-22, 2014

4) Piscicelli C, et al：Maintaining trunk and head upright optimizes visual vertical measurement after stroke. *Neurorehabil Neural Repair* **30**：9-18, 2016

5) 大隈　統, 他：脳血管障害例の座位姿勢制御における視覚的垂直定位の影響. 理学療法科学　**21**：261-265, 2006

6) Barra J, et al：The awareness of body orientation modulates the perception of visual vertical. *Neuropsychologia* **50**：2492-2498, 2012

7) Dieterich M, et al：Ocular torsion and tilt of subjective visual vertical are sensitive brainstem signs. *Ann Neurol* **33**：292-299, 1993

8) Zwergal A, et al：A bucket of static vestibular function. *Neurology* **72**：1689-92, 2009

9) Saj A, et al：Subjective visual vertical in pitch and roll in right hemispheric stroke. *Stroke* **36**：588-591, 2005

10) Guerraz M1, et al：Visual vertigo：symptom assessment, spatial orientation and postural control. *Brain* **124**：1646-1656, 2001

11) Tobis JS, et al：Visual perception of verticality and horizontality among elderly fallers. *Arch Phys Med Rehabil* **62**：619-22, 1981

12) Guerraz M, et al：Head orientation involvement in assessment of the subjective vertical during whole body tilt. *Percept Mot Skills* **87**：643-648, 1998

13) Miller EF 2nd：Counterrolling of the human eyes produced by head tilt with respect to gravity. *Acta Otolaryngol* **54**：479-501, 1962

14) Trousselard M, et al：Contribution of tactile and interoceptive cues to the perception of the direction of gravity. *Brain Res Cogn Brain Res* **20**：355-362, 2004

15) Piscicelli C, et al：Inter- and intra-rater reliability of the visual vertical in subacute stroke. *Stroke* **46**：1979-1983, 2015

16) Piscicelli C, et al：Visual verticality perception after stroke：A systematic review of methodological approaches and suggestions for standardization. *Ann Phys Rehabil Med* doi：10.1016/j.rehab.2016.02.004.

17) Clark B, et al：Perception of the postural vertical in normals and subjects with labyrinthine defects. *J Exp Psychol* **65**：490-4, 1963

18) Pérennou DA, et al：Biased postural vertical in humans with hemispheric cerebral lesions. *Neurosci Lett* **252**：75-78, 1998

19) Manckoundia P, et al：Is backward disequilibrium in the elderly caused by an abnormal perception of verticality? A pilot study. *Clin Neurophysiol* **118**：786-93, 2007

20) Barbieri G, et al：Ageing of the postural vertical. *Age* **32**：51-60, 2010

21) Karnath HO, et al：The origin of contraversive pushing：evidence for a second graviceptive system in humans. *Neurology* **55**：1298-1304, 2000

22) Bortolami SB, et al：Localization of the subjective vertical during roll, pitch, and recumbent yaw body tilt. *Exp Brain Res* **173**：364-373, 2006

23) Pérennou DA, et al：Lateropulsion, pushing and verticality perception in hemisphere stroke：a causal relationship? *Brain* **131**：2401-2413, 2008

24) Bisdorff AR, et al：The perception of body verticality（subjective postural vertical）in peripheral and central vestibular disorders. *Brain* **119**：1523-1534, 1996

25) Bergmann J, et al：The subjective postural vertical in standing：reliability and normative data for healthy subjects. *Atten Percept Psychophys* **77**：953-960, 2015

26) Tani K, et al：Abnormal bias in subjective vertical perception in a post-stroke astasia patient. *J Phys Ther Sci* **28**：2979-2983, 2016

27) Pérennou D, et al：Measuring verticality perception after stroke：why and how? *Neurophysiol Clin* **44**：25-32, 2014

28) Bauermeister M, et al：The effect of body tilt on tactual-kinesthetic perception of verticality. *Am J Psychol* **77**：451-456, 1964

29) Rousseaux M, et al：Neuroanatomy of space, body, and posture perception in patients with right hemisphere stroke. *Neurology* **81**：1291-1297, 2013

30) Tarnutzer AA, et al：Hysteresis of haptic vertical and straight ahead in healthy human subjects. *BMC Neurosci* **13**：114, 2012

31) Luyat M, et al：Subjective vertical and postural activity. *Acta Psychol（Amst）* **95**：181-193, 1997

32) Pérennou DA, et al：Understanding the pusher behavior of some stroke patients with spatial deficits：a pilot study. *Arch Phys Med Rehabil* **83**：570-575, 2002

33) Morishita M, et al：Analysis of dynamic sitting balance on the independence of gait in hemiparetic patients. *Gait Posture* **29**：530-534, 2009

34) 深田和浩, 他：健常者におけるコンピュータソフトウェアを用いた主観的視覚垂直の測定の信頼性. 理学療法科学（印刷中）

35) Pavan TZ, et al：Software for subjective visual vertical assessment：an observational cross-sectional study. *Braz J Otorhinolaryngol* **78**：51-58, 2012

36) 深田和浩, 他：健常者の前額面・矢状面における垂直認知の測定の再現性の検討. 第 37 回日本神経心理学会総会, 2013

37) 網本　和：片麻痺の体幹機能とバランスの評価とアプローチ—Pusher 症例の垂直認知を

めぐって. 理学療法福岡　**27**：31-35, 2014

38) 深田和浩, 他：健常者における前額面上の主観的垂直認知の特性分析—加齢による差異. 関東甲信越ブロック, 2016

39) 深田和浩, 他：発症早期の脳血管障害患者における主観的垂直認知の特徴—Pusher 現象の有無による垂直パラメータの差異. 第51回全国理学療法学術大会, 2015

40) 深田和浩, 他：健常者における前額面上の主観的身体垂直の出発点効果による分析—若年者と高齢者の比較. 第25回埼玉県理学療法学術大会, 2016

41) Fukata K, et al：The Reliability of Subjective Postural Vertical in Oblique Plane for Healthy Subjects. WCPT-AWP & PTAT Congress, 2017

第2節

垂直性の特性

Pusher 現象の垂直性の特性

Pusher 現象の生起メカニズムの一つとして主観的垂直認知の異常が指摘されている．すなわち，実際の垂直軸と患者自身が感じている主観的な垂直軸にずれが生じることが示されている．ここでは Pusher 現象例の垂直性について紹介する．

従来の垂直性の研究

Karnath ら[1]は発症早期における5名の Pusher 現象のある右半球損傷例【以下，Pusher 群〔発症から測定までの期間：13.2 日，Scalefor Contraversive Pushing（SCP）：5.8 点〕】と，5名の Pusher 現象のない右半球損傷例（以下，コントロール群）の開眼時の SPV（SPV-EO：Subjective Postural Vertical Eeyes Open）と閉眼時の主観的身体垂直（SPV：Subjective Postural Vertical），主観的視覚垂直（SVV：Subjective Visual Vertical）を比較した．SPV と SPV-EO の測定には，前額面を左右に傾斜可能なモーター式の座位装置を用いて開眼または閉眼にて測定した．SVV は，暗室で壁に投影された光る視覚指標を垂直だと判断した時点で合図をして止める課題によって測定した．彼らの報告では，コントロール群の SPV-EO と SPV の傾斜方向性は，それぞれ 0.4°，0.3° と鉛直位に近い値であったのに対し，Pusher 群では SPV-EO は 0.9° と鉛直位に近いものの，SPV は非麻痺側へ約 18° 傾斜するという結果であった（図 3-2-1）．

彼らは，この開眼時と閉眼時における身体垂直の認知的な乖離によって

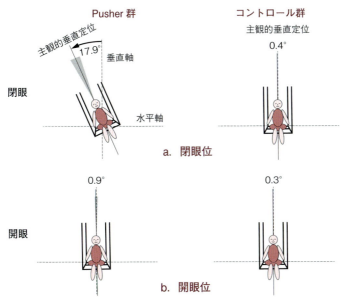

図 3-2-1　Pusher群とコントロール群の主観的身体垂直の結果（文献 1) より改変引用）
対象者は正面を向いている図である．頭部・両下肢は固定されていない状態である．a は閉眼位，b は開眼位（実験室の構造物をみている状態）を示す．灰色の線は垂直認知の標準偏差値，太線は垂直軸を示す．コントロール群では，閉眼位 0.4°，開眼位 0.3°であり，いずれも鉛直位であった．Pusher 現象例では，開眼位では 0.9°と鉛直位に近い値であった一方，閉眼位では非麻痺側へ 17.9°傾斜していた

押す現象が生じるのではないかと考察した．さらに，対象者は全例半側空間無視（USN：Unilateral Spatial Neglect）や感覚障害を合併していることから，これらの症状に関係なく Pusher 現象によって特異的に SPV が障害されることを示唆するものである．なぜ，Pusher 現象例の SPV が特異的に偏倚したのかについては second graviceptive system（第二の重力認知システム）と呼ばれる重力認知システムの異常が指摘されている．このシステムについては，ハトの腎臓に second graviceptive system と呼ばれる重力を感知する受容器が存在することが示されており，ヒトにおいても

このシステムが存在するのではないのかと推察している．また，Pusher 群の脳損傷部位は視床後外側や島皮質を含む病変であり，これらの領域は内臓感覚とのネットワークを形成していることも示されている．一方，視覚的な垂直定位能力を評価する SVV や SPV-EO は障害されていないことから，視覚的フィードバックを用いた治療アプローチの有効性を提唱している．

　Pérennou ら[2]は，回復期の脳血管損傷患者（発症から測定までの期間：10.1 週）を対象に 3 名の Pusher のある群（以下，Pusher 群）と 11 名のPusher 現象のない群（以下，コントロール群）に分け，行動性垂直（SBV：Subjective Behavioral Vertical）を測定した．SBV は，ロッキングプラットホームと呼ばれる左右に傾斜可能な台を用い，座位で能動的に自己の身体を前額面上において垂直に定位する課題である．彼らは，身体を垂直位だと判断した時点の頸部，肩甲帯，体幹，骨盤の傾きを計測した．その結果，コントロール群と Pusher 現象のない群では，頭部，肩甲帯，骨盤は水平に，体幹は垂直位に保持されていたのに対し，Pusher 群では体幹は垂直に，頸部と肩甲帯は水平に保たれていた一方で，骨盤は麻痺側へ傾斜した状態であった（図 3-2-2）．すなわち，Pusher 現象例では骨盤が麻痺側へ傾斜した状態を垂直位であると判断しているという結果であった．彼らは支持面においては麻痺側の重力無視の存在の可能性を指摘している．一方，頸部は水平位に保たれているため，Pusher 現象には前庭は関与しないことを示唆している．この課題は随意的に姿勢をコントロールする高度なバランス課題であるため，側方のバランスが著しく障害されているPusher 現象例では課題の遂行が困難であることを問題点としてあげている．

　さらに Pérennou ら[3]は後の研究で，回復期の脳血管障害患者 80 名をSCP の結果に準じて，45 名の姿勢の傾斜がない群〔以下，Upright 群（SCP≦0.5），年齢：52.7 歳，発症から測定までの期間：10.7 週〕，29 名の麻痺側への傾斜を示すが抵抗がない群（以下，Listing 群，年齢：58.0 歳，発症から測定までの期間：13.8 週，SCP：1.7 点），6 名の Pusher 現象を示す群（以下，Pushing 群，年齢：62.7 歳，発症から測定までの期間：8.8 週，

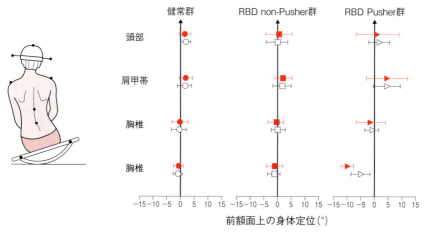

図 3-2-2　ロッキングプラットホームを用いた行動性垂直軸と身体傾斜角度（文献 2）より改変引用）
　能動的に身体を垂直位に定位した時の各体節（頭部，肩甲帯，体幹，骨盤）の傾斜角度を測定し，健常群，Pusher のある群（RBD Pusher 群），Pusher のない群（RBD non-Pusher 群）の 3 つの群を比較した．マイナスの角度は左への傾きを示す．色のマークは閉眼位，白のマークは開眼位での結果を示す．RBD：右半球損傷例

SCP：4.3 点）に分け，SPV と SVV と主観的徒手的垂直（SHV：Subjective Haptic Vertical）を測定した．なお，年齢，発症から測定までの期間について有意差はなかったとしている．SPV は，ホイールパラダイムと呼ばれる座位装置を用いて測定した（図 3-2-3）．これは測定者が手動でこのホイールパラダイムを操作することで SPV が測定できる装置である．SVV は暗室で視覚指標を垂直位に定位する課題によって測定し，SHV は非麻痺側上肢でまっすぐな棒を把持し，対象者自身が徒手的に棒を回転させ垂直位と判断した時点で止める課題によって測定した．

　その結果，Upright 群では，SPV，SVV，SHV のいずれも健常者が示す垂直認知の正常範囲（SPV と SVV は−2.5±2.5°，SHV は−4.5±4.5°）内であったとしている．また Listing 群では，これらの垂直認知は正常範囲を超えて麻痺側方向へ傾斜していた．Pusher 群では，SVV，SHV は List-

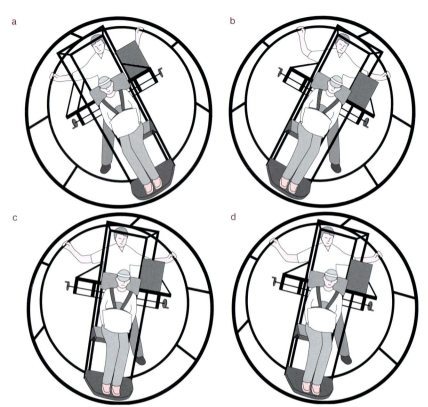

図 3-2-3　ホイールパラダイムを用いた主観的身体垂直の測定（文献 3）より改変引用）
　対象者は，頭部，両下肢，足底接地の座位で測定する．測定は実際の垂直軸から左右に 15°〜45°の間でランダムに傾斜する．その後，このホイールを対象者がまっすぐと感じるまで反対方向へ回転させる．a では右から開始し，b の時点でまっすぐと認知している．同様に c は左から開始し，d の時点でまっすぐと認知している

ing 群と同程度の麻痺側への傾斜を示していた一方で，SPV は Listing 群に比べ，より麻痺側方向へ傾斜し，約 11°麻痺側へ偏倚していたと報告した（図 3-2-4）．彼らは，複数の垂直モダリティーが麻痺側へ偏倚しているため，麻痺側へ傾斜した垂直軸に身体を合わせる反応として押す現象が生じるのではないかと推察しており，Karnath らとは異なる見解を示した．こ

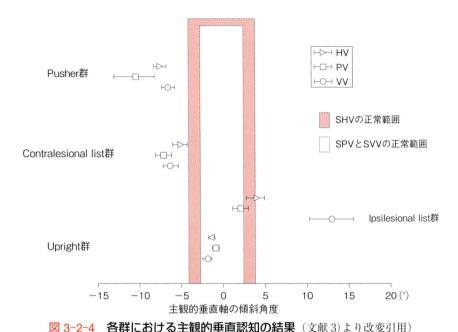

図 3-2-4 各群における主観的垂直認知の結果（文献3）より改変引用）
Upright 群（側方傾斜のない群），ipsilesional list（Pusher のない損傷側傾斜群），Contralesional list（Pusher のない非損傷側傾斜群），Pusher 群（非損傷側へ傾斜し Pusher がある群）の主観的視覚垂直（SVV），主観的身体垂直（SPV），主観的徒手的垂直（SHV）の結果．33名の健常者の正常範囲はSVVとSPVでは点線の範囲（-2.5°〜2.5°），SHVでは色の範囲（-4.5°〜4.5°）．Pusher群のSPVでは麻痺側へ約-11°偏倚していた

の解釈の差異については，時間経過とともに生じる代償的な反応として非麻痺側方向から麻痺側へ垂直軸が偏倚したのではないかと論じている．また，Pérennou らの研究では頭部と体幹を固定し，足底接地の条件で SPV を測定している点や USN の有無については明記されていない点，Pusher 現象の重症度が Karnath らの報告とは異なり軽症である点についても留意する必要がある．いずれにせよ，Pusher 現象例がなぜ押すのかについては一定の見解が得られていないのが現状であり，今後さらなる検討が必要である．

　Lafosse ら[4]は，回復期から生活期（発症から測定までの期間：3.7カ月）

の右半球損傷患者を対象に SVV と SPV を測定した．彼らは 89 項目から
なる姿勢アライメントの評価に基づき，22 名の左右対称の姿勢を呈してい
る群（Class Ⅰ），7 名の重心位置が非麻痺側へ偏倚している群（Class Ⅱ），
8 名の重心位置が麻痺側へ偏倚している群（Class Ⅲ）3 群に分類し，SVV
と SPV を測定した．さらに，垂直認知だけでなく安静座位時の重心
（COG：Center of Gravity）や頸部の傾斜角度なども分析した．Class Ⅱ で
は，全例 USN を合併していた一方で，Pusher を呈していたのは 7 名中 1
名であった．この群では，COG は非麻痺側へ偏倚し，頸部は麻痺側へ傾斜
していた．一方，垂直認知については SPV が 5.4°，SVV が −5.1° であっ
た．すなわち，COG に一致して SPV が非麻痺側方向へ偏倚し，頸部の傾
斜方向（麻痺側）に SVV が偏倚するという結果であった．Class Ⅲ では，
全例 USN があり，8 名中 7 名が Pusher 現象を合併していた．COG は麻痺
側へ偏倚し，頸部の傾きは非麻痺側へ偏倚していた．一方，SPV は 0.8°，
SVV は 1.3° と比較的鉛直位に保たれていた（図 3-2-5）．彼らは SPV の異
常がないことから，Pusher 現象の成因には SPV は関与しないと論じてい
る．さらに，USN 例では COG の偏倚方向や頸部の傾斜方向に伴って SPV
や SVV が傾斜していることから，これらの垂直認知の偏倚は姿勢異常の
結果，生じるものであることを強調している．しかし，彼らの報告では発
症後から 3.7 カ月経過しているため，SPV が垂直位に修正された可能性が
ある．また，Lafosse らは独自に開発した Pusher 現象のスケールを用いて
評価しており，これらの Pusher 現象の重症度については明らかでない．
さらに，SPV の測定方法の詳細についても明記されていないため，先行研
究との比較は困難であると考える．

　Mansfield ら[5)]は，発症から 6 カ月を超えた生活期の脳血管障害患者を対
象に Pusher 現象の既往がない群（NHP 群：No History of Pushing）と
Pusher 現象の既往がある群（HP 群：History of Pushing）の SVV と SPV
を比較した．彼らは，頭部と体幹は固定し，足底接地の条件で SPV を測定
した．測定装置自体は非常に大がかりであるものの，固定部位については
Pérennou ら[3)]と同様の条件で実施している（図 3-2-6）．彼らは Pusher 現

第2節　垂直性の特性　*133*

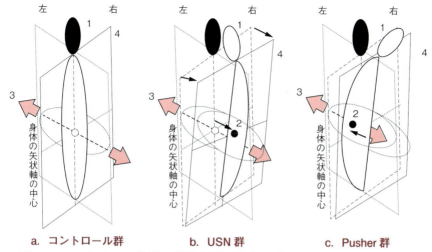

a. コントロール群　　　　b. USN群　　　　c. Pusher群

図 3-2-5　コントロール群, 半側空間無視（USN）群, Pusher群の姿勢異常の結果の模式図（文献4）より改変引用）

aは健常者とUSNのない患者の図．左右対称の姿勢．bはUSNのある右半球損傷患者の図．損傷側側の体幹が延長された非対称の姿勢．cはUSNとPusherのある右半球損傷患者の図．非損傷側の体幹が延長された非対称の姿勢．1は頸部の傾き，2は重心の位置，3は重心の側方の安定性限界，4はSPVの結果を示す

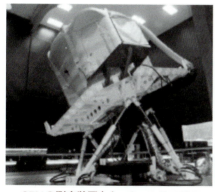

a. SPVの測定装置(バーチャルリアリティモーションプラットホーム)

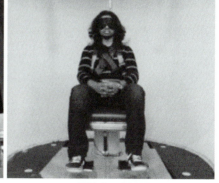

b. 被験者の測定肢位

図 3-2-6　主観的身体垂直（SPV）と主観的視覚垂直（SVV）の実験室での評価風景（文献5）より引用）

　SPVとSVVを測定するために，対象者は椅座位で足底を接地し，体幹と頭部を固定した．SPVは目隠しをして測定した．SVVは目の前のスクリーンに投影された視覚指標を注視して実施した

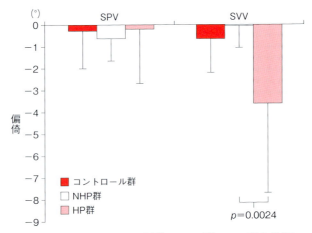

図 3-2-7　コントロール群，NHP群，HP群の主観的身体垂直（SPV）と主観的視覚垂直（SVV）の結果（文献5）より引用）
マイナスの値は損傷側（脳血管障害患者）あるいは左傾斜（コントロール）を示す．SPVは群間で差はなかった．SVVはHP群において有意に損傷側へ偏倚していた．なお，Pusher現象の既往がない群をNHP群，Pusher現象の既往がある群をHP群とした

象の既往の有無にかかわらず，SPVは鉛直位に保たれていたと報告しており，Pusher現象の既往はSPVに影響しないことを示唆している．一方，SVVではNHP群は−0.1°であったのに対し，HP群は−3.6°と有意に麻痺側へ偏倚していた（図 3-2-7）．しかし，SVVの異常に関与する因子として従来からUSNが指摘されており，HP群の多くがUSNを合併していたため，SVVの偏倚はPusher現象というよりもUSNの影響によるものではないかと推察している．

　これらの報告をまとめるとPusher現象の垂直認知の特性については一定の見解が得られていないが，横断的研究ではあるものの急性期から回復期にはSPVの異常が生じている可能性があり，時間の経過とともにSPVが鉛直位方向へ是正されることが読みとれる．これはPusher現象の回復経過と類似している所見であり，理学療法においては身体の傾きを自覚さ

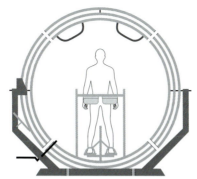

図 3-2-8　スペースカールを用いた垂直認知の測定の模式図（文献 6）より引用）
対象者はプラットホーム上に立位となり殿部と両足部を固定している

せるような治療アプローチの展開が重要である．

　Bergmann ら[6]は，スペースカールと呼ばれる立位で SPV が評価可能な装置を開発した（図 3-2-8）．彼らは発症から 6 カ月以内の脳血管障害患者を対象に，10 名の年齢が一致した健常群（コントロール群），10 名の Pusher 現象がない群（以下，NP 群），8 名の Pusher 現象のある群（以下，P 群）において，前額面と矢状面の SPV を分析した．また彼らは，傾斜方向性だけでなく，垂直認知の動揺性を示す標準偏差値を算出した．その結果，前額面では P 群の傾斜方向性は，コントロール群，NP 群と比較し有意に非麻痺側へ偏倚し，動揺性は高値を示した．さらに，SPV の傾斜方向性と Pusher 現象の抵抗の定量化が可能な Burke Lateropulsion Scale （BLS）と関連があったことを報告している．また，前額面において SPV の傾斜方向性が非麻痺側に偏倚したことは Karnath ら[1]と一致する見解である．一方，矢状面においては SPV の傾斜方向性は 3 群で差はなかったものの，動揺性は P 群において有意に高値を示した（表 3-2-1，図 3-2-9）．これは，Pusher 現象例では，前額面だけでなく矢状面においても垂直認知の異常が存在することを示唆するものである．また，動揺性が高値を示したことについては，Pusher 現象例では身体の垂直判断が一定しないため

表 3-2-1 主観的身体垂直（SPV）の平均偏倚量（error）と標準偏差値（range）
（文献 6）より引用）

		P群	NP群	コントロール群	ANOVA
矢状面	error (°)	0.2±3.3	−0.3±1.9	0.0±1.0	$F=0.080$, $p=0.923$
	range (°)	13.4±4.6	6.9±2.4	4.6±2.0	$F=18.843$, $p<0.001$
前額面	error (°)	2.5±2.5	0.3±1.0	−0.6±0.8	$F=10.078$, $p=0.001$
	range (°)	13.5±5.2	5.6±3.7	4.0±1.9	$F=16.041$, $p<0.001$

P群＝Pusher現象のある群，NP群＝pusher現象のない群，コントロール群＝健常群

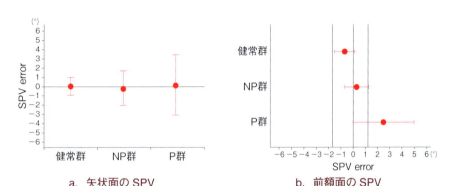

a. 矢状面の SPV　　　　　b. 前額面の SPV

図 3-2-9　立位での矢状面と前額面の主観的身体垂直（SPV）の結果（文献 6）より改変引用）

コントロール群（健常群），NP群（Pusher現象のない群），P群（Pusher現象のある群）の矢状面（a）と前額面（b）．SPVドットの線は正常範囲を示す（矢状面：−1.7～1.3°，前額面：−1.6～1.2°）

重力認知の感度が低いのではないかと論じている．

　これまでPusher現象例の垂直認知の研究において立位でSPVを検討した報告はない．臨床においては，座位ではPusher現象は生じないが，立位においてのみPusher現象が出現する例も多数存在する．今後は座位においても立位のSPV同様の結果が得られるかについて検討が必要である．さらにPusher現象のSPVの動揺性について検討した報告はBergmannら[6]が初めてであり，Pusher現象のない群と特性が異なる点については非常に興味深い．このように，Pusher現象例の垂直認知の特性を詳細に明らか

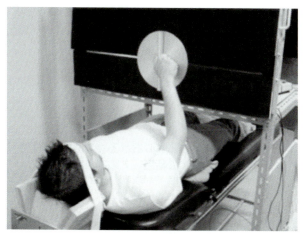

図 3-2-10 臥位での測定風景（文献7）より引用）
左または右に45°傾斜位から徒手的に垂直方向へ向かって円盤を回転させる

にするためには，傾斜方向性だけでなく動揺性についても検討する必要があると考える．

　Pusher現象例のSVVについても興味深い知見がある．Sajら[7]は，亜急性期から回復期の右半球損傷例を対象に前額面上を回転する円盤を徒手的に操作する課題によって臥位と座位でSVVを測定した（図3-2-10）．彼らは，6名の健常群（以下，コントロール群），6名のUSNもPusherもない群（以下，P−N−群），6名のUSNのみの群（以下，P−N＋群），4名のUSNとPusher現象を合併している群（以下，P＋N＋群）の4群を比較し分析し，P−N＋群では−6.6±4.0°と有意に麻痺側へ偏倚した一方で，P＋N＋群では7.2°±6.8°と有意に非麻痺側へ偏倚した．さらにP＋N＋群では臥位よりも座位においてSVVの偏倚量が高値を示した（図3-2-11）．すなわち，USNにPusher現象を合併することで，SVVの傾斜方向性が逆転することから，Pusher現象の優位性を指摘している．しかし，彼らの測定方法は徒手的に円盤を操作しており，上肢の運動の要素を含むため，正確には視覚的・徒手的垂直（visuo-haptic verticalあるいはSHV-EO）の

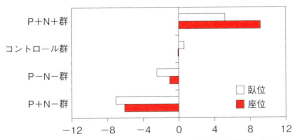

図 3-2-11 座位と臥位における主観的視覚垂直 (SVV) の結果 (文献 7) より改変引用)
P＋N＋群：4 名の半側空間無視 (USN) と Pusher 現象を合併している群, コントロール群：6 名の健常群, N－P－群：6 名の USN も Pusher もない群, N＋P－群：6 名の USN のみの群

課題であり，そのため本来の SVV の測定方法とは異なる点，および純粋な Pusher 例については分析されていない点に留意したい．

Johannsen ら[8]は，発症早期の Pusher 現象例 15 名〔以下，Pusher 群；発症から測定までの期間：13 日（中央値）〕を対象に暗室で壁に投影した視覚指標を垂直に定位する課題によって SVV を測定し，脳損傷のない健常者（以下，コントロール群）と比較した．Pusher 群では－3.2°±4.2°，コントロール群では－1.2°±0.8° といずれも反時計回りに SVV が偏倚していたが，明らかな有意差はなかったとしている．また，15 名の Pusher 群を USN 合併例 11 名と非合併例 4 名に分けてサブ解析し，合併例では－2.6°±5.4°，非合併例では－4.9°±2.6° であり有意差がなかったとしている．このことは視覚的な垂直定位には Pusher 現象や USN による影響は受けないことを示唆するものである．

西村ら[9]は，発症から 2～4 カ月時点の回復期の脳血管障害患者を対象に，USN も Pusher 現象もない群（以下，P－N－群），Pusher 現象はあるが USN はない群（以下，P＋N－群），Pusher 現象はないが USN はある群（以下，P－N＋群），Pusher 現象と USN がある群（以下，P＋N＋群）に分類し，SVV を測定した．なお，独自に開発した SVV の測定機器を用い

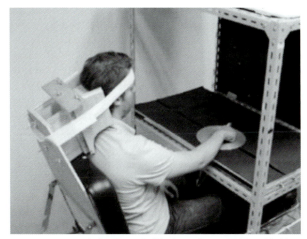

図 3-2-12 主観的正中軸（SSA）の評価の姿勢
（文献10）より引用）
頭部を固定し背もたれ座位にて測定

た．測定は被検者が視覚垂直を操作する被検者調整法を用いた．その結果，コントロール群とP＋N−群の間に有意差はなかったが，P−N＋群とP＋N＋群はコントロール群と比較し，有意に麻痺側方向へ偏倚したことを報告した．これは，すなわちPusher現象はSVVの偏倚に関与せず，USNによってSVVが麻痺側へ偏倚することを示唆するものである．しかし，彼らの報告ではPusher現象の取り込み基準がSCPの合計得点で0.25点以上と基準が甘い点が問題としてあげられるが，USNがないPusher現象例に着目している点については非常に興味深い．

　Honoréら[10]は，水平面上を回転する円盤を用いて徒手的に正中位を判断する課題を用いた（図 3-2-12）．これは主観的正中軸（SSA：Subjective Straight Ahead）と呼ばれる測定法である．彼らは，亜急性期から回復期の患者を対象に，健常者（以下，コントロール群）とUSNもPusherもない群（以下，P−N−群），Pusher現象はないがUSNはある群（以下，P−N＋群），Pusher現象とUSNがある群（以下，P＋N＋群）に分類し，SSAを評価した．その結果，コントロール群とP−N−群では，SSAは正中位

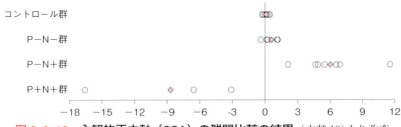

図 3-2-13　主観的正中軸（SSA）の群間比較の結果（文献 10）より改変引用）

マイナスの値は左方へのエラーを示す．白い丸は個人のデータを示す．色のある四角は平均値を示す．P＋N＋群は Pusher と半側空間無視（USN）がある群，P－N＋群は USN のみの群，P－N－群は Pusher も USN もない群，コントロール群は健常者を示す．Pusher 現象の有無により SSA の傾斜特性が異なる

に近い値であったが，P－N＋群では非麻痺側方向へ SSA が偏倚していた．これは，麻痺側空間を無視するという USN の特性を示唆するものである．一方，P＋N＋群では，SSA は麻痺側方向へ偏倚し，Pusher 現象の有無により主観的な正中位判断に差が生じることが示唆された（図 3-2-13）．このように，垂直認知の傾斜特性において USN と Pusher 現象を分けて考える必要がある．

Baier ら[11]は，急性期の脳血管障害患者において，損傷側へ傾斜した SVV と非損傷側へ傾斜した SVV を損傷半球別（右半球損傷例 38 名，左損傷半球 28 名）に Pusher 現象のある群（以下，Pusher 群）と Pusher 現象のない群（以下，non-Pusher 群）に分けて比較した．その結果，損傷半球にかかわらず Pusher 群と non-Pusher 群の間に明らかな有意差を認めなかった（図 3-2-14）．一方，損傷側と非損傷側の SVV の偏倚量を絶対値として合計した場合には，右半球損傷例において Pusher 群と non-Pusher 群の間に有意差を認め，Pusher 群において SVV の偏倚量が大きい結果であった．

Paci ら[12]はパソコン上で SVV が測定可能なプログラムを用いて 10 名の健常者〔（以下，コントロール群（年齢：77.4 歳）〕，5 名の Pusher 現象の

第2節 垂直性の特性 *141*

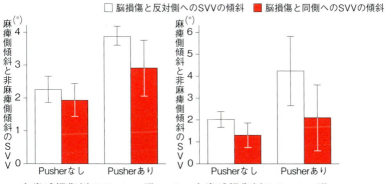

a. 右半球損傷例の Pusher 群, non-Pusher 群の結果

b. 左半球損傷例の Pusher 群, non-Pusher 群の SVV の結果

図 3-2-14 Pusher 現象の有無別にみた主観的視覚垂直（SVV）の結果（文献 11）より改変引用）
Pusher 現象の有無にかかわらず，SVV の麻痺側傾斜と非麻痺側傾斜の間に有意差はみられなかった

ない群〔以下，PB−群（年齢：77.6 歳，発症からの測定までの期間：20.8 日，SCP：0.5 点）〕，3 名の Pusher 現象のある群〔以下，PB＋群（年齢：74.6，発症から測定までの期間：17.0 日，SCP：4.0 点）〕の SVV の平均値と絶対値を比較した．その結果，SVV の平均値について有意差はなかったものの，絶対値の平均値は PB＋群において有意に高値を示した（図 3-2-15）．通常，垂直認知の検討ではマイナスとプラスの傾きの平均値を採用することが多いが，絶対値はマイナスとプラスを排除して単純に偏倚量の大きさだけを合計し平均値として算出した値であり，絶対値が大きければ大きいほど，垂直判断が一定ではないことを示す．すなわち，Pusher 現象の有無にかかわらず，特異的な傾斜方向の SVV の異常はないが，SVV の判断のばらつきが大きいことを示す結果である．SVV の傾斜方向については，特異的な異常はないとする Karnath ら[1]や Johannsen ら[8]と同様の結果である．

Karnath らや Johanssen ら，Paci ら[12]の報告のように，発症早期の Pusher 現象例を対象とした研究では SVV の特異的な異常はないことが示

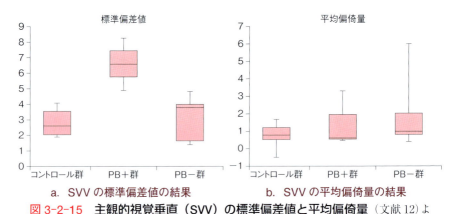

a. SVVの標準偏差値の結果　　b. SVVの平均偏倚量の結果

図 3-2-15　主観的視覚垂直（SVV）の標準偏差値と平均偏倚量（文献12）より改変引用）

標準偏差値についてはPB＋群（3名のPusher現象がある群）で有意に高値を示した一方で，平均偏倚量についてはコントロール群（10名の健常者），PB＋群，PB－群（5名のPusher現象がない群）で差はなかった

されている．一方で，亜急性期から回復期のPusher現象例において特異的なSVVの異常に関する報告が多数みられる．これはPusher現象との関連深いSPVの異常の過程とは異なる点も注目すべき点と考える．また，垂直認知のばらつきについて提示されていない報告も多いため，真に視覚的な垂直定位能力が保たれているかは明らかでない．すなわち，傾斜方向性が鉛直位であっても，一回の測定値のばらつきが一定していない可能性もあるため，垂直認知の検討では，傾斜方向性だけでなく動揺性（絶対値や標準偏差値で示される）の表記も必要と考える．

　SVVの異常とPusher現象の関連性については，否定的な意見が多いが，視覚的な垂直指標の提示や外部座標の参照枠を用いた視覚的フィードバックの有効性が示されており，Pusher現象において視覚的な垂直定位能力を評価することは重要であると考えられる．

第2節　垂直性の特性　*143*

われわれの研究―純粋な Pusher 現象と半側空間無視の合併例

　Pusher 現象は Davies[13] の著書の中で USN や病態失認などの高次脳機能障害を複数合併することから症候群として捉えられていた．一方で，このような高次脳機能障害を伴わない Pusher 現象例も多数存在する[14] ことが報告されてから，Pusher 現象は独立した症状であることが示された．さらに，垂直認知の先行研究では USN と Pusher 現象例では，垂直認知の特性が異なることも示されている[1,4,7,9,10] が，Pusher 現象例において USN の有無による検討は十分にはなされていない．すなわち，純粋な Pusher 現象例と USN を合併した Pusher 現象例を分けて検討をすることで，Pusher 現象における真の垂直認知の特性が明らかになると考える（表 3-2-2）．

　さらに垂直認知の検討では，測定の出発点によって垂直認知の傾斜特性が異なることも報告されている．Barbieri ら[15] は，矢状面上の SPV を前方から開始した場合と後方から開始した場合とに分けて分析した．その結果，若年者では前方から開始した場合は前方へ，後方から開始した場合は後方へ SPV が傾斜し，高齢者では開始方向にかかわらず SPV は後方へ傾斜したと報告している．このことは測定の開始方向において垂直認知の傾斜特性が異なることを示唆するものであるが，前額面上の SPV においては Pusher 現象例に焦点をあてて出発点別に検討した報告はない．

　そこでわれわれは，発症早期の脳血管障害患者を対象に SPV と SPV-EO を測定の開始方向，すなわち出発点によって差があるかどうかについて検討を行った．対象は USN のない Pusher 現象例（以下，P＋N－群），USN と Pusher 現象の合併例（以下，P＋N＋群），Pusher 現象のない USN 例（以下，P－N＋群）の 3 例とした．SPV と SPV-EO の測定には先行研究と同様の手続きを用い，出発点効果を検証するために麻痺側開始（EO-left，PV-left）と非麻痺側開始（EO-right，PV-right）の各 4 回の平均値（傾斜方向性）と標準偏差値（動揺性）を算出した．

　症例 1（P＋N－群）は 75 歳，右視床出血，測定病日は 7 日，SCP は 3.25 点，BLS は 6 点，Behavioral Inattention Test（BIT）通常検査は 143 点で

表3-2-2　Pusher現象の垂直認知に関する論文

著者（ ）は年号	Pusher例の数（ ）は全体	Pusher例の発症から測定までの期間（ ）は全体	損傷半球（右/左）	Pusher重症度（SCP）	USN有無	データ処理	臨床特性	SVV（°）	SPV-EO（°）	SPV（°）	SHV（°）	SBV（°）	SSA（°）
Karnath (2000)	5 (10)	13.2日 (61.9日)	5/0	5.8	5/0	方向性	P+N+	−0.4	+0.9°	+17.9	NA	NA	NA
Pérennou (2002)	3 (14)	68.3日 (71.2日)	3/0	不明	3/0	関節角度	P+N+	NA	NA	NA	NA	−11.4 (骨盤)	NA
Saj (2005)	5 (17)	37.4日 (51.7日)	5/0	4.5	4/1	方向性	P+N+ / P+N−	+4.8 / +2.2	NA	NA	NA	NA	NA
Johannsen (2006)	15 (15)	13日 (中央値)	13/2	合計は未記載	11/4	方向性	P+N+ / P+N−	−2.6 / −4.6	NA	NA	NA	NA	NA
Lafosse (2007)	7 (29)	不明 (3.7月)	7/0	不明	7/0	方向性	P+N+	+1.3*1	数値の記載なし	+0.8	NA	NA	NA
Pérennou (2008)	6 (86)	8.8週 (11.9週)	5/1	4.3	不明	方向性	不明	−6.5	NA	−10.6	−7.5	NA	NA
Honoré (2009)	3 (18)	46.6日 (51.2日)	3/0	3.8	3/0	方向性	P+N+	NA	NA	NA	NA	NA	−8.7
Paci (2011)	3 (8)	17.0日 (19.3日)	1/2	4.0	2/1	方向性 動揺性	USNの有無で検討していない	数値の記載なし	NA	NA	NA	NA	NA
西村 (2012)	13 (13)	約50日 (82.6日)	13/0	2.75	6/7	方向性 絶対値	P+N+ / P+N−	−6.6/7.3 / −1.3/3.6	NA	NA	NA	NA	NA
Baier (2012)	23 (64)	7.0日 (不明)	16/7	合計は未記載	不明	絶対値	不明	3.3 (右半球) / 3.6 (左半球)	NA	NA	NA	NA	NA
Mansfield (2015)	7 (14)	30.0カ月 (21.1カ月)	6/1	NA*2	4/3	方向性	Pusherはなし	−3.6	NA	−0.2	NA	NA	NA
Bergmann (2016)	8 (18)	66.0日 (66.8日)	6/2	2.2 (SCP) / 4.7 (BLS)	不明	方向性 動揺性	P+N+	NA	NA	+2.5 / 13.4	NA	NA	NA

＊1：データは1名の半側空間無視のみの例を加えた値

＊2：過去に Pusher 現象があったかどうか評価しているかどうか未評価

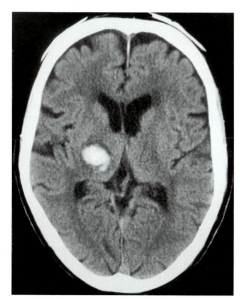

図 3-2-16　症例 1 の CT 画像

あった．症例 1 の EO-left の傾斜方向性と動揺性は －5.6°，1.8，EO-right では 1.8°，2.9 であった．PV-left は －4.9°，2.7，PV-right では 0.9°，4.3 であった（図 3-2-16〜17）．

　症例 2（P＋N＋）は 72 歳，右視床出血，測定病日は 5 日，SCP は 4.5 点，BLS は 9 点，BIT 通常検査は 54 点であった．症例 2 の EO-left の傾斜方向性と動揺性は －3.9°，1.9，EO-right は 6.8°，1.8 であった．PV-left は －5.3°，0.8，PV-right は 2.8°，1.7 であった（図 3-2-18〜19）．

　症例 3（P－N＋群）は 79 歳，右後頭葉皮質下出血，測定病日は 14 日，SCP は 0 点，BLS は 0 点，BIT 通常検査は 48 点であった．症例 3 の EO-left の傾斜方向性と動揺性は －3.3°，1.4，EO-right では 1.5°，1.1 であった．PV-left は －1.7°，0.8，PV-right では 0.1°，1.4 であった（図 3-2-20〜21）．

　以上の 3 症例の結果，P＋N－群では SPV，SPV-EO ともに麻痺側開始の垂直性は麻痺側に大きく傾斜し，動揺性は低値を示した．非麻痺側開始

第Ⅲ章　Pusher現象の垂直性

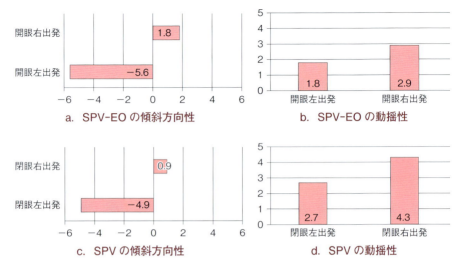

図 3-2-17　症例1の開始方向別にみた主観的身体垂直（SPV）と開眼時主観的身体垂直（SPV-EO）の結果

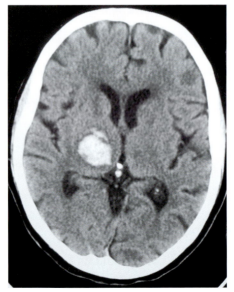

図 3-2-18　症例2のCT画像

第2節　垂直性の特性　　147

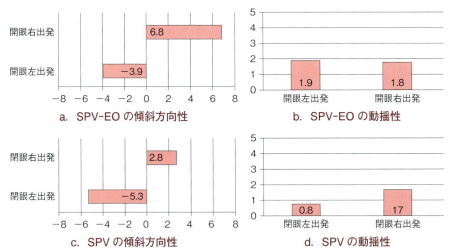

図3-2-19　症例2の開始方向別にみた主観的身体垂直（SPV）と開眼時主観的身体垂直（SPV-EO）の結果

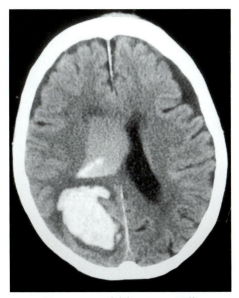

図3-2-20　症例3のCT画像

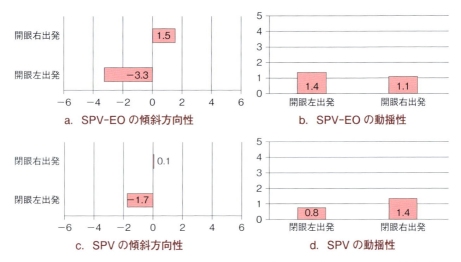

図 3-2-21 症例3の開始方向別にみた主観的身体垂直（SPV）と開眼時主観的身体垂直（SPV-EO）の傾斜方向性と動揺性の結果

では麻痺側開始位と比較して鉛直位に近く，動揺性は高値を示した．P＋N＋群のSPVは麻痺側開始では麻痺側方向へ大きく傾斜し，動揺性は低値とP＋N－例と同様の傾向を示した．このSPVの出発点効果の結果は，Pusher現象の抵抗と麻痺側への傾倒の無自覚を反映すると考えられる．すなわち，麻痺側開始では身体の垂直性が麻痺側傾斜した状態で保持されているため，この認知的障壁を越えようとすると抵抗し，非麻痺側開始では身体の垂直判断がばらつくため麻痺側への傾倒を許容し，無自覚となるのではないかと推察した．P－N＋群では，SPV-EOと比較し，SPVの偏倚量は小さかった．これは閉眼によってUSNの影響が排除され，身体の垂直認知が開眼位よりも安定したものと考える．Karnathら[1]の報告ではUSN例やPusher現象例のSPV-EOは障害されないことが報告されているが，出発点で検討を行うことでその特性が異なることが示唆された．しかし，本研究ではそれぞれ1症例の検討であるため，今後はより大規模な調査が必要である．

　そこで，われわれは症例数を増やし，純粋なPusher現象例（以下，P＋

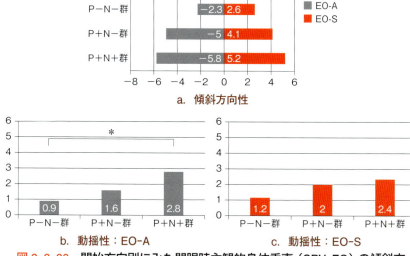

図 3-2-22 開始方向別にみた開眼時主観的身体垂直（SPV-EO）の傾斜方向性と動揺性の結果

N－群）と Pusher 現象に USN を合併している群（以下，P＋N＋群）の SPV と SPV-EO の特性を調査した．対象は初発の右半球損傷患者 32 例（年齢：68.3 歳，発症から測定までの期間：14.6 日）とした．Pusher 現象の判定には SCP の各下位項目＞0 を Pusher 現象あり（P＋）とした．USN の判定には BIT 通常検査の合計＜131 を USN あり（N＋）とした．これらの基準に基づき，P－N－群（n＝11，SCP：0.1 点），P＋N－群（n＝8，SCP：3.2 点），P＋N＋群（n＝13，SCP：4.0 点）の 3 群に分類し，SPV と SPV-EO を調査した．出発点効果を検証するために麻痺側（affected side：A）開始（PV-A，EO-A）と非麻痺側（sound side：S）開始（PV-S，EO-S）の各 4 回の平均値（傾斜方向性）と標準偏差値（動揺性）を算出し，3 群の傾斜方向性と動揺性を比較した．P－N－群，P＋N－群，P＋N＋群において，EO-A の傾斜方向性は－2.3°，－5.0°，－5.8°であり差はなかった．動揺性は 0.9，1.6，2.8 であり P＋N＋群は P－N－群よりも有意に高値を示した．また，EO-S の傾斜方向性は 2.6°，4.1°，5.2°であり差はなかった．動揺性は 1.2，2.0，2.4 であり差はなかった（図 3-2-22）．一方，PV-A の

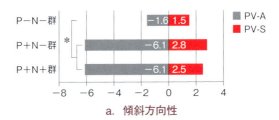

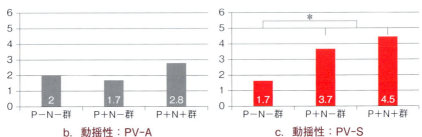

a. 傾斜方向性
b. 動揺性：PV-A
c. 動揺性：PV-S

図 3-2-23 開始方向別にみた主観的身体垂直（SPV）の傾斜方向性と動揺性の結果

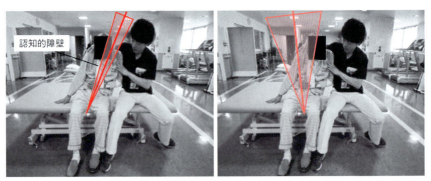

a. 姿勢矯正に対し抵抗（麻痺側開始）　b. 麻痺側の傾倒に無頓着（非麻痺側開始）

図 3-2-24　Pusher現象を呈した症例の主観的身体垂直（SPV）の結果

傾斜方向性は-1.6°，-6.1°，-6.1°でありP+N-群，P+N+群で有意に麻痺側へ傾斜した．動揺性は同順に2.0，1.7，2.8であり差はなかった．PV-Sの傾斜方向性は1.5°，2.8°，2.5°であり差はなかった．動揺性は1.7，3.7，4.5でありP+N-群，P+N+群で有意に高値を示した（図3-2-23）．

本研究結果から，麻痺側開始の SPV では，P＋N－群，P＋N＋群におい
て大きく麻痺側へ傾き，動揺性は低値であった．一方，非麻痺側開始の
SPV では，比較的鉛直位に近いが，動揺性が高値であった．これは前述し
た姿勢の正中位矯正に対する抵抗や麻痺側への傾倒の無自覚を反映すると
考える（図3-2-24）．また，SPV-EO では Pusher 現象に USN を合併する
ことで麻痺側開始の動揺性が高値を示したことは，USN が無視空間の視覚
的な垂直定位に影響を与える可能性が示された．以上から Pusher 現象の
垂直認知は，測定の出発点や USN の有無により垂直認知の傾斜特性が異
なることが示唆された．さらに，先行研究と比較して，本研究ではP＋N－
群が 8 例，P＋N＋群が 11 例と，これまでの報告に比べて Pusher 現象例
の n 数が多いことも強調すべき点である．今後は，USN のみの例を追加
し，垂直認知の特性を明らかにすることで，臨床特性に応じた認知的側面
からのアプローチの立案が可能となるのではないかと考える．

文　献

1) Karnath HO, et al：The origin of contraversive pushing：evidence for a second graviceptive system in humans. *Neurology*　**55**：1298-1304, 2000
2) Pérennou DA, et al：Understanding the pusher Behavior of Some Stroke Patients With Spatial Deficits：A Pilot Study. *Arch Phys Med Rehabil*　**83**：570-575, 2002
3) Pérennou DA, et al：Lateropulsion, pushing and verticality perception in hemisphere stroke：a causal relationship? *Brain*　**131**：2401-2413, 2008
4) Lafosse C, et al：Postural abnormalities and contraversive pushing following right hemisphere brain damage. *Neuropsychol Rehabil*　**17**：374-396, 2007
5) Mansfield A, et al：Is perception of vertical impaired in individuals with chronic stroke with a history of 'pushing'? *Neurosci Lett*　**590**：172-177, 2015
6) Bergmann J, et al：The subjective Postural Vertical Determined in Patients with Pusher Behavior During Standing. *Top Stroke Rehabil*　**23**：184-190, 2016
7) Saj A, et al：The visual vertical in the pusher syndrome influence of hemispace and body position. *J Neurology*　**252**：885-891, 2005
8) Johannsen L, et al：Subjective Visual Vertical（SVV）determined in a representative sample of 15 patients with pusher syndrome. *J Neurol*　**253**：1367-1369, 2006
9) 西村由香，他：脳卒中患者の自覚的視性垂直位—Pushing 現象に着目した自覚的視性垂直位の特徴．理学療法学　**38**：516-523，2011
10) Honoré J, et al：The Pusher syndrome reverses the orienting bias caused by spatial

neglect. *Neuropsychologia* **47**：634-638, 2009

11）Baier B, et al：Pusher syndrome：its cortical correlate. *J. Neurol* **259**：277-283, 2012

12）Paci M, et al：The subjective visual vertical in patients with pusher behavior：A pilot study with a psychophysical approach. *Neurophychol Rehabil* **21**：539-551, 2011

13）Davies PM：Steps to Follow：A Guide to the Treatment of Adult Hemiplegia. Springer-Verlag, Tokyo, 1985

14）Pedersen PM, et al：Ipsilateral Pushing in Stroke：Incidence, Relation to Neuropsychological Symptoms, and Impact on Rehabilitation. The Copenhagen Stroke Study. *Arch Phys Med Rehabil* **77**：25-28, 1996

15）Barbieri G, et al：Ageing of the postural vertical. *Age* **32**：51-60, 2010

16）深田和浩，他：Pusher現象例はなぜ姿勢の矯正に対して抵抗するのか？―半側空間無視の有無と主観的身体垂直の出発点効果．第14回日本神経理学療法学術大会，2016

17）深田和浩，他：発症早期のPusher現象例における主観的身体垂直の出発点効果の分析―半側空間無視の有無による差異．第52回全国理学療法学術大会，2017

第IV章

半側空間無視の垂直性

半側空間無視の病態

　大脳の右半球損傷に伴い，病巣と反対側の左側において，空間内の対象，身体部位の認知・処理に変容が生じた病態として半側空間無視（USN：Unilateral Spatial Neglect），病態失認，半側身体失認などが起こる[1]．USNで特徴的なのは，脳血管障害後に視野障害がないにもかかわらず，半側空間を無視する病態である．USN の定義は，大脳半球病巣と対側の刺激に対して，発見して報告したり，反応したり，その方向を向いたりすることが障害される病態とされる[2]．頻度は左半球損傷による右 USN は 0～38％の報告[3]がみられ，これに対して右半球損傷の左 USN は，諸説あるが急性期で 70～80％程度，生活期で 40％前後に頻発すると報告されている．

　USN の患者は，大脳半球病巣と反対側の刺激に注意が向かないだけではなく，注意が向く刺激には敏感に反応し，注意をそらすことができない．すなわち，USN とは「病巣と同側空間に注意のベクトルが病的に偏って向いている」病態であり，注意が向く空間の刺激に対しても認知が正常に行われていない可能性がある（図 4-1-1）[4]．

　患者と初めて対面した時に，頭頸部を右回旋して体幹が右側へ偏倚している患者をよく経験する．患者に話かけても，返答はあるものの左側を向いたままである．そのほかにも，左上肢の使用頻度が少なく，左側に刺激を与えてもそれに応じることがないか，日常生活でも食事の際に，左側の食べ物に手をつけない，トイレでは左側のトイレットペーパーに気がつかないで探索する，車いすの左側のブレーキを操作し忘れる，左側の障害（物）にぶつかるなどがあげられる．このように，USN が残存すると日常生活活動（ADL：Activities of Daily Living）に多大なる影響を及ぼす．

　右半球損傷の脳血管障害患者に頻発し，ADL に大きな影響を及ぼすため，その治療に多くのセラピストが関わるが，とても難渋することが多い．その理由の一つに，病態の解釈について十分解明されていないことがあげられる．一般的には，USN は注意の障害であり，左右の方向性に関する障害とされる．病態の完全なる理論は構築されておらず，さまざまな仮説が

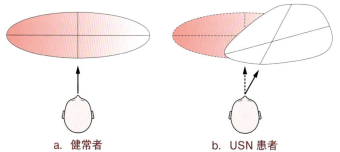

図 4-1-1　健常者と半側空間無視（USN）患者の注意が向く空間（文献4）より改変引用）
左右均等に広がる空間の左側を無視する（a）というより，注意の方向が右向きに偏り，そこで広がる空間もゆがんでいると思われる（b）

あげられており，空間性注意の神経ネットワーク説，方向性注意障害説，半球間抑制説が有力とされる（Colum を参照）．いずれも大脳損傷に伴う機能的なネットワークや，その機能局在の低下によって大脳活動のアンバランスから生じる空間への注意が変容することである．

　そこで，空間注意が障害されることを自分の身体にあてはめて考えてみたい．USN 患者は右側へ向いていることが多いが，果たして正常な垂直軸を自覚しているだろうか．図 4-1-1 のように注意の空間がゆがんでいるのであれば，患者が自覚している水平面上の正中軸もおのずと右側に偏っているものと想像できる一方で，多くは前額面での垂直性は反時計回り，つまり左側へ偏倚していると報告されており，USN 患者の垂直軸に関しては検討する余地がある．

半側空間無視の垂直性は右側へ偏倚しているか

　USN の治療アプローチの一つとして，体幹を左に回旋するアプローチが知られている．Karnath ら[8]は，頭部や視線ではなく体幹を左に回旋すると，USN の症状が改善することを報告した．この報告をもとに，立位で左

Colum

【空間注意の神経ネットワーク説[5]】

　反対側空間の知覚入力統合を行う頭頂葉後部，動機づけを行う帯状回，運動出力統合を行う前頭葉，これらの3領域の活動を促す網様体賦活系が全体で脳内ネットワークを構成する．このいずれか一つでも損傷すると空間性注意機能全体が障害される．

【方向性注意障害説[6]】

　神経ネットワークが左右半球で機能差があり，右半球では左右どちらの空間にも注意が向けられるが，左半球では右空間にしか注意が向けられないため，右半球が損傷されると残存した左半球が右空間しか注意を向けられず，半側空間無視は左で起こりやすくなる．

【半球間抑制説[7]】

　大脳は，脳梁を介して左右半球間の情報連絡を行い，相互に抑制しあっている．空間認知に関しては，右半球優位で統合処理するため，左半球の活動を抑制している．そのため，右半球損傷により左半球の活動が過活動となり，右側空間の処理が過剰に行われるようになる．

方の標的に触れる練習を実施した結果，USN 症状の改善率を高め，ADL も向上したとされている[9]．このように，USN 患者を左側に向けることで改善する報告があるが，もし USN 患者の正中軸は右側に偏倚しており，その環境を正中位だと自覚しているとすると，強引に左側へ偏倚させられたことになる．

　最初に Pérennou[10] は，USN と姿勢制御の間に強い関連性があることを指摘した．その報告の中で USN と，①重力に応じた身体図式（垂直軸を含む），②支持基底面に応じた身体の安定性，③脳血管障害患者の姿勢制御の特徴，④ADL における姿勢制御能力の低下との関連性について検討した．USN 患者は，①重力に応じた身体図式と姿勢の安定性の両方の問題によって，姿勢制御能力が劇的に低下している．体重負荷の非対称性や，多次元での姿勢の協調性に問題が生じ，このことから重力認知（体性感覚＞前庭感覚）と視覚情報によって，USN 症状による姿勢制御を基盤とした身体軸に変化が生じる[10]．このように USN 患者では，右空間に注意が偏倚

するだけではなく，ゆがめられた身体を正しいと感じているため姿勢制御にも問題が生じている可能性がある．そこで，USN によって垂直性に偏倚が生じているかを明確にするために，脳血管障害患者の垂直性と，右半球損傷でも USN の有無によって垂直性に差があるかどうかについて考えていきたい．

半側空間無視症状のない脳血管障害患者の報告

15 名の脳血管障害患者と 12 名の健常高齢者における主観的視覚垂直（SVV：Subjective Visual Vertical）と身体の長軸〔LBA：Longitudinal Body Axis；主観的身体垂直（SPV：Subjective Postural Vertical）と同義〕を比較した報告[11])で，健常高齢者は垂直が身体の時，SVV と LBA は正確に垂直軸の見積りができたが，脳血管障害患者は垂直に座っていても SVV が −4.4°±4.6°，LBA が −4.8°±5.3°と偏倚がみられた（図 4-1-2）．さらに，病巣と同側へ 30°傾斜させると，SVV は 1.5°±7.0°，LBA は 1.9°

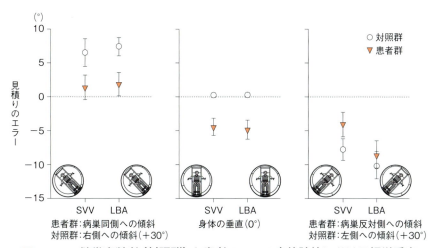

図 4-1-2　健常高齢者（対照群）と患者の 3 つの身体肢位における視覚垂直（SVV）と身体の長軸（LBA）の見積りのエラー（文献 11）より改変引用）

±7.0°と垂直軸の見積りが正中位に近づいており，これは同側への身体の傾斜がLBAの同側回旋を誘導しており，それに伴ってSVVも同側方向へ偏倚した．反対に，病巣の反対側へ30°傾斜させると，LBAは-9.2°±4.6°と過剰に垂直軸を見積もるのに対して，SVVは-4.1°±6.4°となり，身体垂直と変化がなかった．つまり，視覚的垂直性のSVVは傾斜によって変化がないのに対して，身体の垂直性は麻痺側へ傾斜させた時に，傾斜する方向へ傾く傾向がある．この報告から，側方傾斜による自己中心性のLBAと，他者中心性のSVVは，脳血管障害患者にとって異なるモジュールで処理されるために，その差が生じると考えられる．つまり，側性化した感覚情報の異なった経路が統合することで，LBAとSVVに差が生じるとされる．このようにUSNがない患者でも，SVVとLBAは健常高齢者と異なり，脳損傷によって体性感覚情報の統合に異常が生じていることも垂直性に影響を及ぼしている可能性があると考えられる．

　姿勢傾斜と垂直性に関する健常高齢者（対照群）と，片麻痺，単麻痺患者を比較した興味深い研究がBarraら[12]によって報告されている．健常高齢者と単麻痺患者のSVVは，ほぼ正確に垂直を捉えていたが，片麻痺患者は身体を垂直にした肢位で麻痺側へ4.7°±4.7傾斜しており，有意差がみられた（図4-1-3）．また，片麻痺患者は病巣と反対側に身体を傾斜した肢位でSVVには差はないが，病巣と同側方向に傾斜した肢位では他の肢位と有意差がみられた．SVVの調整の程度（病巣と同側に身体を傾斜させた後のSVV－身体を垂直にした時のSVV）は，麻痺側の感覚低下の程度に大きな関連性がある（$r = -0.55 ; p < 0.01$，図4-1-4）．これらの結果は，体性感覚情報がSVVの知覚を左右することを示しており，SVVを得るために麻痺側の感覚入力の重要性を指摘している．この研究における脳血管障害患者の脳画像を，SVVの偏りがある群とSVVの偏位がない群で重ね合わせて再構成した（図4-1-5）．病巣と反対側へのSVVの傾斜の偏倚と，病巣の大きさの間には明らかな関連性（$r = 0.54 ; p < 0.01$）があり，脳血管障害の病巣が大きいと，病巣と反対側へSVVが偏倚する．しかし，左側と右側を病巣とする脳血管障害患者を比較しても明らかな差はなかった．

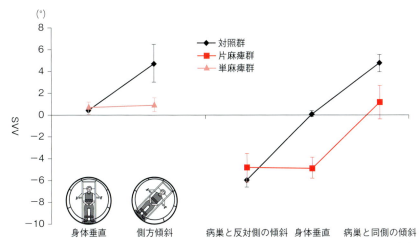

a. 正の値：側方傾斜の方向と一致した方向

b. 正の値：病巣側へ向かって目的とした方向と関連した回旋方向

図 4-1-3　各グループの異なる肢位間の視覚垂直の比較(文献 12)より改変引用)
対照群は左肩に向かって目的とした方向

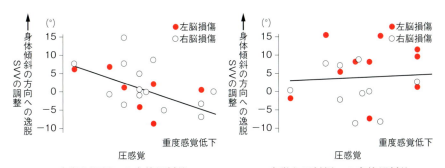

a. 病巣と同側への身体傾斜後　　b. 病巣と反対側への身体傾斜後

図 4-1-4　主観的視覚垂直（SVV）と圧感覚の低下との関連性について
(文献 12)より改変引用）

23名の脳血管障害患者における SVV の調整は正確性（側方傾斜の後に SVV の見積り−垂直姿勢での SVV の見積り）と圧感覚低下との関連性を示す．正の値は身体傾斜の方向と SVV の偏倚と一致する角度方向である

SVV に異常がある場合は，島皮質，頭頂-ローランド溝弁蓋，横側頭回と関連しており，特に SVV の知覚のカギとなる構造は島皮質にあると考え

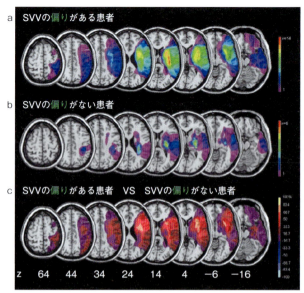

図 4-1-5 **主観的視覚垂直（SVV）の偏りの有無と脳血管障害患者の損傷部位の再構成**（文献 12) より引用）

られている．さらに，後外側視床の機能は前庭重力の装置[13]と，重力を体感する情報[14]の両方の機能を有する．Pérennouら[15]は 80 名の脳血管障害後の垂直性に関する脳機能イメージングの報告で，後側方の視床と島皮質の側壁で垂直性の内部モデルの領域が存在することを示唆した[15]．また，この部位は第 2 の重力認知システムといわれ，身体の方向性を制御することに貢献している[16]．この領域は USN の責任病巣（**図 4-1-6**）で，視床から頭頂部の広範囲に重複していると考えられる．

　SPV の報告では，USN の症状がなくても，脳血管障害後の患者の SPVの偏倚と病巣側と反対へ倒れる程度に強い相関を認める報告されている[14]．SPV は前庭系の情報よりも，身体感覚由来の情報で発達する[14,18]．SPV は視覚情報に影響されるのでなく，身体感覚の低下に起因しており，この点では類似しているが，SPV は身体感覚性がより強く影響していることが考えられる．LBA の報告でも脳血管障害患者の垂直軸は偏倚してお

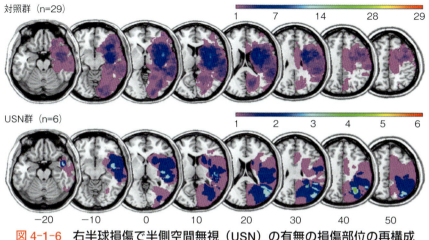

図 4-1-6 右半球損傷で半側空間無視（USN）の有無の損傷部位の再構成
（文献 17）より引用）

り，その傾向が強いことを示唆している．

　臨床的な見地から，USN の症状がなくても垂直性の認知の偏倚が高頻度で生じ，病巣側と反対の方向へ傾くことで，それが姿勢制御の障害に影響を及ぼしている．実際，適切な体性感覚刺激を利用して，脳血管障害後に生じ偏った垂直性の内部モデルを再調整することで，姿勢制御能力の改善に寄与する可能性を示唆している．

半側空間無視症状を呈する脳血管障害患者の報告

　USN は，下頭頂小葉と側頭-頭頂の連結，後頭頂間溝と中前頭回の領域，前頭葉から頭頂葉連絡路の障害で生じ，これは前庭情報と空間識のネットワークに重要な領域とされる[19〜21]．その領域の障害は，USN 以外に，右側頭-頭頂皮質や島皮質が垂直性に深く関与しており，垂直認知にも重要である．視空間の無視と姿勢障害には関連性があることは多く報告され[10,22]，SPV の偏りと姿勢の立ち直りの低下の間にも関連性がある[23]．
　Funk らは USN 患者の SVV と主観的触知覚と水平感覚について，他動

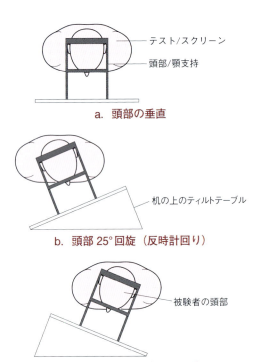

図 4-1-7　**主観的視覚垂直（SVV）の計測方法**
（文献 24）より改変引用）

的に頭部を側方へ向けた効果を調査した（図 4-1-7）[24]．USN 患者は他の群と比較して，どの課題でも偏倚が大きく，頭部を他動的に反時計回りに回旋すると，よりエラーが大きい（図 4-1-8）が，時計回りに回旋するとエラーが小さくなる．頭部の位置によるエラーの大きさに変化があったのは，USN 群と右半球損傷群であった．さらに Funk らは[25]，姿勢の違いで主観的触知覚の違いを患者間で比較したところ，USN 患者は前額面で反時計回り，矢状面で後方へ傾斜し，USN の程度が重いほど，特に左側への回転時に垂直性の認識が低下しており，傾斜角度が大きかったことを指摘している．つまり，垂直的な座位姿勢よりも背臥位で垂直軸は偏倚し，空間的な認識は肢位によって影響を受け，重力の入力の減少が影響してい

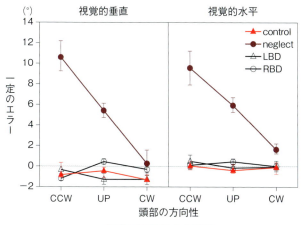

a. 視覚の垂直性と水平性

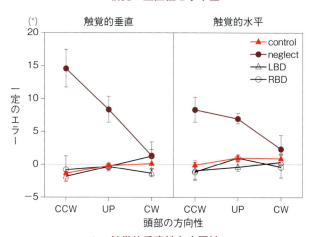

b. 触覚的垂直性と水平性

図 4-1-8 頭部の方向における視覚と触知覚の垂直性と水平性 (文献25)より改変引用)
CCW：反時計回り，UP：垂直，CW：時計回り，
LBD：左半球損傷，RBD：右半球損傷

とが考えられる．

Sajら[22]はUSN患者群と対照群で主観的な垂直性の違いについて，肢位の違いによる影響を報告した．座位姿勢では垂直性に影響する前庭系の影

響が強いため，座位姿勢だけではなく臥位姿勢を含めて，暗い場所で光る
ロッドを回転させて垂直にする課題で検討した．SVV は対照群の +0.01°
と比較して，USN 患者群では反時計回りに 4.5° 傾き，かつ臥位姿勢と比べ
て数種類の座位姿勢で明らかな違いがあった．対照群はどの姿勢でも変化
はないが，足底と下肢の感覚情報の入力が残存していても，USN 患者の
SVV の逸脱には体幹の重力の入力，または前庭感覚の入力の調整が影響し
ている（図 4-1-9）．これは，座位から背臥位における姿勢を通じて，USN
の徴候の調整と関連している[22]．USN 患者の垂直軸は反時計回りの偏倚を
示し，USN の症状が起こる局在の大きさと関連する[26,27]．姿勢によって支
持面から受ける重力の入力が減少すると，結果として USN 患者で視触覚
性の SPV が段階的に減少することが明らかになった．肢位の違いに一定の
見解がみられず，支持面からの情報の解釈によって SVV の判断は異なり，
今後さらなる検討が必要だと考えられる．

　右半球損傷患者で USN のある群と USN のない群，および健常高齢者群
の 3 群において，前額面上と矢状面上の SVV と主観的徒手的垂直（SHV：
Subjective Haptic Vertical：図 4-1-10）を比較した[28]．健常高齢者と USN
のない群で有意差はないが，USN がある群では，他の 2 群と比較してどの
課題でも垂直性が有意に偏倚し（図 4-1-11），他の報告と同様に，反時計
回りで後方への垂直性も偏倚を示した（図 4-1-12）．また，有意差はない
ものの，前額面での SVV と SHV の垂直性の偏倚よりも，矢状面上での偏
倚が大きい傾向であった．特に，SVV は計測平面上での偏倚の程度が大き
く，計測する面に対する影響が強いことが指摘された（図 4-1-13）．他の
2 群よりも SVV と SHV ともに垂直軸の偏倚が有意に大きいことから，右
半球損傷であったとしても，USN によって垂直軸が偏倚する傾向を指摘し
た．Clemens ら[29]は，健常者で SVV と SHV のメカニズムについて検討
し，現象からその原因を推定する逆確率（ベイズ推論的）モデル[30]を提案
している（図 4-1-14）．SVV は頭部を基盤とした重力の見積りから判断さ
れ，SHV は身体を基盤とした重力の見積りによる判断であるため，相互
的・間接的に影響を及ぼしている．そのことからも頭部と身体の感覚入力

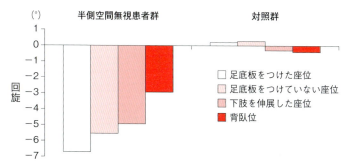

図 4-1-9　各群の視触覚性の主観的身体垂直（SPV）の姿勢の違いによる検討（文献 22)より改変引用）
＋：時計回り，－：反時計回り

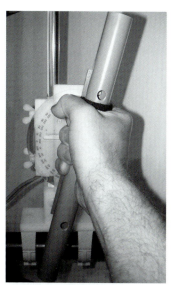

図 4-1-10　主観的徒手的垂直（SHV）（文献 28)より引用）
ロッドをつかみ，閉眼で垂直に合わせる

から，直接的・間接的に垂直を判断する局在へ情報が伝えられ，感覚情報を処理して出力する段階で垂直性が偏倚することが考えられる．

Jaegerら[31]は初発の右半球損傷患者46名に対して，自己中心性の半側空間無視（PN：Personal Neglect）と他者中心性の半側空間無視（EPN：

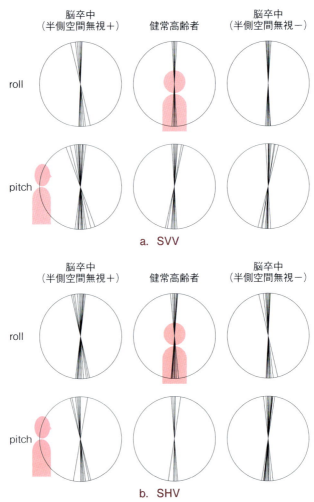

図 4-1-11 半側空間無視患者,半側空間無視のない右半球損傷患者,健常高齢者の主観的視覚垂直(SVV)と主観的徒手的垂直(SHV)の結果（文献 28）より改変引用）

各線は患者1人の定常誤差の平均を表している．半側空間無視患者は，SVV と SHV ともに反時計回りと後方に傾斜（観察者からみたロッド上端）しており，個人間の判断の変異は大きい

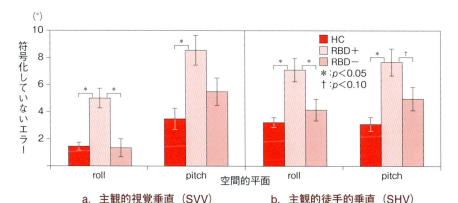

図4-1-12 3群における平均の符号化していないエラーの比較（文献28より改変引用）

HC：健常高齢者，RBD＋：右半球損傷患者で半側空間無視あり，RBD－：右半球損傷患者で半側空間無視なし．他のグループと比較してすべての課題で，右半球損傷で半側空間無視のある群はエラーが大きい

ExtraPersonal Neglect）の群に分けて，視覚性（SVV）と姿勢性（SPV）と無視症状の関連性を分析した[31]．SPV は PN でも EPN でも明らかな関連性を認めたが，SVV はどちらも関連性がみられなかった．PN と SPV には強い関連があり，自らの身体の半側を認識できないほど SPV が偏倚することを示唆している．自己の身体を無視する傾向の半側空間無視患者は，視覚的な判断で垂直性が崩れるのではなく，体性感覚の入力の非対称性が自己の身体認識の処理に異常が生じて，垂直性が正中から偏倚すると考えられる．

前額面における SVV の損傷側の反対側への傾斜は，右半球損傷による影響が大きい[22,27]ことも指摘されている．右半球特有の空間認識や全般性注意機能の機能局在が，ヒトの主観的な体軸に関与していることが知られ，USN は右半球損傷で生じるため，合併している可能性が高い．しかし，鶏と卵の論理かもしれないが，右半球損傷により左 USN となり，図4-1-1 のように空間がゆがむことによって体軸が偏倚するのか，反対に体性感覚入力などの体軸が偏倚するから空間がゆがんでいるのか．もしくは

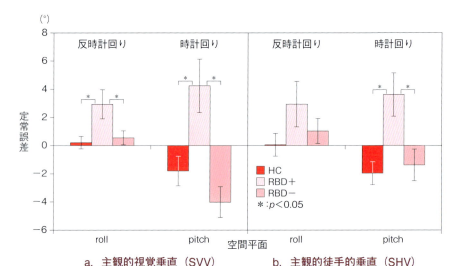

図 4-1-13　3群における平均の符号化していないエラーの比較（文献 28）より改変引用）

HC：健常高齢者，RBD＋：右半球損傷患者で半側空間無視あり，RBD－：右半球損傷患者で半側空間無視なし．正の値：反時計回りに傾斜，負の値：時計回りに傾斜．正の値：後方傾斜（観察者の方向へロッドの上端），負の値：前方傾斜（観察者から離れた方向へロッドの上端）．RBD＋は反時計回りに傾斜と後方傾斜が大きい．RBD－と健常高齢者はたいてい小さい．SHV は反時計回りにわずかに傾斜するが，前方へ傾斜する

　損傷部位から感覚情報の統合の不均衡が生じ，特に体性感覚情報のゆがみから生じることが考えられるため，感覚情報を的確に現在の身体図式へ置き換える，または過去の身体情報（脳卒中になる前の身体）と，現在の身体の感覚情報と照らし合わせることで，その差がエラーとして生じるため，その大きさを主観的な垂直軸のずれは表しているのかもしれない．

　多くの研究からいえるのは，USN では SVV も SPV も，反時計回りに偏倚していること，つまり左側へ寄って，後方へ偏倚している．そのため，USN 患者は，水平面での正中軸（二等分試験，体幹正中位検査，各種抹消課題）は右に偏倚し，単に右偏倚するだけでなく認知的勾配があり，すなわち右空間により強く注意が向けられているため，一番無視されやすい位

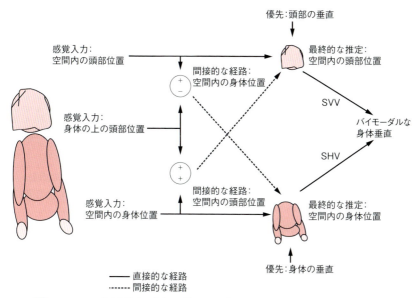

図 4-1-14　主観的な垂直の簡易モデル（文献 29, 30）より改変引用）
　重力の方向を決定するのに 2 つの部位でそれぞれ見積り，身体は頭部から情報を間接的に入力され，頭部の位置は身体基盤の感覚器から情報を間接的に入力し，頭を中心にする協調制御に頸部の固有受容感覚で調整される．主観的視覚垂直（SVV）は頭部を基盤とした重力の見積りを使用しており，主観的徒手的垂直（SHV）は身体を基盤とした重力の見積りである

置は左下空間である．大規模な研究はないが，USN 例あるいは片麻痺例では，矢状面上の垂直性（身体垂直）は後方に偏倚し，前額面における垂線の二等分で二等分点は下方を無視するため上方に偏倚する．したがって三次元で考えると，USN 患者を取り巻く空間（球体）は右上方へ回転することになる．すなわち，球体内の垂直軸は前額面上に投影すると相対的に反時計回りおよび後方に傾くと考えられる（**図 4-1-15**）．
　USN 患者では，SVV の左傾斜が顕著であるが，SPV でその左傾斜の程度は減少し，これは閉眼すると顔面右向きが減少するという臨床的事実と合致している．その他，SVV の実験手続きを考えると，①右傾斜出発で左へ回転する場合に注視しているのはロッドの上方点で，前額面上で勾配が

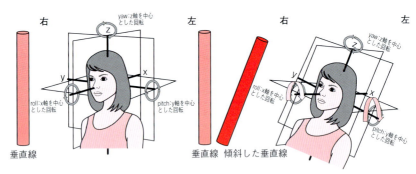

a. 通常のSVVの認識　　b. USN患者のSVVの認識

図 4-1-15　半側空間無視（USN）患者の主観的視覚垂直（SVV）の認識の違い

USNではSVVも主観的身体垂直（SPV）も，反時計回りに偏倚していること，つまり左側へ寄って，後方へ偏倚している．三次元で考えると，USN患者を取り巻く空間（球体）は右上方へ回転することになる．すなわち，球体内の垂直軸は相対的に反時計回りに傾くと考えられる

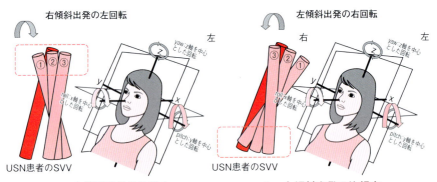

a. 右傾斜出発の注視点　　b. 左傾斜出発の注視点

図 4-1-16　出発点効果と半側空間無視（USN）患者の主観的視覚垂直（SVV）

①右傾斜出発で左へ回転する場合，注視しているのはロッドの上方点（点線）で，前額面上で勾配が傾斜しているため認知可能な左端までいく可能性があり，結果としてSVVは左傾斜となる

②左出発で右へ回転する場合，最初注視空間にあるのはロッドの下方点（点線）であるから傾斜勾配の右下方ラインを越えることができないため，結果としてSVVは左傾斜するか，あるいは上方点が認知の左傾斜ラインに現れた時を垂直と判断する

傾斜しているため認知可能な左端までいく可能性があり，結果としてSVV
は左傾斜となる．SVVを正中位にできる時もあり，出発点効果の影響に
よって平均値は0°近くなるが動揺性が大きい．②左出発で右へ回転する場
合，最初は注視空間にあるのはロッドの下方点であるから傾斜勾配の右下
方ラインを越えることができないため，結果としてSVVは左傾斜するか，
あるいは上方点が認知の左傾斜ラインに現れた時を垂直と判断する，ある
いは出発点効果によって左に傾斜するためSVVが左傾斜すると考えられ
る（図4-1-16）．以上のことから，認知的楕円空間（cognitive ellipsoid
space）の軸の相対的な左傾斜と実験手続きでの影響を受けて「反時計回
り」垂直性が生起すると思われる．

文　献

1) 石合純夫：高次脳機能障害学第2版．医歯薬出版，2012，pp151-181
2) Heilman KM, et al：Neglect and related disorders. Heilman KM, et al leds Clinical Neuro-psychology 3rd ed. Oxford University Press, New York, 1993, pp279-336
3) 杉原勝宜，他：特集 半側空間無視 リハビリテーション．総合リハ　**29**：23-28，2001
4) 渡辺　学：半側空間無視．網本　和（編）：高次脳機能障害ABC．文光堂，2015，pp104-131
5) Mesulam MM：Spatial attention and neglect：parietal, frontal and cingulated contribu-tions to the mental representation and attentional targeting of salient extrapersonal events. *Philos Trans R Soc Lond B Biol Sci.* **354**：1325-1346, 1999
6) Weintraub S, et al：Right cerebral dominance in spatial attention. Further evidence based on ipsilateral neglect. *Arch Neurol* **44**：621-625, 1987
7) Kinsbourne M：A model for the mechanism of unilateral neglect of space. *Trans Am Neurol Assoc* **95**：143-146, 1970
8) Karnath HO, et al：Trunk orientation as the determining factor of the 'contrala-teral' deficit in the neglect syndrome and as the physical anchor of the internal repre-sentation of body orientation in space. *Brain* **114**：1997-2014, 1991
9) Wiart L, et al：Unilateral neglect syndrome rehabilitation by trunk rotation and scanning training. *Arch Phys Med Rehabil* **78**：424-429, 1997
10) Pérennou D：Postural disorders and spatial neglect in stroke patients：a strong associa-tion. *Restor Neurol Neurosci* **24**：319-334, 2006
11) Barra J, et al：Are rotations in perceived visual vertical and body axis after stroke caused by the same mechanism? *Stroke* **39**：3099-3101, 2008
12) Barra J, et al：Humans use internal models to construct and update a sense of verticality.

Brain **133**：3552-3563, 2010

13) Dieterich M, et al：Thalamic infarctions cause side-specific suppression of vestibular cortex activations. *Brain* **128**：2052-2067, 2005

14) Pérennou DA, et al：Lateropulsion, pushing and verticality perception in hemisphere stroke：a causal relationship? *Brain* **131**：2401-2413, 2008

15) Pérennou D, et al：Marquer A, Barra J. Measuring verticality perception after stroke：why and how? *Neurophysiol Clin* **44**：25-32, 2014

16) Karnath HO, et al：The origin of contraversive pushing：evidence for a second graviceptive system in humans. *Neurology* **55**：1298-1304, 2000

17) Mihulowicz U, et al：Spatial displacement of numbers on a vertical number line in spatial neglect. *Front Hum Neurosci* **9**：240, 2015

18) Bisdorff AR, et al：The perception of body verticality（subjective postural vertical）in peripheral and central vestibular disorders. *Brain* **119**：1523-1534, 1996

19) Karnath HO, et al：Spatial neglect-a vestibular disorder? *Brain* **129**：293-305, 2006

20) Brandt T, et al：Vestibular cortex lesions affect the perception of verticality. *Ann Neurol* **35**：403-412, 1994

21) Lopez C, et al：The vestibular cortex in the human brain revealed by coordinate-based activation likelihood estimation meta-analysis. *Neuroscience* **212**：159-179, 2012

22) Saj A, et al：Effect of posture on the perception of verticality in neglect patients. *Stroke* **36**：2203-2205, 2005

23) Bonan IV, et al：Influence of subjective visual vertical misperception on balance recovery after stroke. *J Neurol Neurosurg Psychiatry* **78**：49-55, 2007

24) Funk J, et al：Effects of lateral head inclination on multimodal spatial orientation judgments in neglect：evidence for impaired spatial orientation constancy. *Neuropsychologia* **48**：1616-1627, 2010

25) Funk J, et al：Systematic biases in the tactile perception of the subjective vertical in patients with unilateral neglect and the influence of upright vs. supine posture. *Neuropsychologia* **48**：298-308, 2010

26) Saj A, et al：Subjective visual vertical in pitch and roll after right hemisphere stroke. *Stroke* **36**：588-591, 2005

27) Kerkhoff G：Multimodal spatial orientation deficits in left-sided visual neglect. *Neuropsychologia* **37**：1387-1405, 1999

28) Utz KS, et al：Multimodal and multispatial deficits of verticality perception in hemispatial neglect. *Neuroscience* **188**：68-79, 2011

29) Clemens IA, et al：Multisensory processing in spatial orientation：an inverse probabilistic approach. *J Neurosci* **31**：5365-5377, 2011

30) Fraser LE, et al：The Subjective Visual Vertical and the Subjective Haptic Vertical Access Different Gravity Estimates. *PLoS One* **10**：e0145528, 2015

31) Jaeger M, et al：What is the relation between unilateral spatial neglect and verticality perception biases after stroke? *Ann Phys Rehabil Med* **59s**：e70, 2016

第 V 章
パーキンソン病の垂直性

パーキンソン病の病態と神経メカニズム

　パーキンソン病（PD：Parkinson's Disease）は，50〜70代に好発し，中脳黒質におけるメラニン含有神経細胞の変性・脱落を病変とする慢性進行性の中枢神経変性疾患で，神経難病の一つである．黒質線条体のドーパミン代謝が低下した結果，大脳基底核からの抑制出力の増加と大脳皮質の興奮性入力の低下が生じ，神経機構の興奮性と抑制性のバランスが崩れることで，さまざまな運動障害が生じる．大脳基底核内の連結は，線状体を入力部，淡蒼球内節・黒質網様体部を出力部と考える「入力」「出力」「内在性回路」の3つに分けられる（図 5-1-1）[1]．この経路で，黒質緻密部が変性し，ドーパミンが働かなくなることで，ブレーキが過剰に働いた状態となり，大脳皮質の活動が抑制されている（図 5-1-2）[1]．

　臨床的にPDの四大徴候（固縮，無動，安静時振戦，姿勢反射障害）がよく観察され，その特徴の一つで姿勢制御能力が低下する．PD患者にとって姿勢制御の不安定性は，最も大きな運動性障害の一つであり，平衡反応，立ち直り反応が障害され，病期の進行とともに顕著となる．また，歩行時にはすくみ足（freezing gait）や，加速歩行などの特徴的な歩容を

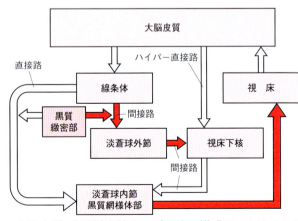

図 5-1-1　大脳皮質-大脳基底核ループ回路の模式図（文献1）より改変引用）
白矢印は興奮系，色矢印は制御系を示す

示し，姿勢反射障害も重複しているため転倒の大きな要因となる．転倒の50％が歩行時であり，歩き始め，方向転換時，目標物への接近時，狭い空間の通過時などで生じやすい．PD患者の年間転倒率が約80％と高率なことから，歩行による転倒は日常生活動作（ADL：Activities of Daily Living）の遂行を困難にする以外に，骨折などの二次障害を引き起こす原因となりうる．姿勢の不安定性による転倒は，病期の進行の最終段階で生じ，L-dopaの効果も弱くなり，ADLの多く動作と自動性が障害される．

PD患者は姿勢の不安定性以外に，1817年のJames Parkinsonによって最初に記載された特有の頸部伸展・体幹屈曲・円背した前屈姿勢を呈し，その他の異常姿勢として股関節・膝関節の屈曲，足関節底屈などの典型的な姿勢となる．Nievesら[2]は，この姿勢とレンズ核に関連性を発見し，大脳基底核が矢状面での姿勢保持に重要な役割をもち，そのためPD患者は特に矢状面上の姿勢や動作障害が生じる[3]．

PDに対する主な治療法は，薬物療法と運動療法を基本として考えられ，その他，深部脳刺激療法[4]を併用する場合もある．薬物療法はL-dopaを1

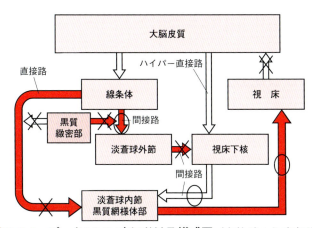

図5-1-2　パーキンソン病における模式図（文献1）より改変引用）
　黒質緻密部が変性しドーパミンが働かなくなることで，淡蒼球内節，黒質網様体部が促通される．その結果，視床が強く抑制され，大脳皮質の活動が低下する（○は強く働く経路，×は働かなくなる経路）．白矢印は興奮系．色矢印は制御系を示す

Colum

パーキンソン病の代表的な評価スケール

①UPDRS（Unified Parkinson's Disease Rating Scale）：4つのパートで，42項目から構成されており，精神機能，行動および気分に関するパートⅠ（4項目），日常生活動作に関するパートⅡ（13項目），運動機能に関するパートⅢ（14項目），治療の合併症に関するパートⅣ（11項目）の各項目に対して，0〜4点（症状がない〜症状が最重度）までの5段階にて評価する指標である．総合的なパーキンソン病患者の評価尺度であり，値が大きいほど障害が重度である．

②Hoehn-Yahr（HY）stageの重症度分類：一般的に用いられるパーキンソン病患者の評価尺度であり，stageⅠ（一側性障害）〜stageⅤ（起立不能，ベッド上または車いす上の生活）と段階的に重症度を分類している．

日3〜4回投与することで，運動障害の低下を抑制する．しかし，wearing-off現象（薬物の持続時間の低下），on-off現象（服薬のタイミングに関係なく，症状の日内変動）などの現象もみられ，薬物療法の効果や状況を確認する必要がある．運動療法は関節可動域運動，ストレッチ，姿勢バランス練習，歩行練習，基本動作練習，ADL練習など多岐にわたり，転倒やADL障害が顕著になる時期から開始されることが多い．

パーキンソン病の姿勢障害

姿勢調節には，予測的姿勢制御（APAs：Anticipatory Postural Adjustments）の関与が大きく，これは予測される動作や外乱を予想して，対抗するモーメントなどの力を生成する姿勢制御機構である．その中でpreparatory APSs（pAPAs）は，運動の50〜300 ms前に起こるフィードフォワードの神経伝達で，これは運動側に対する支持側の先行活動と，上位運動神経系からの同側性の下行性制御（前庭脊髄路系，橋網様体脊髄路系）が関与する．つまり，意図する動作の前に姿勢を調節することで，postural setとも呼ばれる．例えば11名のPD患者における姿勢制御のシナジー（synergy）に関する研究報告[5]で，臨床上，不安定性がみられないPD患

者でもシナジーの変化が生じており，筋活動の協調的な活動が低下しているため予測的な姿勢反応に関しても同年代と比較して低下する．このように，PD 患者特有な姿勢制御やすくみ足には APAs が関連[6]しており，病期が進行した Hoehn-Yahr（HY）stage Ⅲ の患者の APAs の遅延や低下が生じる[7~9]．特に姿勢保持の安定性の低下は，矢状面と前額面の両方ともに観察され，予測的な姿勢調節の障害によって増大する[10,11]．姿勢障害が顕著になる時期と姿勢保持の不安定さが目立つ時期は一致しており，HY stage Ⅲ の時期から顕著になるとされる．

それ以外にも，予測的シナジー制御（ASAs：Anticipatory Synergy Adjustments）が注目されている．これはフィードフォワード制御の側面があり，変数の速い変化の前にパフォーマンスの変数を調節して姿勢を安定させる機構で動作の 250~350 ms 以前に生じる．Falaki ら[12]は，PD 患者に関連した APAs の障害よりも ASAs の低下が，PD 患者の姿勢不安定性の原因であると報告している．安定した姿勢での動作は，ASAs なしには不可能であり，姿勢制御において ASAs の関与は大きい．PD 患者は APAs だけではなく，ASAs の低下や遅延によって，姿勢反応が低下していることが考えられている．さらに，垂直性に関する多くの報告があり，加えて姿勢制御について考えていきたい．

パーキンソン病の垂直性障害

PD は神経変性疾患であり，長期間をかけて症状が進行していく過程で前屈姿勢が顕著となり，その時期と連携するように姿勢反射障害も顕在化する．その過程で正確に垂直性を認知できないため，矢状面の姿勢の変化や姿勢調節の低下を増長させることが推察される．

大脳基底核の機能が低下している PD 患者に対する主観的視覚垂直（SVV：Subjective Visual Vertical）の報告から，視覚的な依存度を高めて姿勢制御をしていることが考えられる．この姿勢制御方略を決定づける視覚・前庭感覚の影響を明らかにするため，Barnett-Cowan ら[13]は SVV と

身体の直立性（PU：Postural Upright）のテストを直立位と右側臥位で，かつ視覚条件（背面の画像を変化）を操作して，12名のPD患者群と対照群で比較した（図5-1-3）．その結果，PDによるSVVの偏倚の増大は，身体感覚と重力の影響に関連している．PU偏倚の増大に対する重力の依存性は，身体感覚の寄与の低下と関連している．これらの両方の効果は，患者が服薬している時のみに生じる．SVVの偏倚が増大する視覚的要因と

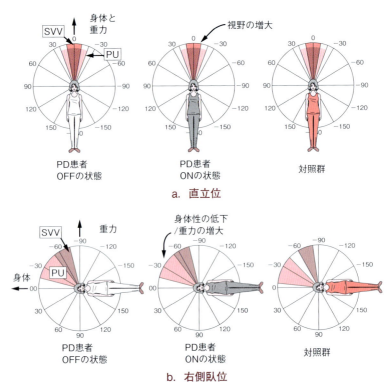

図 5-1-3　**主観的視覚垂直（SVV）と身体の直立性（PU）の結果**
（文献13)より改変引用）
　直立位と右側臥位におけるパーキンソン病（PD）群（on状態：白い身体図），PD（off状態：灰色の身体図），対照群（色付の身体図）のSVV（濃い色付のエリア），PU（薄い色付のエリア）のSVVとPUを表す．視覚的背景の条件を変化させて繰り返し測定することで，その効果のすべての範囲をエリアで表現した

して，左側から症状が進行したPD患者に高い（図5-1-4）ことが示された．対照群よりも垂直を判断する時にon/off現象のあるPD患者は，より変動（垂直の認識を混乱）する．これらの結果より，①PD患者は通常，視覚的依存度が高くなく，むしろ姿勢の違いなどの課題特異性と初発する左右の側性によって視覚依存度は増大する，②身体の内部表象の低下は，いくつかの知覚課題の結果から前庭感覚情報に依存している影響が考えられる，③これらの効果はドーパミンを服用しているPD患者のみに生じる，ことが示唆された．この研究の興味深い点は，姿勢を直立位と右側臥位とし，重力のベクトルを知覚する方向性を変化させて調査しているところである．さらに，投薬によって生じるon状態で，SVVとPUの偏倚が他の条件よりも生じやすく，単純にPDの病態だけではなく，投薬状況によっても変化することが明らかとなった．また，左側を初発とするPD患者ということは，空間を認識する右側大脳半球との関連性があるのではないかと考えられる．

Mathevonら[14]の報告で，姿勢の矢状面の対照群の主観的身体垂直（SPV：Subjective Postural Vertical）は$-1.2±1.4°$であるが，PD患者群は9°後方へ傾いている．この結果より，垂直性の内部モデルが後方傾斜し

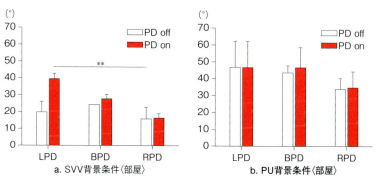

図5-1-4 **主観的視覚垂直（SVV）と身体の直立性（PU）の初発部位の比較**（文献13）より改変引用）
LPD：左側の初発症状，BPD：両側の初発症状，RPD：右側の初発症状，PD on：on状態，PD off：off状態

ているため，後方突進の要因となり，転倒につながると考えられる．そこで Mathevon らは，その補償的な手段として PD 特有の前屈症状が出現すると考え，その PD 患者に 30°前方へ傾斜させたティルトテーブル上で姿勢を保持，歩行時の体重支持，前脛骨筋への振動刺激などの垂直の姿勢知覚を促す練習を実施した．垂直性知覚を修正するリハビリテーションは，垂直の姿勢知覚，体幹，バランス能力を改善し，転倒の頻度と同様に後方突進を減少させた[14]．このように垂直性の変化に対して，その改善を目的とした末梢から体性感覚を意識した運動療法に効果があったことから，PD 患者に少なからず垂直性の偏倚が生じており，その原因の一つに体性感覚情報の処理の異常が考えられる．その影響によって，PD 患者の姿勢が前屈する一要因になっているのではないだろうか．

　Pereira ら[15]は 45 名の PD 患者群と対照群にパーキンソン病統一スケール（UPDRS：Unified Parkinson Disease Rating Scale），HY stage と SVV の検査を実施した（図 5-1-5）．その結果，SVV と姿勢の不安定性は強い相関を示し，PD 患者群の中で姿勢不安定な患者の SVV が大きく逸脱していた．また，UPDRS と HY stage は SVV と正の相関を示していた．このように，垂直性の知覚は PD によって影響を受け，重力を処理する過程の異常な垂直性知覚とその乱れによって，姿勢の不安定性や症状の重症度に関連していた（図 5-1-6）[15]．これは PD 患者の特有の姿勢制御が身体図式に関連する報告[16,17]とも一致し，PD 患者の姿勢の不安定性は固有受容感覚[18,19]と前庭感覚[20,21]の情報の処理過程の欠落によって生じるものと考えられる．HY stage とバランスの関連性と SVV に関しては，Rossi らも同様の報告をしている[21]．PD 患者は視覚と前庭感覚の情報を処理する中枢機能の障害[21,22]であり，大脳基底核の機能低下による知覚障害[23]によって生じる．

　PD 患者に対して前庭感覚の影響について検討したいくつかの研究[24,25]がみられる．前庭系に影響を与える研究で，近年多く用いられる方法に直流前庭電気刺激（GVS：Galvanic Vestibular Stimulation）があり，乳様突起に陽極と陰極の電極を貼付し，微弱な直流電流を流す．その結果，前庭

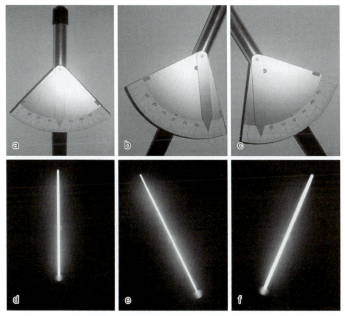

図 5-1-5　主観的視覚垂直（SVV）のテスト（文献 15)より引用)
検査者からみた SVV の角度（a, b, c）と被験者からみた SVV（d, e, f）．垂直から左方向（反時計回り）の SVV の偏倚は負の値（b, e），右方向（時計回り）の SVV の偏倚は正の値（c, f）

系に刺激が入力され，陽極側へ身体が傾斜する．そこで身体の不安定性があり，矢状面での異常な姿勢または異常な姿勢でない PD 患者 5 名に，0.7 mA で 20 分間刺激を実施した．GVS 後に姿勢の不安定性が低下し，UPDRS part 3 のスコアも減少した[24]．同様に PD 患者に GVS を実施し，前屈姿勢を評価した結果，開眼条件・閉眼条件ともに GVS 後で，前屈角度が減少し，特に閉眼における GVS の条件は，sham（偽）刺激よりも有意に角度変化が大きかった[25]．垂直性に関する研究ではないが，このように前庭系に即時的な効果を及ぼす GVS を利用することで，前屈姿勢や姿勢制御に影響を及ぼす．いいかえれば，PD の垂直性に前庭感覚が大きな影響を与える可能性があり，姿勢の変容とともに身体図式の書き換えが起こる可能

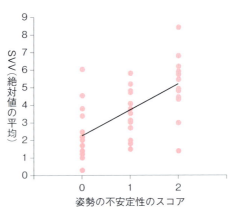

図 5-1-6　姿勢の不安定性のスコアと主観的視覚垂直（SVV）の絶対値の平均との間の相関関係（文献 15）より改変引用）
　姿勢の不安定性が大きい患者は，SVV の絶対値の平均が高い（Spearman r＝0.62, $p<0.001$）．0：正常，姿勢の回復に 2 ステップ程度，1：後方突進するが，助けがなくても姿勢が戻る，2：後方突進，もし助けがなければ転倒する

性があることから前庭感覚は，PD 患者の姿勢制御にとって重要であることが考えられる．以前の報告も前庭感覚の関与を支持しており，PD 患者は両側で前庭のカロリック反応が欠損または低下し，姿勢の不安定性と疾患の重症度の間に正の相関がみられる[20]．このことからも，前庭感覚からの処理の乱れから生じる垂直性の偏倚と姿勢の変化とが関連すると考えられる．
　PD 患者は矢状面の姿勢変化だけではなく，前額面でも特異的な変化が生じることがある．立位姿勢で体幹の側屈が 10°より大きい場合に，ピサ症候群（Pisa syndrome）と定義され，抗精神病薬によって引き起こされる錐体外路系副作用の一つである．その病態生理として，前庭機能のバランス異常とも考えられているが，十分な検討はされていない．体幹の側屈群と体幹の側屈していない群の 30 名の PD 患者で簡易的な SVV の検査を行い，体幹の側屈に前庭系の機能障害が及ぼす影響を調べた研究では[26]，体幹の側屈がない群（平均 0.8°）は体幹の側屈がある群（平均 4.3°）と比較して，明らかに SVV が大きくなった（図 5-1-7a）．他動的に修正困難な固定された体幹側屈の群と比較して，背臥位で体幹側屈を他動的に修正

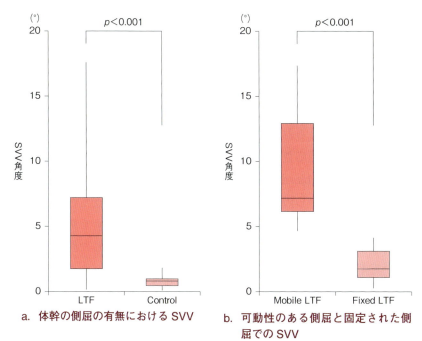

a. 体幹の側屈の有無における SVV
b. 可動性のある側屈と固定された側屈での SVV

図 5-1-7　体幹側屈群とコントロール群での主観的視覚垂直（SVV）の比較（文献 26)より改変引用）

LTF：体幹側屈群，control：コントロール群，Mobile LTF：可逆的な体幹側屈，Fixed LTF：固定された体幹側屈

可能な群で，異常な SVV はより頻回に生じる（図 5-1-7b）．異常な SVV は，前庭系のバランス変異の結果を示唆し，体幹の側屈の病態生理に含まれるかもしれない．

しかし，Bronstein[27]は PD 患者の静的な SVV は立位姿勢で正常な程度であるとしており，垂直性に関して見解は一致していない．垂直性の単一の内部表象の欠損と，異なる垂直性認知の局面の間に分離がみられる．多重な入力は，SVV と SPV 両方のアクセスを必要とする．耳石は SVV の主なセンサーとして，SPV は固有受容感覚と身体の重力感知を主なセンサーとしている[27]．Rossi ら[21]と Colnat-Coulbois ら[22]は，PD 患者に対する感覚テストを行い，前庭と視覚の入力が弱まっており，そのため中枢の情報

処理の過程で機能低下を起こしていると示唆している．さらに，PD患者は固有受容感覚の低下に関連して，患者の姿勢制御における欠落に関連する重要な要因だと指摘している．つまり，PD患者の垂直性や姿勢の安定化機構が，低下した固有受容感覚の統合の結果により影響を受けている．低下した固有受容感覚を補完するための戦略として，視覚依存を高め，再定義することが考えられる[19]．姿勢制御機構は，重力の方向性を基軸にして身体の垂直性が適応され，外乱や重心が変化しても姿勢を保持することが可能である．Amblardら[28]は，ヒトは2つの姿勢制御機構を利用しており，重力やその他からの身体の垂直性への対処と身体の安定性への対処する機構をもつ．これらの機構は独立していないが，お互いを調整して安定した動作を可能にしている．前庭系だけではなく，低下した固有受容感覚もPD患者の垂直性や姿勢制御に大きな影響を及ぼしていることが示唆されている．

パーキンソン病の脳神経機構と垂直性

　多くの研究者によって姿勢の不安定性は研究され，すなわち大脳基底核の機能低下による運動姿勢反応の障害とされる．脚橋被蓋核または視床下部を深部脳刺激法で刺激すると，PD患者特有の症状のすくみ足や転倒の原因となる運動症状が改善する[29,30]．PD患者が姿勢制御のために知覚を統合する時に，脚橋被蓋核と視床核によって調整している．脚橋被蓋核と視床全体の機能低下は，PD患者の姿勢制御に重要な役割を示す[31]．さらに，求心性の障害が姿勢不安定性に関与する．垂直性の知覚を結論づけた研究で，重力を認知する経路が混乱した過程を明らかにした．視覚性の垂直調整の障害と姿勢の不安定性の相関は，重力経路が姿勢制御に重要であること示唆している[15]．移動や姿勢制御には大脳基底核，小脳，脳幹が情報処理を行い，筋緊張やリズミカルに四肢を動かすことで，無意識的に自動的調節する機能をもっている．大脳基底核は，長軸の緊張の制御や姿勢反応の振幅，体性感覚の情報の解釈に重要な役割を示す[32]．このように感

覚情報と入力低下だけではなく，大脳基底核の姿勢制御の機能低下が身体
垂直性の認識を低下させていることが考えられる．

　PD 患者に対する姿勢制御の視覚性のバイオフィードバックは，垂直性
の方向性を改善し，バランス制御の欠陥と補足的な感覚刺激の貢献をつな
げる[33]．これは，逆説的動作など PD 患者特有の視覚誘導の効果と類似し
ている．視覚は，感覚入力の中で大脳に直接的に入力されるため，末梢か
らの感覚入力との誤差を修正することで，身体の垂直性も変容していくも
のと推察されている．

文　献

1) 高倉保幸：線状体の障害と理学療法．PT ジャーナル　**47**：27-31，2013

2) Nieves AV, et al：Acute onset dystonic camptocormia caused by lenticular lesions. *Mov Disord*　**16**：177-180, 2001

3) Steiger MJ, et al：Disordered axial movement in Parkinson's disease. *J Neurol Neurosurg Psychiatry*　**61**：645-648, 1996

4) 深谷　親，他：脳深部刺激療法によるパーキンソン病の治療．医科器械学　**73**：347-352，2003

5) Falaki A, et al：Impaired synergic control of posture in Parkinson's patients without postural instability. *Gait Posture*　**44**：209-215, 2016

6) Lin CC, et al：Variability of Anticipatory Postural Adjustments During Gait Initiation in Individuals With Parkinson Disease. *J Neurol Phys Ther*　**40**：40-46, 2016

7) Bazalgette D, et al：Postural adjustments associated with rapid voluntary arm movements in patients with Parkinson's disease. *Adv Neurol*　**45**：1-4, 1986

8) Dick JPR, et al：Associated postural adjustments in Parkinson's disease. *J Neurol Neurosurg Psychiatry*　**49**：1378-1385, 1986

9) Diener HC, et al：Disturbances of motor preparation in basal ganglia and cerebellar disorders. *Prog Brain Res*　**80**：481-488, 1989

10) Lee RG, et al：Preparatory postural adjustments in parkinsonian patients with postural instability. *Can J Neurol Sci*　**22**：126-135, 1995

11) Rogers MW, et al：Postural preparation prior to stepping in patients with Parkinson's disease. *J Neurophysiol*　**106**：915-924, 2011

12) Falaki A, et al：Impaired synergic control of posture in Parkinson's patients without postural instability. *Gait Posture*　**44**：209-215, 2016

13) Barnett-Cowan M, et al：Multisensory determinants of orientation perception in Parkinson's disease. *Neuroscience*　**167**：1138-1150, 2010

14) Mathevon L, et al：Sustainable reduction in the occurrence of falls in a Parkinson's patient

who followed an intensive and specific rehabilitation program to recalibrate verticality perception. *Ann Phys Rehabil Med* **59s**：e65，2016

15) Pereira CB, et al：Correlation of impaired subjective visual vertical and postural instability in Parkinson's disease. *J Neurol Sci* **346**：60-65, 2014

16) Benatrua I, et al：Postural disorders in Parkinson's disease. *Clin Neurophysiol* **38**：459-465, 2008

17) Bloem BR, et al：Gait and balance in basal ganglia disorders. In：Brosntein AM, et al eds, Clinical disorders of balance, posture and gait. London, Arnold, 2004, pp173-203

18) Keijsers NLW, et al：Differential progression of proprioceptive and visual information processing deficits in Parkinson's disease. *Eur J Neurosci* **21**：239-248, 2005

19) Vaugoyeau M, et al：Impaired vertical postural control and proprioceptive integration deficits in Parkinson's disease. *Neuroscience* **146**：852-863, 2007

20) Reichert WH, et al：Vestibular dysfunction in Parkinson disease. *Neurology* **32**：1133-1138, 1982

21) Rossi M, et al：A prospective study of alterations in balance among patients with Parkinson's disease. *Eur Neurol* **61**：171-176, 2009

22) Colnat-Coulbois S, et al：Management of postural sensory conflict and dynamic balance control in late-stage Parkinson's disease. *Neuroscience* **193**：363-369, 2011

23) Danta G, et al：Judgment of the visual vertical and horizontal in patients with parkinsonism. *Neurology* **25**：43-47, 1975

24) Kataoka H, et al：Can Postural Instability Respond to Galvanic Vestibular Stimulation in Patients with Parkinson's Disease? *J Mov Disord* **9**：40-43, 2016

25) Okada Y, et al：Galvanic vestibular stimulation may improve anterior bending posture in Parkinson's disease. *Neuroreport* **26**：405-410, 2015

26) Gandor F, et al：Subjective Visual Vertical in PD Patients with Lateral Trunk Flexion. *Parkinsons Dis* **2016**：7489105, 2016

27) Bronstein AM：Interaction of otolith and proprioceptive information in the perception of verticality. *Ann N Y Acad Sci* **871**：324-333, 1999

28) Amblard B, et al：Lateral orientation and stabilization of human stance：static versus dynamic visual cues. *Exp Brain Res* **61**：21-37, 1985

29) Jahn K, et al：Recent advances in the diagnosis and treatment of balance disorders. *J Neurol* **258**：2305-2308, 2011

30) Khan S, et al：Combined pedunculopontine-subthalamic stimulation in Parkinson disease. *Neurology* **78**：1090-1095, 2012

31) Martijn LT, et al：Thalamic cholinergic innervation and postural sensory integration function in Parkinson's disease. *Brain* **136**：3282-3289, 2013

32) Takakusaki K：Neurophysiology of gait：from the spinal cord to the frontal lobe. *Mov Disorders* **28**：1483-1491, 2013

33) Caudron S, et al：Evaluation of a visual biofeedback on the postural control in Parkinson's disease. *Neurophysiol Clin* **44**：77-86, 2016

第VI章

Pusher現象の
治療アプローチ

第1節

姿勢・基本動作障害に対する治療アプローチ

基本的方針

　Pusher 現象への治療アプローチを実施していくうえで，この現象の機序を考慮しなければならない．Pusher 現象が生じる機序としては，①垂直認知，なかでも特に主観的身体垂直（SPV：Subjective Postural Vertical）の障害と，これに起因する②誤った姿勢の修正（押し返す行動）の学習[1]があげられる．これらの治療を構築していくうえで，まず SPV を構成する平衡感覚・体性感覚・内臓感覚の機能異常やその統合の障害に対し，各感覚（頭部・体幹の傾斜感覚，座面・支持面などへの圧，体幹部などへの体性感覚など）の入力やこれらの統合や姿勢調整の再学習を図っていく必要がある．まずは，患者に直立姿勢における知覚の異常について認識させ（姿勢保持の困難さについての言語的共有，鏡やビデオフィードバックによる客観的事実の提示），次に周囲の垂直指標の探索や提示を行い，自己の姿勢の状態との対比によって，自己の状態の認識を促す．ヒトにおける垂直判断としては，主観的視覚垂直（SVV：Subjective Visual Vertical）[2]や主観的徒手的垂直（SHV：Subjective Haptic Vertical）[3]などが報告されており，これらのモダリティーを活用して，再学習を行ううえでの外的指標として用いる（鏡や垂直指標，壁や縦手すりなど垂直構造物を使用した視覚性フィードバックや体性感覚フィードバック）．認識が可能となったところで姿勢を垂直位に修正するために必要な運動の学習（反復や強化）を促す．また，これらの練習を行う時は押し返す行動が誤った姿勢認知に対する反応の学習結果であるという考えに基づき，動作や治療場面では極力押し返す行動を起こさないようにする工夫（頭部・体幹部の安定化，非麻痺側上

下肢の非接地，非麻痺側上下肢の接地位置を重心に対して外側にしないように考慮するなど）があげられる．これらの方法論は，本稿であげる各姿勢・基本動作障害に対する治療に共通に適用できる内容である．これらを臨床場面で効果的に応用していくには，さらに各姿勢や基本動作における機能特性や障害特性を考慮する必要がある．最後に，最も重要なことは練習で行った姿勢の垂直位への修正や保持を日常生活などの他の動作場面でも再現できること，もしくは日常生活場面に汎化していくことである[1]．

座　位

Pusher 患者における座位の問題点

　脳卒中発症後，安静臥床を経た患者にとって，それまでの状態に比べて座位は，支持基底面が狭くなること，重心位置が高くなること，頭部・体幹部の抗重力姿勢の保持が要求されることなど，バランスや抗重力活動の負荷がかかり，特に Pusher 現象を有する患者にとっての「最初の関門」となる．他の姿勢に比べると殿部や大腿部が支持面となることや，股関節や体幹部の協調的な運動および活動による重心制御が要求されることなどが特徴としてあげられる．また，Pusher 現象における座位での押し返し（図6-1-1〜2）は，離床介助の際の端座位における介助量の増大や車いす上での姿勢不安定を引き起こし，生活上での活動量の拡大を図っていくうえで重大な阻害因子となる．さらに座位における Pusher 現象の出現例によくみられる現象として，「前方リーチや立ち上がりなど前方への重心移動に伴い，麻痺側への押し返しが強くなる」といったものがある．

　前述したように，座位で押し返しが生じる（始まる）トリガーとして，臥位姿勢から，頭部や体幹部が抗重力環境にさらされる段階で垂直認知の障害が顕在化し，押し返しが始まると考えられる．また，座位での前方への重心移動に伴う押し返しの増大については，前額面上での垂直認知の障害に加えて，矢状面上での垂直認知の障害（後方偏倚）に関連する行動障

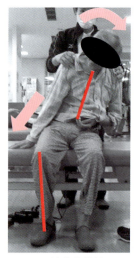 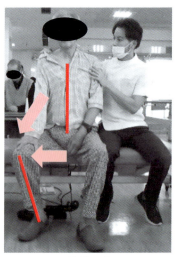

a. 端座位保持　　　　　b. 姿勢の修正

図 6-1-1　Pusher 患者における端座位姿勢
a：非麻痺側上肢によるベッド座面に対する押し返しが
　みられ，体幹・頭部が麻痺側に傾倒する
b：傾倒した体幹に対して鉛直への修正を試みると，非麻
　痺側上肢による押し返しの抵抗がみられる．非麻痺側
　上肢の押し返しは強まり，修正できても非麻痺側の股
　関節外転・外旋（leg orientation）がみられる

害[4,5]も関与している可能性がある．座位での押し返しが強い症例や座位動作時に押し返しが生じる症例については，前述について考慮しながら，支持基底面の狭小化や重心位置（高さや左右位置のみではなく，前後位置も含め）といった負荷量の調節を行いながら治療を進めていく必要がある．

　また，座位保持が比較的に安定し，日中の座位での生活時間を設定できる患者においても，座位での押し返しが残存し，車いす上での姿勢の崩れが生じて，離床時間における延長の阻害や身体各部の疼痛，褥瘡のリスク，食事など生活動作の困難やリスクにつながる患者は少なくない．治療の効果を日常生活場面に持ち越すためには，車いすなどの環境調整が必要である．

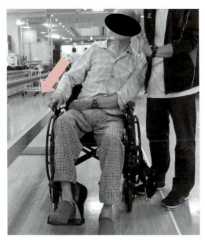
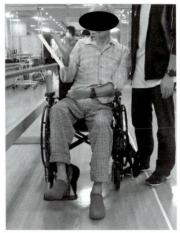

a. 車いす座位での押し返し　　　　b. 垂直認知のずれ

図 6-1-2　車いす座位

a：車いす乗車（着座）直後から非麻痺側アームレストに上肢を押しつけ，体幹の麻痺側傾倒に陥る

b：バックレストおよび麻痺側アームレストに寄りかかる姿勢となると，非麻痺側での押し返しが軽減し，上部体幹の非麻痺側側屈もみられるようになるが，本人の内観として「右側に傾いている」と内省報告をする

座位保持が困難な症例に対して

　自己で座位保持が困難（麻痺側から非麻痺側方向への重心位置の修正などの介助が必要）なほどの押し返しを呈する患者では，まずは重心移動の主となる体幹や股関節の運動に対する受容性の改善を図る．具体的には非麻痺側上下肢を支持面に非接地，もしくは荷重がかからない状態（患者の麻痺側手を非麻痺側手で把持させる，下肢は前方に移動させ荷重がかからないようにするなど）にし，セラピストは患者の後方から体幹・骨盤・股関節背面から側面で，全面に接触する形で患者を後方から支える．そして，押し返しが生じない程度に後方に傾け，もたれかけさせた姿勢（reclined sitting position）から治療を開始する．支持面を背部に広げることで安定性を保障し，押し返しなどの過剰な出力を低減し，段階的・円滑な殿部支

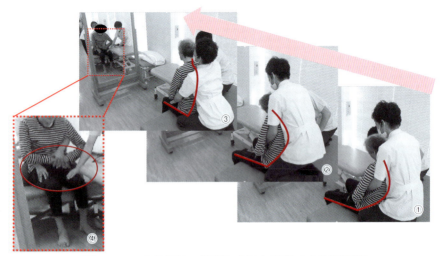

図 6-1-3　座位保持の獲得に向けた座位での姿勢調整
①頸部・体幹屈曲位，骨盤後傾にさせ，セラピストは後面から身体を接触し，支持面を広げることで，リラクセーションを図る．②骨盤の側方傾斜・体幹側屈による重心の側方移動を行い，上下肢での押し返しが軽減したのを確認した後，押し返しが起こらない範囲で股関節屈曲により体幹を抗重力位へ移行する（体幹は屈曲位保持）．③体幹屈曲・股関節屈曲位での重心側方移動を行い，押し返しの軽減が図れたら，頸部・体幹を伸展し，抗重力姿勢に移行する．その際，前方に設置した鏡で自己の姿勢を確認する．④麻痺側の股関節の外転を抑止するために，非麻痺側の股関節外転を触診し，患者には両手を組ませ，下部体幹前面で保持できるようセラピストが介助する

持面の圧入力の移動や体幹部運動による体性感覚や内臓感覚[6〜8]の入力を図る．同時に押し返しがなく，座位保持が可能な状態で，患者の身体が正中位であることを前方に姿勢鏡などを置き視覚的フィードバックを行う[9]（図 6-1-3）．

押し返しが生じない範囲で，体幹屈曲・股関節屈曲による前方移動，股関節屈曲・体幹伸展による前方移動を行っていく．これにより重心移動範囲が広がり，前方への移動が可能になってきたら，感覚が保たれている非麻痺側前方への移動を試みる．その後，ベッド上にテーブルや枕などを置き，その上にもたれかかるような姿勢に移行する．非麻痺側に支持面を広げた座位でリラックスができるようになってきたら，非麻痺側外側への重

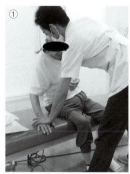 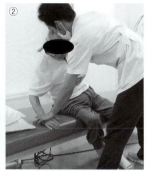 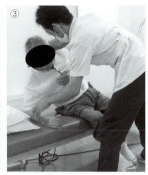

図 6-1-4　on hand から on elbow への移行練習
セラピストは前方から患者の体幹後面と非麻痺側手部を介助し，体幹屈曲と手背屈を誘導しながら on elbow へと移行する

心移動を体幹の反対側への側屈や同側股関節の内旋を伴いながら可能となるように誘導する．これらが可能になったら，頭部・体幹の個別から頭部・体幹を協調的に伸展させ，抗重力姿勢に移行する．

次に，上肢や下肢に対する接触や荷重による押し返しの増大を軽減するために，下肢による押し返しに対しては，前述した体幹・股関節による重心の前方移動練習を足底の非接地状態から接地状態で実施する．最初は股関節正中位から開始し，徐々に内転・内旋位で実施していく．上肢による押し返しに対しては，端座位にて非麻痺側手を外側についた on hand の状態から，on elbow の状態へ移行する練習[10]を行う（図 6-1-4）．

動的な座位保持の獲得を目指して

押し返しなく静的な座位保持が可能となったら，麻痺側上肢の重さの保持や麻痺側股関節や下肢での支持性低下による麻痺側への動揺が起こらないように制御しながら，非麻痺側でのリーチ課題を実施する（輪入れや風船バレーなど：図 6-1-5）．急激に重心や姿勢の動揺が生じない範囲（肘関節屈曲位で届く範囲から肘関節伸展および肩関節屈曲・外転を伴う範囲へ，さらに体幹や骨盤運動が伴う範囲へ）や方向（非麻痺側方から前方へ，

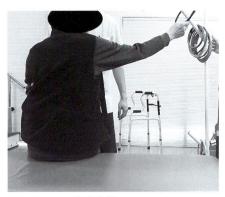
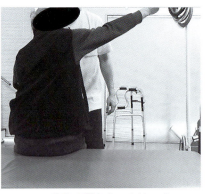

a. 非麻痺側へのリーチ　　　　　　b. 非麻痺側上方へのリーチ

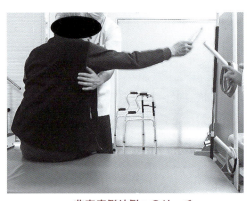

c. 非麻痺側外側へのリーチ

図 6-1-5　座位でのリーチ課題（輪入れ）

必要に応じて，体幹における安定性の保障や麻痺側上肢の自重免荷介助を行う．非麻痺側での外側へのリーチ（a）を行い，押し返しが過度に起こらない範囲で上側（b）および外側（c）にリーチ範囲を広げていく．股関節の内旋や非麻痺側体幹の伸長について評価しながら実施する

さらに麻痺側方へ）で，段階的に広げながら課題を実施していく．

日常生活における姿勢安定を目指して

　比較的に座位が安定してきた患者で，日中は車いす乗車を行うが車いす

上での姿勢の崩れが問題となる患者は少なくない。これに対して、車いす座位や車いす自体にみられる問題点を検討し、車いすや周辺物品の調整をする必要がある。Pusher現象を呈する患者の車いす座位にみられる問題点として、非麻痺側上下肢によるアームレスト、フットレストまたは床の押し返し、体幹・骨盤の麻痺側傾斜、麻痺側上肢のアームレスト内側への落下などがあげられる（図6-1-2）。加えて、車いすの機器としての問題点としては、身体寸法の不適合、背面・座面シートのたわみ、アームレストの形状などがあげられる。これらに対し、寸法適合を行った車いすの適用（備品の問題で難しい場合はバスマットなどを使用）、シートたわみの解消（座面・背面中央部へのタオルの挿入）、麻痺側座面の補高（麻痺側座面へのタオルの設置）を行うとよい。さらに福祉用具などを活用して、体幹部へのサポートや広幅・高さ調節が可能なアームレスト（もしくはオーバーテーブル）などの適用を検討する。これについても物品の充足が難しい場合は、体幹背部における両側へのクッションの挿入（麻痺側後面を若干厚くする）、アームレスト部分へのクッションの設置などが対応としてあげられる。端座位や他の姿勢と同様に車いす座位での身体各部の安定や押し返しの低減を目的とした評価が必要である。

移乗（起立・回転・着座）

Pusher患者における移乗動作の問題点

　移乗動作の障害は、急性期から回復期リハビリテーションにおいて、日中活動量の増大、日常生活動作・行動範囲の拡大を妨げる重大な因子となり、特に回復期リハビリテーションの目標の一つである在宅復帰の可否に重要な影響を与える[11]。しかし、起立動作や立位バランス、歩行などの基本動作に対し、移乗動作は起立・回転・着座などの複数の要素からなる複合的な動作であり、動作自体や動作獲得に向けた治療や練習に関する報告は少ない。移乗動作は、主に座位前傾、起立、立位移行動作、立位での回

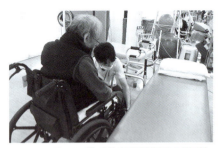
a. セッティング（非麻痺側回りの移乗）

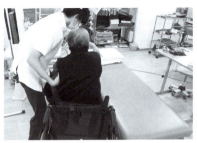
b. 前方横手すりへのリーチ

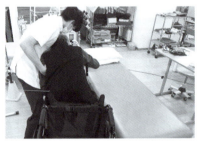
c. 体幹前傾動作

図 6-1-6　移乗動作―体幹前傾運動における麻痺側傾倒
　非麻痺側回りの移乗では，手すりのリーチおよび体幹前傾の際に麻痺側傾倒が始まり，押し返し増大の起因となっている

転動作，着座動作の要素からなり，それぞれに Pusher 現象を呈する患者にとって困難となる課題が存在する．そこで動作を困難としている問題点の抽出と，それに合わせた課題や練習の設定が必要となる．

　まず起立動作について，座位から体幹を前傾して離殿し，立位へ移行する．座位保持を獲得した患者でも座位での前傾動作により，重心の前方移動や殿部から足部への荷重量の移動が生じることで下肢による押し返しが生じ，離殿のタイミングでは既に有効な支持面となる非麻痺側足部から麻痺側方へ重心が虚脱してしまい（図 6-1-6），自己による姿勢保持の困難や麻痺側方への押し返しの増大を生じさせるといった悪循環へと陥る．次に回転動作では，体幹や回転方向（主には非麻痺側）の下肢を軸とした円滑で協調的な回旋運動が必要となる．脳卒中後の片麻痺患者では，一側下肢の支持性の低下や体幹そのものの障害により，体幹の分節的・協調的な運

動が困難となっており[12]，Pusher現象のような出力調整障害を呈する患者においては，より困難を呈する．また，一塊となった体幹・上下肢を回転させながら非麻痺側に移動させる動作では，Pusher現象を呈する患者の抵抗はより強くなり，動作の不安定性や介助量を増大させてしまう．最後に着座動作では，非麻痺側下肢（もしくは上肢）に荷重した状態で，体幹・下肢を屈曲させていかなければならず，起立や立位保持以上に非麻痺側上下肢の伸展の出力増大を誘発し，押し返し出現のトリガーとなる．押し返しをした状態での着座動作は，転倒や急な着座の強制による受傷の誘因となりうる．また移乗動作については，特に要介助の患者の場合，日中にベッドと車いす間の移乗を他者の介助によって何度も行う必要があり，セラピスト以上に看護師や介護士，場合によっては患者家族の介助を得て行われる動作である．このため，前述した動作の特性に合わせた練習のほかに患者本人や介助者の動作，介助負担の軽減や押し返しを増大する誤学習の回避を目的としたセッティングや介助方法の指導について，検討が必要である．

動作相の特性に合わせた練習の工夫

　まず起立動作について，座位前傾動作や正中位から非麻痺側重心を保持した状態での離殿の困難については，前述であげた矢状面上での垂直認知障害に由来する前傾に対する抵抗[4,5]や殿部から足部への重心移動（非麻痺側下肢への圧入力の増大）による下肢での過剰な出力の惹起が関連していると考えられる．これらのことから，体幹の前傾や殿部から足部への急激な重心移動という負荷を軽減させた中での練習を進めていく必要がある．具体的には，昇降ベッドを使用した高座位での練習を実施する．足部を接地した状態での座位が安定したら，徐々に殿部を前方に移動させ，その後，足部を接地した状態を保持したまま，徐々にベッド座面を高くしていく．これにより，殿部と足部の支持基底面の距離を短くすることや殿部と足部間の荷重量の急激な変化を抑えた状態で足部への荷重量を漸増させていく

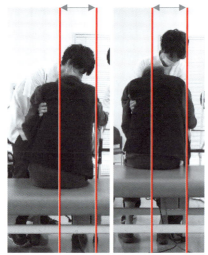 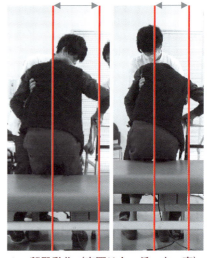

a. 前傾動作（座面は左：低，右：高）　　b. 離殿動作（座面は左：低，右：高）

図 6-1-7　起立動作練習における座面高さの調整
低座面では前傾動作から非麻痺側下肢の外転が生じ，離殿と同時に押し返しが強まり，重心の麻痺側への虚脱が生じる．高座面では押し返しは低減し，重心位置を支持物や非麻痺側の足部上に保持しながら離殿が可能となる

ことが可能となる（急激な下肢への荷重・圧入力による押し返しの抑制）．また，通常の起立動作に比べ，離殿の際に体幹の前傾角度が少なくてすむため，垂直認知障害が推察される患者でも低い負荷での動作練習が可能となる（図 6-1-7）．

　次に離殿後の伸展動作については，重心を下肢に移した状態から体幹・下肢の鉛直アライメントを保持しながら伸展姿勢に移行していく必要がある．この時，垂直認知の障害や上肢や下肢への圧の増大が過剰な後方および麻痺側への押し返しを生じさせる誘因となると考えられる．これらのことを考慮し，立ち上がりの際の補助具は平行棒や杖などでは押し返しを助長させる可能性があると考えられるため，代わりに縦手すりを利用する．これにより，下方および非麻痺側外方への押し返しを抑制しつつ，視覚的・触覚的な垂直指標を提示できるため，垂直認知障害に対する保障が可能となり，動作の困難さを軽減できる．また，縦手すりの位置は押し返し

を呈する患者にとって，重心の修正方向を提示するよい指標となる．縦手すりの垂直指標や重心移動方向の指標としての活用は，立ち上がりに先立ち，縦手すりの指向性について視覚的・触覚的・知識的（口頭によるフィードバックなど）に，よく認識させ，動作の際の指標として活用できるようにする（例えば，縦手すりに合わせて体を起こすように，または傾かないようにまっすぐになど）．また，移動方向については離殿後，押し返しによって麻痺側に逸脱するのを予防し，もしくは修正できるように重心移動を行う際の目標物として縦手すりを活用する（例えば，お尻がベッドから離れたら右の腰をつかまっている縦手すりのほうに近づけるようにしながら，立ち上がってくださいなど；図 6-1-8）．

次に回転動作について，非麻痺側回りの移乗の場合，起立動作の後，体幹の回旋や，非麻痺側下肢を軸とした股関節内転・外転，回旋運動が必要となる．これらの運動は麻痺側への重心移動が伴い，押し返しが生じやすい．また，体幹・股関節屈曲位でのこれらの運動や，前述したような体幹を固定した状態での下肢の運動による骨盤の回旋および非麻痺側移動で

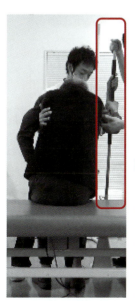

図 6-1-8　縦手すりの利用
横手すりでの立ち上がりとの比較を行い評価する．立上がり前に縦手すりをみてもらい，垂直指標として提示する．離殿後は，骨盤など重心を非麻痺側に移動する際の目標物として利用できるように教える．立位への伸展位移行後は視覚的・触覚的に垂直指標として参照できる．過度に引き込む動作は姿勢の崩れを引き起こし，指標として用いるための感覚入力を阻害するため，最初は介助・誘導しながら努力量の軽減を図る

は，重心の動揺が大きく，急速になりやすく，押し返しの増大を生じさせてしまう．これらに対して，まず離殿から起立動作後の側屈・回旋・内転・外転の円滑な運動の促しを目的として，体幹・股関節の分節運動の促しを図る．脳卒中後の片麻痺患者では，立位での動作時の体幹前後面筋の同時収縮，特に背面筋群の短縮位での固定により，分節的な運動を困難となっていることが考えられる．これの解消を目的とし，座位における体幹・股関節屈曲位をとり，背面筋群の収縮の抑制を図る．この際，前傾動作による不安定性が，押し返しや側屈・伸展筋群の過剰な収縮を引き起こさないよう頭部から体幹部前方に枕など寄りかかった状態で安定できるように環境設定を行う．頭部や体幹背面筋群のリラクセーションを図った状態で頸椎から胸椎の側屈・回旋や骨盤部を誘導し，腰椎から股関節の側屈や回旋運動を行う．その際，受動運動から開始し，徐々に自動介助運動を行い，背面筋の過剰な収縮を抑えた中で腹部や股関節周囲筋の活動が得られることを確認する．(図 6-1-9)

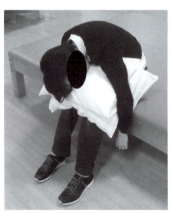
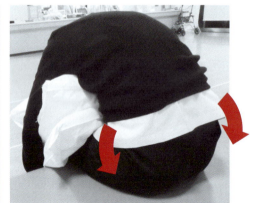

a. 座位前傾位による背面筋のリラクセーション

b. 骨盤傾斜運動

図 6-1-9　**座位前傾位での骨盤傾斜運動**
 a：患者に座面を深く座らせ，足部は前方に移動させて足底への荷重を軽減する．大腿上に枕を置き，頭部・体幹を前傾させ，枕に寄りかからせて体幹背面筋の活動の抑制を図る
 b：骨盤の側方傾斜により，体幹の側屈および左右殿部への体重移動を行わせ，体幹と股関節の分節運動，腹部や股関節周囲筋の活動の賦活を図る

第1節　姿勢・基本動作障害に対する治療アプローチ　*201*

　次に立位での回転動作の練習場面では，前述したように体幹・股関節屈曲位による運動に伴う重心の移動や動揺が大きくなってしまうため，前述であげた起立動作練習での方法を参考に縦手すりなどを使用し，体幹・股関節をなるべく伸展させた状態での立位から練習を開始する（図6-1-10）．伸展姿勢の立位から頭部→体幹部→股関節の回旋運動を個々のユニットでの運動から開始し，徐々に複数のユニットを協調しながら回旋運動を行っていく．回旋運動が可能となったら，麻痺側下肢での支持の介助や麻痺側体幹・上肢の自重の免荷を行いながら，非麻痺側足部のステップを行い，移乗先に殿部を向けるように回転していく．この際に，視覚的にみえない目標物の位置を参照とした合目的な動作が要求されるが，Pusher現象など自己身体と空間情報の定位の障害を呈している患者には，非常に難易度が高い動作となる．そこで，回転動作の際は移乗先のベッドの位置などを参照するのではなく，反対側（例えば，非麻痺側のベッドへの移乗であれば，麻痺側や，ベッドの横に設置された床頭台やテレビなど）の目標物を参照にし，「頭または体または足先を（目標物に）向けてください」などと教え，身体イメージや空間イメージに関連する負荷量を下げて動作の練習を行うことで，本人の努力量や負荷量，介助量を軽減させることが可能となる．

　最後に着座動作では，前述のとおり体幹の前傾動作や荷重下での下肢の屈曲（伸筋群の遠心性収縮）が押し返し発生のトリガーとなる．これに対し，練習場面では着座するベッドを高くしておく，縦手すりを使用し，垂直指標を提示しておくなどの工夫があげられる．また，着座に際し，殿部の下制（下肢屈曲）に伴って，下肢への荷重や支持の負荷の増大が生じる．これに対して，高座位や前方テーブルでの上肢支持の状態から体幹の前傾を行い，体幹部への傾斜感覚の入力や上半身重心の下制を行う．一方で下肢運動や骨盤重心位置の下制については，昇降ベッドなどを使用し，高座位軽度前傾位（後方から体幹・非麻痺側上肢を介助）からベッド座面高さを徐々に下げていき，下肢の外転や体幹の側屈がでない範囲で上下動（下肢屈曲・伸展）を繰り返し，徐々に高さを下げていくように試みる．

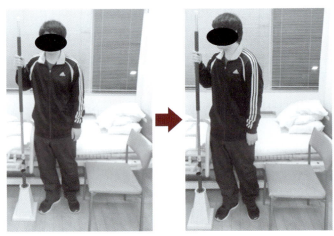

a. 体幹・股関節伸展位

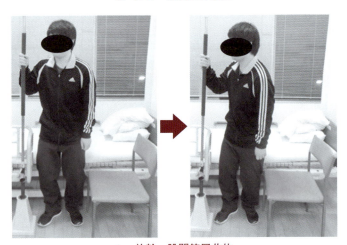

b. 体幹・股関節屈曲位

図 6-1-10　立位における回転動作

a：伸展姿勢では非麻痺側への回旋動作に伴い，重心の非麻痺側移動により非麻痺側に重心を保持しての安定した回転動作が可能である

b：屈曲姿勢では非麻痺側への回旋動作に伴い，重心の麻痺側移動により麻痺側への重心の虚脱が生じ，非麻痺側下肢による押し返しの起因となる

動作介助の環境設定や方法の工夫

　前述した縦手すりを使用した方法でも押し返しが生じてしまう患者や，病棟などでの縦手すりの環境設定が困難な場合は，上肢での押し返しが生じないようセラピストの肩につかまる方法や背面に腕を回してつかまってもらいながら移乗介助を行うことで，患者本人や介助者ともに負担感を減じた中での動作が可能となる．さらに，車いすの環境設定の方法については，通常は足部からベッドの距離を短くする目的でベッドに対し，斜めに車いすを環境設定する方法をとることが多い．非麻痺側への移乗を行う場合は，このような状態では介助者が患者の麻痺側前方に立つ形となるため，患者が介助者につかまろうと手を伸ばす際に体幹が麻痺側に倒れてしまいやすい（図6-1-11）．このような問題に対し，車いすをベッドに対して平行に環境設定することで，介助者は患者の非麻痺側前方に立って動作

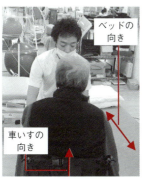
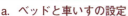
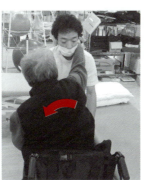
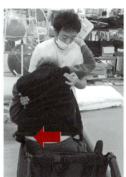

a. ベッドと車いすの設定　　b. セラピストへのリーチ　　c. 離殿動作（重心の麻
　　　　　　　　　　　　　　　（体幹の麻痺側傾倒）　　　　痺側虚脱，押し返し
　　　　　　　　　　　　　　　　　　　　　　　　　　　　　の増大）

図6-1-11　非麻痺側のベッドへの移乗―介助者の肩につかまっての動作
　a：ベッドに車いすを斜めにつける環境設定では，介助者は患者からみて麻痺側
　　前方に位置する
　b：介助者につかまるためのリーチは麻痺側への重心移動が伴い，体幹の麻痺側
　　傾倒が生じる
　c：重心が麻痺側に偏倚した状態での離殿は，非麻痺側下肢による押し返しを惹
　　起してしまう

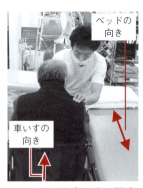
a. ベッドと車いすの設定

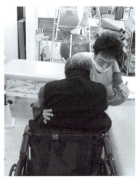
b. セラピストへのリーチ（麻痺側傾倒の予防）

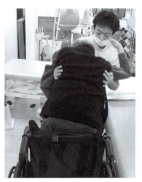
c. 離殿動作（非麻痺側重心保持）

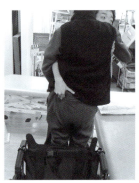
d. 起立動作

図 6-1-12　移乗介助—車いす位置の工夫
ベッドと車いすを平行に環境設定することで介助者は患者の非麻痺側前方で介助が可能となる．患者の介助者につかまる動作での麻痺側傾倒を予防し，離殿の際の押し返しの軽減を図る

を開始することができ，また患者の非麻痺側下肢の外側からセラピストの下肢をつける形で動作介助ができるため，非麻痺側下肢による外側への押し返しも抑止できるので，動作介助量や転倒のリスクを軽減することができ有用である．このような環境設定や動作介助方法の工夫については，患者の状態や生活環境・物品，介助者の体格や技量などによって異なるため，状況に合わせて検討できるとよい．（図 6-1-12）

立 位

Pusher 患者における立位の問題点

　立位について，臥位から座位への移行と同様，もしくはそれ以上に重心の上方移動が生じ，患者にとっての不安定感が強くなる．それ故に，Pusher 現象を呈する患者にとっては獲得が困難である姿勢である．一方で，リハビリテーション経過にある患者にとっては，トイレ動作などでの下衣の上げ下ろしなど，日常生活で高頻度で行われる重要な動作での姿勢であり，安定した立位の獲得は日常生活活動度の拡大に大きく関与する．

　これまでの座位姿勢では支持面が殿部（から上肢）と広く，また重心も低く安定した状態であるが，立位では支持面が足底面のみと狭くなり，重心位置も高くなるため不安定な姿勢となる．さらに，Pusher 患者では体幹の側屈や非麻痺側の上下肢による押し返しなど，不安定性に対する出力の増大が生じ，押し返しも強くなりやすい（図 6-1-13a）．また，立位での支持肢となる上下肢は障害された垂直認知に準じて重心に対し，支持位置を外方へ移動（外転）させるステップや手のつきなおしなどがみられるため（図 6-1-13b），安定した姿勢の保持がより難しくなる．加えて，麻痺側の運動・感覚麻痺は骨盤の外方への並進や膝折れなどを生じさせ，これも体幹の麻痺側傾倒が発生させる誘因となる．これによって，押し返しがさらに強くなることが考えられる．

静的立位保持の安定

　立位移行によって，狭小化した支持面や重心が高くなることによる不安定性が押し返しを増大させる一因となると考えられるため，これに対して壁などを利用した立位練習を実施するとよい[13]．具体的には，後方または非麻痺側に壁がある状況で壁に寄りかからせるようにして立位をとることで，支持面拡大による安定と非麻痺側の上下肢外転などによる押し返しの

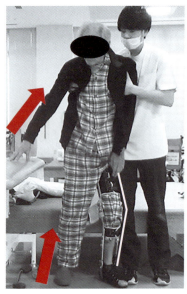 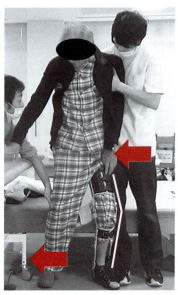

a. 立位における非麻痺側上下肢での押し返し
b. 非麻痺側下肢外転ステップの出現

図 6-1-13　Pusher 患者における立位の問題点（装具・膝は非固定）
a：非麻痺側上下肢による麻痺側への押し返しが生じる．
b：体幹・骨盤の介助で非麻痺側への重心移動を試みるが，非麻痺側下肢の外側へのステップが生じ，押し返しが強まる．麻痺側下肢の支持性低下により，麻痺側重心の偏倚した状態では膝折れが生じ，体幹の麻痺側虚脱から押し返しの増悪が生じる（悪循環）

増大を防止することができ，比較的に安定した立位保持が可能となる．また，麻痺側下肢の支持性の低下も重心の麻痺側への動揺や押し返しを増大する一因となるため，練習の際には麻痺側の支持性低下を補償する目的で長下肢装具（LLB：Long Leg Brace）などの装具を使用することも有用である（図 6-1-14）[13]．押し返しの有無などを評価しながら，縦手すりなどの支持物を利用することも垂直指標の提示や非麻痺側上肢のコントロールに有用である．このように安定性を保障し，非麻痺側上下肢・体幹の過剰な出力を抑えた状態とすることで，足部への鉛直方向への反力の入力や垂直指標となる壁に下肢・骨盤・体幹を接触させ，鉛直配列された身体各部

第1節　姿勢・基本動作障害に対する治療アプローチ　　207

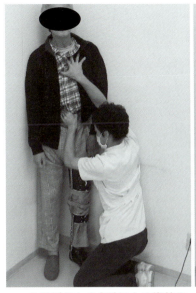 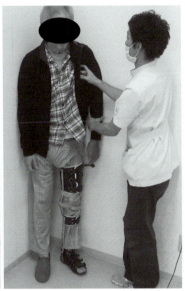

a. セラピストの介助による姿勢の　　b. 姿勢安定化（上肢運動の実施）
　　安定，感覚入力

図 6-1-14　壁を利用した立位練習（長下肢装具の利用）
a：壁の角隅を利用し，寄りかからせる形で立位をとる．セラピストは下部体幹の安定や体幹の伸展を介助する．患者の体を軽く押しつけるようにして，姿勢の安定と圧の移動により感覚の入力を図る
b：姿勢が安定してきたら，本人に体幹・股関節の伸展を行ってもらう．非麻痺側上肢によるリーチや麻痺側上肢の自重免荷および介助運動を行う

　の状態について患者にフィードバックを与えることができ，立位姿勢保持の学習に有用と考えられる．
　壁など広い支持面での立位保持が安定してきたら，ベッドや手すりなどを用いて体幹・骨盤・下肢の後面・側面に与える支持面を徐々に狭くしていくことで，立位保持に向けた段階づけを行うことができる．この時，股関節屈曲位や外転位になると麻痺側や後方への押し返しを惹起しやすくしてしまうため，股関節内転位・伸展位で骨盤や体幹を安定させることで，それまで生じていた押し返しが著減する（図 6-1-15）．特に股関節伸展・内転制限がある患者については，本人のもつ可動域の中間位で姿勢を安定

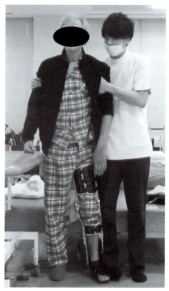

図 6-1-15　安定した立位の獲得
骨盤を非麻痺側外側に設置したベッドなどに接地させ，安定性を得る．その際，股関節内転位・伸展位とすることで，押し返しの低減が図れる

させ，その肢位から股関節伸展・内転方向に運動を行わせて，安定位への姿勢修正の学習を図る．前述の運動誘導が不安定感の入力となってしまう患者は，体幹や膝関節の屈曲などにより，姿勢を安定させようとする様子がみられる．このような患者については，体幹介助や機器を用いた自重の免荷によって屈曲運動・反応を抑えながら誘導を行っていく（図 6-1-16）．

動的立位バランスの獲得に向けて

　静的な立位が安定してきたら，安定した姿勢から縦手すりや平行棒などを利用して，垂直指標や運動方向を提示しながら，体幹や骨盤といった重心部を縦手すりなどの目標物に近づける．また，平行棒に沿って前後・左右方向に移動させ，非麻痺側・前方方向への重心移動の練習を行う．
　上肢の支持物への接触が押し返しの誘因となってしまう患者について

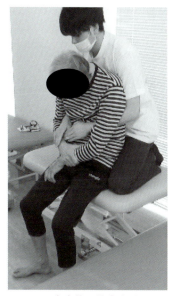 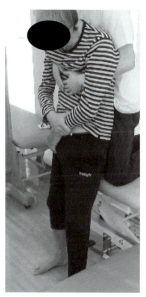

a. 高座位－後方介助　　b. 起立・立位保持介助

図 6-1-16　体幹・股関節屈曲・内転可動域制限や屈曲活動優位な患者の起立・立位保持介助

高座位でセラピストは後方から体幹・両上肢（患者自身に腕を組んでもらっても可）を介助し，後ろに寄りかかってもらい，伸展を促しながら立位へ移行する．患者のもつ可動域の中で屈曲と伸展を行い，伸展運動の学習や，それに伴った重心移動およびコントロールの学習を図る

は，スタンディングテーブルなどを利用し，股関節伸展位の保持や前方への重心移動により安定する環境を設定し，立位での重心コントロールの学習を促すことも有用である．そして，股関節や体幹部を安定させた中で非麻痺側上肢を空間でコントロールすることや，上肢接地・非接地の切り替えの学習を課題の工夫などによって図れるとよい（例えば，コーンや積み木の積み上げ課題など：図 6-1-17）．

重心の非麻痺側への移動や保持，上肢の過剰な出力の抑制が行えるようになってきたら，日常生活での動作障害の改善に向けた練習を実施する．例えば，トイレ動作における下衣の上げ下ろしなどが課題としてあげられ

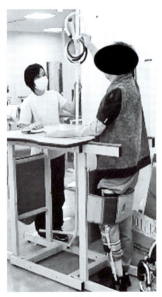 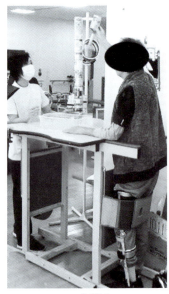

a. 輪入れ　　　　　　　　b. 缶積み

図 6-1-17　スタンディングテーブルを利用した立位・上肢リーチ練習
体幹・骨盤・下肢前面に支持面をつくり安定させ，後方や麻痺側への不安定性を除去した環境で，非麻痺側上肢でのリーチ課題を行い，姿勢の保持と非麻痺側上肢の空間でのコントロールの学習を図る

る．また縦手すりなどを使用し，重心を非麻痺側に寄せた状態で，非麻痺側上肢で自己身体の下腹部・腰部から膝関節の高さに向けてのリーチや衣服の操作の練習を行う．次に，移乗動作における回転動作や歩行動作練習につなげていくために，頸部・体幹・股関節の回旋運動や側屈・内転・外転運動を実施していく．練習としては，体幹介助にて自重を免荷（免荷歩行器などでも可）した状態での頸部・体幹・股関節の回旋を行っていく．例えば，リハビリテーション室内の設置した目標物に頭部（視線）や体幹（身体：胸や臍など）の向きを変えるなどが課題として設定できる．また，歩行に向けて骨盤の側方並進運動など，Pusher 現象を呈する患者にとっては困難な状態となっている運動について，平行棒（両側股関節や骨盤の

高さに調節）などに腰を左右交互につける運動などを行う．安定して行えるようになってきたら，体幹・骨盤の代償などを含め，下肢のステップ（左右下肢の交互の挙上運動野，左右交互の足踏みなど）練習などを実施する．

歩　行

Pusher 患者における歩行の問題

　歩行は，これまで上げた姿勢や動作に比べ，圧倒的に重心の移動量や動揺が大きい．また，両側下肢を一側ごと交互に支持脚として使用するため，支持基底面も狭く，Pusher 現象を呈する患者において困難となる非麻痺側外側への重心移動も必要となる．歩行は脳卒中後の片麻痺患者においては，合併症や他の高次脳機能障害がなければ，多くの患者で獲得が可能な動作であり，麻痺の回復が十分でない患者においても，歩行補助具や装具の使用といった代償手段の適用により，歩行の獲得を可能となる．しかし，Pusher 現象など非麻痺側の押し返しを呈する患者では，安定した歩行が困難となり，歩行以前に立位など姿勢定位が困難で重度の介助を要する．そのため練習自体が非常に困難となり，十分な量の練習や安定した姿勢での歩行が難しく，歩行獲得に向けた学習の阻害となる．

　前述のように歩行では，一側下肢（もしくは杖支持面を加えた範囲）での支持となるため，非麻痺側立脚での同側への重心移動は Pusher 患者が行う押し返しにより，非常に困難となる．バランスや麻痺側支持が不十分な患者においては，平行棒や杖などの歩行補助具が適用されるが，Pusher 現象を呈する患者の場合，非麻痺側上肢の押しつけを惹起し，より不安定となったり，非麻痺側への重心移動が不十分となり，麻痺側の振り出しなどの運動が困難となる．また，押し返しを行っている非麻痺側への急激もしくは強制的な重心移動は，さらなる押し返しや非麻痺側の外側への手足のつきなおしを生じさせ，麻痺側上下肢の痙性（特に上下肢の屈曲）の起因となり，麻痺側立脚構成の阻害因子となってしまう．立位などと同様に，

麻痺側下肢の支持性低下が強い場合は，麻痺側への荷重の際に骨盤・股関節の外側への動揺や膝折れなどが生じ，麻痺側への重心動揺は非麻痺側での押し返しを強めるトリガーとなる場合がある．ようやく歩行練習が可能となっても，体幹の非麻痺側側屈や非麻痺側の過剰な活動により，麻痺側脚の振り出しや重心移動のコントロールが困難となりやすい（麻痺側への過度な重心移動，麻痺側振り出しにおける分回しの増大など）．

歩行練習の工夫

　上肢での押しつけの惹起や増強を予防するために，押し返しがみられる患者については平行棒や杖などの補助具は使用せず，フリーハンドでの歩行練習を実施する．また，麻痺側支持性の低下による麻痺側股関節の内転や膝折れによる重心虚脱を予防する目的でLLBなどの装具を使用することも有用である[13]．フリーハンドによるLLB歩行練習では，セラピストは体幹の伸展保持と麻痺側への荷重のほかに非麻痺側への重心移動や股関節の伸展を強調し，押し返しの低減や安定した歩容の獲得を図る（図6-1-18）．

　上下肢での押し返しをコントロールできても，体幹の非麻痺側側屈が残存し，歩行の安定性向上の阻害因子となっている患者がみられる．多くの患者では，非麻痺側の肩甲骨下制と上部体幹の屈曲，非麻痺側の下部体幹の側屈・伸展を行っていることが多い．これに対し，非麻痺側に壁がある環境で上肢を挙上し，上部体幹の伸長を図った中で歩行を実施することで非麻痺側への重心移動がスムーズとなる．セラピストは体幹の安定化を図るために，麻痺側下位胸郭前面から下制方向に姿勢を安定させる介助も姿勢の安定化に有用である．また，Pusher現象や他の高次脳機能障害の合併，麻痺側下肢機能障害の程度によって，非麻痺側での押し返しや外側ステップ，麻痺側脚の振り出しに際する過剰な体幹・非麻痺側股関節の伸展や非麻痺側側屈・外転などがみられ，コントロールが困難な場合がある．これに対しては，体幹の安定化による過剰な出力の低減，下肢の外転ス

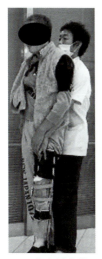
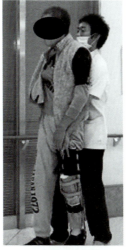

a. 麻痺側立脚　　b. 非麻痺側立脚

図 6-1-18　LLB を利用した歩行練習
介助により体幹伸展の保持，非麻痺側立脚での股関節の伸展内転，体幹の立ち直りを協調することで押し返しの少ない歩行獲得を図る

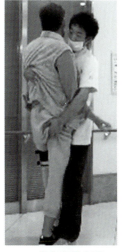
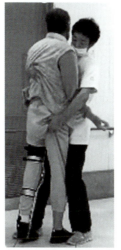

a. 非麻痺側立脚　　b. 麻痺側立脚

図 6-1-19　前方介助による LLB 歩行練習
体幹前面からの接触による体幹姿勢コントロールや前面筋活動の賦活を図る．両側下肢前・外側にセラピストの下肢を位置させ，大腿前面に接触することで過剰な前方や外側への運動（非麻痺側の外側ステップ，麻痺側の分回し，ストライドの過度な延長）を抑制することができる

テップの抑制などを目的として，前方からの介助による歩行練習が奏効する患者も経験する（図 6-1-19）．つまり，体幹・股関節の前面に接触面を増やすことで，体幹部の安定化，感覚入力が図れ，腹部筋活動の増大や過

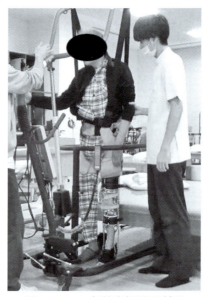

図 6-1-20　免荷歩行器の利用
　免荷歩行器を利用した立位では，非麻痺側上下肢による押し返しが低減でき，介助量の軽減により，セラピストは体幹や両上肢の誘導が可能となる．その際，歩行に先立ち立位姿勢や努力量に関するフィードバック，骨盤の側方並進運動やステップなどを行う

剰な代償の軽減が図れる．また，接触による感覚入力により骨盤の運動方向の誘導が可能となり，立脚側方・前方への円滑な重心移動がみられるようになる．大腿前面や外側への接触は，過剰な振り出しや外転運動の抑止に有効である．

　立位・歩行場面での体幹や下肢での押し返しが，骨盤・体幹といった重力知覚や，足部への荷重や圧などの体性感覚，これらの感覚入力に関する障害によるもの，もしくはこれらに対する反応の障害によるものと推察されることから，近年，臨床でも用いられるようになってきたが，免荷歩行器や免荷トレッドミル[14]の適用も検討されるとよい（図 6-1-20）．特にPusher現象を有する患者で非麻痺側への重心移動が十分に行えず，非麻痺側立脚での不安定や振り出し困難を呈する患者に適用すると，問題点が改善する様子がみられる．これにより立位・歩行場面で，急激に不安定と

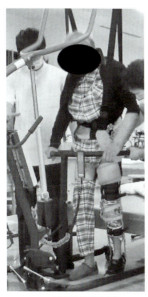
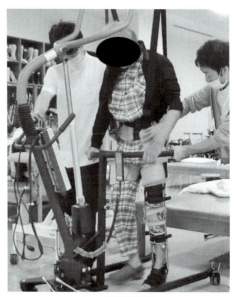

a. 非麻痺側立脚　　b. 麻痺側立脚

図 6-1-21　免荷歩行器の利用した歩行練習
免荷による押し返しや過剰な出力を低減した中では，歩行に必要な前方への適切な推進力を発揮すること（もしくは練習によって獲得すること）が可能となる

なる体幹・骨盤の安定化や，増大する下肢への感覚入力の緩和などが図れ，非麻痺側下肢の押し返しが低減する．また，転倒を防止する役割も果たしており，患者の恐怖感の軽減にもなり，過剰な出力の低減や口頭によるリラクセーションの促しが行いやすくなる．これらの効果により，体幹部を正中位に保持（必要に応じて介助）した状態での非麻痺側への重心移動（非麻痺側股関節内転）や非麻痺側立脚にて過剰な努力性の活動，そこから惹起される麻痺側への押し返しを軽減させた中で荷重下伸展運動による重心の上方への移動および適切な前方への推進力が得られる（図6-1-21）．免荷歩行器の効果は，前述のような運動・感覚的な側面から転倒の回避や過剰な出力を惹起する入力の緩和により，患者の恐怖感や努力量を軽減させることができ，立位バランスや歩行関連の課題に注意指向を促すことができる．

LLBや免荷歩行器などの機器を使った練習や壁を使った練習など，環境面を考慮した環境設定下での練習を実施し，立位・歩行が安定してきたら徐々に実用的な歩行練習へと移行するとよい．手すりや杖を使用した練習では，手すりや杖に対する押し返しが生じないようにコントロールすることや，非麻痺側立脚での非麻痺側への重心移動の意識づけが必要である．また上肢のコントロールについては平行棒にタオルを巻き，それを滑らせるようにすることで押し返しを軽減させるや，杖歩行の場合はセラピストが非麻痺側の上肢に対し，杖を患者が前外方につこうとしたり，肘関節を伸展して突っ張ろうとしたりするのを未然に抑止するように歩行介助や誘導を行う．重心移動のコントロールについては，3動作歩行を教える際の「杖（手）→麻痺側脚→非麻痺側脚」といった声かけから，「非麻痺側脚」と「杖（手）」の間に「腰」と声かけを行い，非麻痺側前方に重心位置を移動するように促しながら歩行を実施することで，押し返しの要素が低減できる（骨盤位置に意識を向け，杖をついた方向に移動する）．

応用的な練習として，横歩きや後ろ歩きなどは通常の歩行で行っている代償（押し返しも含む）を行わせずに，重心移動やステップの練習が行えるため有用である．また，階段昇降なども押し返しを低減させた中でステップや重心移動，バランスコントロール改善のための練習が可能となり有効である．つまり，手すりの形状や昇段ステップを行う際の姿勢，麻痺側下肢の昇段を行う際の重心位置のコントロールなどの課題が非麻痺側に押し返し軽減に奏効していることが推察される．

文　献

1) Karnath HO, et al：Understanding and treating "pusher syndrome". *Phys Ther* **83**：1119-1125, 2003
2) 網本　和：半側空間無視における視覚的垂直定位障害と坐位平衡機能の関連について．理学療法学　**19**：1-6, 1992
3) Baggio JA, et al：Verticality Perceptions Associate with Postural Control and Functionality in Stroke Patients. *PLoS One* **11**：1-11, 2016
4) Barbieri G, et al：Ageing of the postural vertical. *Age* **32**：51-60, 2010
5) Cardoen S, et al：Posterior pusher syndrome：A report of two cases. *Clin Neurol*

Neurosurg 112：347-349, 2010

6) Karnath HO：Pusher syndrome—afrequent but little known disturbance of body orientation perception. *J neural* 254：415-424, 2007

7) Mittelstaedt H：Origin and processing of postural information. *Neurosci Biobehav Rev* 22：473-478, 1998

8) Karnath HO, et al：The origin of contraversive pushing. Evidence for a second graviceptive system in humans. *Neurology* 55：1298-1304, 2000

9) Broetz D, et al：New aspect for the physiotherapy of pusher behavior. *Neuro Rehabilitation* 20：133-138, 2005

10) 網本　和：半側空間無視とその関連症状に対する理学療法．理学療法学 34：114-117, 2007

11) 植松海雲, 他：高齢脳卒中患者が自宅退院するための条件　Classification and regression trees（CART）による解析．リハ医 39：396-402, 2002

12) 佐藤房郎：片麻痺の体幹運動と筋活動（成人中枢疾患：体幹機能の臨床運動学）．理学療法学 21：464-469, 1994

13) 阿部浩明：Pusher 症候群に対する理学療法．阿部浩明（編）：高次脳機能障害に対する理学療法．文光堂, 2016, pp24-69

14) 都志翔太, 他：脳卒中発症後, Pusher 現象を認めた症例に対する部分免荷トレッドミル歩行練習の使用効果．石川県理学療法学 14：7-10, 2014

第2節

腹臥位療法

はじめに

　重度の Pusher 現象は，その徴候の長期化によって機能・能力的到達点を著しく低下させるため，アウトカムを好転させるためには早急に症候を軽減させることが不可欠である．特に Pusher 現象は，前額面での姿勢制御障害であり，空間に対する身体の主観的な垂直判断の偏倚が生起メカニズムと考えられている．このことを背景に，これまでの Pusher 現象に対する治療は垂直判断を矯正する認知面へのアプローチや，非麻痺側肢で「押せない」条件での運動などが介入の糸口であった．

　一方，Pusher 現象例の中には寝返りでも抵抗を示す例が存在し，垂直判断の偏倚とそれに伴う前額面での姿勢制御異常という概念とは異なる特性も含んでいると考えられる．すなわち，Pusher 現象は単に垂直軸を定位する認知的側面の障害のみならず，非麻痺側上下肢で「押す」という運動出力系の異常も包含した徴候であることを示唆するものと思われる．そこで Fujino ら[1,2] は，非麻痺側上下肢や体幹の過剰な運動出力を抑制することで Pusher 現象が改善するとの仮説のもと，腹臥位による治療効果を検証している．

　本稿では，Pusher 現象に対する腹臥位療法の効果や適応症例，その方法論について紹介する．

Pusher現象に対する腹臥位療法

研究デザインと対象

　Pusher現象に対する腹臥位の効果は，シングルケーススタディデザイン（ABAデザイン）を用いて検証した．A1期（ベースライン期），B期（介入期），A2期（フォローアップ期）は，おのおの2日間とし，各期で1日1時間のPusher現象に対する一般的な理学療法（傾斜面上での座位練習，垂直指標を提示した起立練習，長下肢装具（KAFO：Knee Ankle Foot Orthosis）を使用した歩行練習）を行い，B期のみ腹臥位による治療（10分）を付加した（図6-2-1）．

　対象はBacciniら[3]の報告に基づき，Scale for Contraversive Pushing（SCP）を用いてPusher現象が陽性（SCP各下位項目＞0）と診断された初発の脳血管障害患者3例とした（表6-2-1）．

使用機器

　腹臥位療法は，特別な治療器具を必要としないが，筆者らは治療ベッドの頭部部分に穴があいたものを使用し，また治療ベッドに角度調整機能が

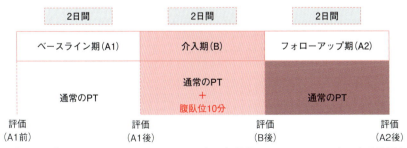

図6-2-1　シングルケーススタディデザイン

表 6-2-1　患者情報

No.	年齢	性別	発症からの期間	診断	損傷領域	BRS#	感覚障害*	半側空間無視の重症度*	MMSE†
1	60代	男性	36日	脳出血	被殻（出血量90 cc）‡	Ⅱ/Ⅰ/Ⅱ	重度	重度	17
2	70代	女性	20日	脳出血	被殻（出血量21 cc）	Ⅲ/Ⅱ/Ⅲ	中等度	中等度	15
3	70代	女性	15日	脳梗塞	中大脳動脈領域（M1閉塞）	Ⅱ/Ⅰ/Ⅱ	中等度	中等度	25

BRS：Brunnstrom Recovery stage, MMSE：Mini Mental State Examination, #：BRS：上肢/手指/下肢, ＊：Stroke Impairment Assessment Setで評価, †：合計30点（カットオフ23点）, ‡：症例1は開頭血腫除去術を施行

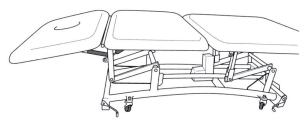

図 6-2-2　腹臥位療法に用いる治療ベッド

あれば頸部伸展活動を抑制するために少しヘッドダウン（頸部を軽度屈曲）させる（図 6-2-2）. 治療ベッドにこれらの機能がない場合, 治療ベッドよりもやや低めの台を頭側に設置し, その段差を利用することで頸部をリラクセーションさせることができ, どのような施設・環境でも実践できる（図 6-2-3）.

治療方法

腹臥位における姿勢は, 頸部の回旋や伸展が生じないように安楽な肢位になるよう治療台を設定する（図 6-2-4）. 安楽な肢位とは, Pusher 現象

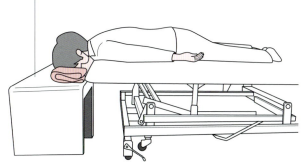

図6-2-3 腹臥位療法（治療ベッドに角度調整機能がない場合）

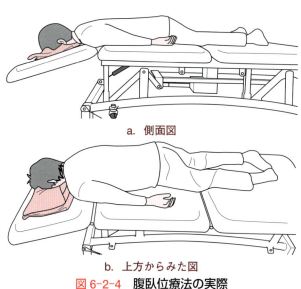

a. 側面図

b. 上方からみた図

図6-2-4 腹臥位療法の実際

によって生じる運動と反対の姿勢と捉えるとイメージしやすい．例えば，非麻痺側上肢での押す動作は肩関節外転・外旋の運動であり，腹臥位ではその反対の肢位（肩関節内転・内旋位）になるよう体側に上肢を位置させ

る．頸部や体幹も過度に伸展していることが多いため，同様の理由で頸部を軽度屈曲位にし，過剰な反応を抑制する．

腹臥位になった後（図6-2-4），頸部や四肢をリラックスさせるように指示し，セラピストが体幹や四肢を軽く揺すり，体幹や四肢のリラックス（脱力）した状態の理解を促す．多くの患者は，非麻痺側肢の過剰な伸展活動に無自覚であり，腹臥位によって脱力した状態を経験することではじめて，非麻痺側肢の過剰な運動を自覚できることが多い．一度，脱力した状態を理解すると，それまでの過剰な反応と脱力した状態の違いを認識でき，治療終了後にPusher現象が再燃しても言語的な教えによって自ら押す動作を抑制することが可能となる．

アウトカムの評価

Pusherの評価にはSCPを用い，基本動作能力は体幹コントロールテスト（TCT：Trunk Control Test：100点満点）[4]により評価した．なお，TCTは麻痺側への寝返り，非麻痺側への寝返り，起き上がり動作，座位保持の4項目で構成され，それぞれ0点，12点，25点の3段階で採点する．正常動作は25点，ベッド端につかまるなど，なんらかの補助が必要な場合は12点，遂行困難な場合は0点と判断し，得点が高いほど良好な体幹機能を意味する（0〜100点）．その他，座位保持時の非麻痺肢の使用状況と他動的に座位姿勢を垂直位にした際の内省を聴取し，座位時の恐怖感をVisual Analog Scale（VAS）により評価した．

評価時期は，ベースライン期の前後（以下，A1前，A1後），介入期の後（以下，B後），フォローアップ期の後（以下，A2後）とした．各評価は腹臥位治療に関与しない者が実施し，評価結果に影響しないよう配慮した．

表 6-2-2 SCP と TCT の変化

	A1 前	A1 後	B 後	A2 後
SCP				
・症例 1	6	6	3.5	3.5
・症例 2	6	6	2.5	1.75
・症例 3	5.5	5.5	2.5	3.5
TCT				
・症例 1	12	12	24	24
・症例 2	12	12	24	24
・症例 3	0	0	12	12

A1：ベースライン期，B：介入期，A2：フォローアップ期

腹臥位療法の結果

　表6-2-2 に SCP と TCT の結果を示す．A1 前と A1 後での SCP は，症例 1 が 6 点，症例 2 が 6 点，症例 3 が 5.5 点と重度の Pusher 現象を呈しており，また TCT は症例 1 が 12 点，症例 2 が 12 点，症例 3 が 0 点であった．腹臥位による治療後（B 後）の SCP は，症例 1 が 3.5 点，症例 2 が 2.5 点，症例 3 が 2.5 点となり，TCT も症例 1 が 24 点，症例 2 が 24 点，症例 3 が 12 点へと改善した．A2 後の SCP は症例 1 が 3.5 点，症例 2 が 1.75 点，症例 3 が 3.5 点であり，腹臥位の効果が持続する例，さらに改善した例，効果が減弱した例が存在したものの，いずれもフォローアップ期での持ち越し効果が認められた．A2 後の TCT は症例 1 が 24 点，症例 2 が 24 点，症例 3 が 12 点であり，B 後からの変化はなかった．A1 前と B 前での非麻痺肢の使用状況に関する内省は，「腕に力を入れないと危ない」「押してない」など，3 症例とも非麻痺肢の過剰な反応に対する認識が乏しかったが，B 後と A2 後は「力の抜き方がわかった」「力が入っていた」などに変化した．A1 前と A1 後での垂直性に関する内省は，3 症例とも「体が傾いている」であり，治療後も変化はなかった．A1 前と B 前での VAS（10 段階で 0 が恐怖感なし）は症例 1 で 7/10，症例 2 で 8/10，症例 3 で 3/10 であり，

B 後と A2 後は症例 1 が 8/10，症例 2 で 7/10，症例 3 で 3/10 と著変はなかった．

　以上から，重度の Pusher 現象例に対する腹臥位による治療は，短期的かつ持続的にその徴候を改善させ，基本動作能力の向上にも寄与することが示された．一方，内省や VAS の結果から，これらの効果は垂直性における認知的側面への影響は少なく，運動出力系に対して作用することが示唆された．

Pusher 現象に対する治療効果の比較

　Pusher 現象に対する介入研究は，国際的にみても非常に少ない（表 6-2-3）．Paci ら[5]は，亜急性期の右半球損傷患者に対して視覚的フィードバックと聴覚的フィードバックを提示する治療を行い，3 週間以上の治療によって入院時の SCP4.75 から退院時の SCP2.75 へと改善したことを示している．Krewer ら[6]は，発症後 1 カ月前後の Pusher 現象例に対し，直流前庭刺激（GVS：Galvanic Vestibular Stimulation），locomat trainig（歩行トレーニング），視覚的フィードバックをそれぞれ 2 日間ずつ実施し，3 種類の治療に対する即時効果を検証した結果，いずれの治療も SCP に変化がなかったと報告している．Nakamura ら[7]は発症後 5 カ月と 6 カ月の 2 症例に対して視覚的フィードバックに GVS を組み合わせた治療を行い，視覚的フィードバックと GVS の組み合わせによる効果を ABAB デザインで検証している．その結果，SCP は 2 回目の GVS の治療後（B2 期）にのみ改善がみられたとしているが，その変化量はわずかである．Yang ら[8]は，発症後 6 カ月前後の Pusher 現象を有する 12 例の患者に対し，コンピューターと鏡を用いた視覚的フィードバックの無作為化比較試験によって検証し，3 週間の治療によってコンピューターによる視覚的フィードバックにおいて SCP が平均 4.0 点軽減したと報告している．

　以上から，先行研究と腹臥位療法とでは介入時期や治療時間は異なるものの，腹臥位療法が Pusher 現象に対する有効な治療手段の一つであるこ

表6-2-3 介入研究の比較

	研究デザイン	発症後の介入時期	n数	介入内容	介入期間	SCPの変化
Paci ら[5] (2004)	ケースレポート	3週	1	視覚的フィードバック, 聴覚的フィードバック	3週間以上	2.0点減
Krewer ら[6] (2013)	クロスオーバーデザイン	1カ月前後	14	GVS, ロコマットトレーニング (歩行), 視覚的フィードバック	計1週間	有意差なし
Nakamura ら[7] (2014)	シングルケーススタディデザイン (ABABデザイン)	4カ月 5カ月	2	視覚的フィードバック, GVS	各1週 (計4週)	1.0点減 0.5点減
Yang ら[8] (2015)	無作為化比較試験	6カ月	12	視覚的フィードバック (コンピュータVS鏡)	3週間	4.0±1.1点減
Fujino ら[1] (2016)	シングルケーススタディ (ABAデザイン)	2週〜1カ月	3	腹臥位	各2日 (計6日間)	3.0±0.5点減

SCP：Scale for Contrarersive Pushing, GVS：直流前庭刺激

とが示唆される. 今後の課題は, Pusher現象の重症度や介入時期が異なる症例について適応を検討する必要がある.

腹臥位療法の注意点

　腹臥位では患者の顔色など, 他覚的所見を観察しにくい. そのため病状が不安定である急性期や, 自覚症状を訴えられないような症例では, 特に注意すべきである. 当然ながら窒息に留意し, 呼吸を阻害していないか, 息苦しさがないかなどを確認することも忘れてはならない. また, 腹部がベッド面に圧迫されるため, 食後の時間帯を避けて導入するなどの配慮が必要であろう. 万が一, 気分不快や嘔吐などが生じた場合, 迅速に適切な

体位をとれるよう心構えしておくことも重要である.

腹臥位への誘導方法

　患者を腹臥位に誘導する際に最も注意すべき点は，肩関節への不適切なストレスによる疼痛の出現である．脳卒中患者のうち，特に弛緩性麻痺例では肩関節の亜脱臼，疼痛が生じやすく，運動療法を実践するにあたっては予防的な対応が不可欠となる．そのため，背臥位から腹臥位へ移行する際に麻痺側肩関節を保護することがきわめて重要である．

　以下，腹臥位への誘導方法と肩関節を保護する方法について左片麻痺者を例に紹介する.

①背臥位からの寝返りは，非麻痺側方向とする.

②麻痺側下肢を膝立て位とし，非麻痺側方向に交叉させる.

③麻痺側膝関節を非麻痺側方向（股関節内旋方向）へ誘導し，骨盤帯の非麻痺側方向への回旋を引き出す（図 6-2-5）.

④麻痺側下肢からの誘導によって骨盤帯が回旋してきたら，セラピストは骨盤からの誘導に移行する.

⑤（④に続いて）麻痺側肩甲帯の後方回旋が生じないように麻痺側上肢を腹部に置き，寝返り方向へ肩甲帯も誘導する（図 6-2-6）.

⑥非麻痺側上肢での押し返しが強い場合，非麻痺側上肢を挙上位にし，「押せない」状況とすることで誘導しやすくなる（図 6-2-7）.

⑦側臥位に誘導する際，非麻痺側上下肢や体幹での抵抗が強いことも多い．その際は，患者の腹部にセラピストの大腿を接触させ，「おへそで（セラピストの）足を押してきてください」のように指示すると過剰な反応が抑制しやすい．この時，寝返りとともにセラピストは動作を阻害しないよう介助位置を変更する（図 6-2-8）.介助が難しい場合はクッションで代用するのもよい.

⑧半側臥位となったら，麻痺側の大胸筋腱から上方に引き上げることで肩関節への荷重や不要なストレスがかからないようにする（図6-2-9）.

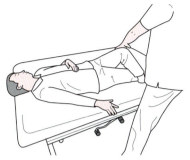
a. 麻痺側下肢を非麻痺側方向に交叉

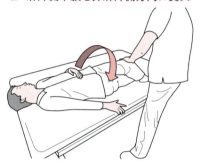
b. 骨盤帯の非麻痺側方向への回旋を引き出す
図 6-2-5　腹臥位への誘導方法（①〜③）

⑨腹臥位に誘導後，図 6-2-4 のように頸部や体幹，四肢のアライメントを調整する．

腹臥位療法の適応

　筆者ら[1]の先行研究では，①発症早期の脳卒中，②重度の片麻痺，③重度の感覚障害，④重度の半側空間無視を有する Pusher 現象例を対象とし，その効果が示されている．病期や Pusher 現象の重症度の違いによる効果の違い検証段階であるが，前述の症候を合併する症例に対する腹臥位療法は，その治療効果は十分に期待される．
　一方，腹臥位療法には言語的な教えの重要性も示唆されており，意識障

228　第Ⅵ章　Pusher現象の治療アプローチ

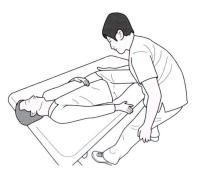

a. 骨盤から寝返りを誘導

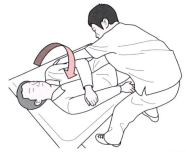

b. 肩甲帯からも非麻痺側方向へ誘導

図6-2-6　腹臥位への誘導方法（④，⑤）

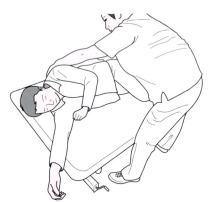

図6-2-7　腹臥位への誘導方法（⑦）

非麻痺側上肢での押し返しが強い場合，図のように非麻痺側上肢を挙上位にすることで「押しにくい」条件を設定する

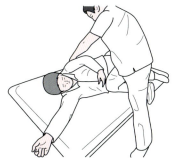

a. セラピストの大腿をあてがい，接触面をつくる

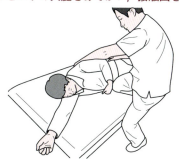

b. セラピストは寝返りを阻害しないよう介助位置を変える

図 6-2-8　腹臥位への誘導方法（⑧）

害例や失語症例に対する効果は明らかではなかった．そこで筆者ら[9]は，左大脳半球損傷後に意識障害と重度の失語症を有する重度 Pusher 現象例に対し，腹臥位療法の効果を報告したので紹介する．症例は左頭頂葉皮質下の脳出血患者（70歳代後半，女性，右手利き）であり，推定出血量90 ml のため発症当日に開頭血腫除去術を施行された．第19病日に先行研究に準じて試験開始とし，その際の神経学的所見は意識障害（JCS10），重度の右片麻痺と感覚障害があり，神経心理学的所見は重度の失語症（わずかに従命反応が可能），右半側空間無視を認めていた．Pusher 現象に対する腹臥位の効果は，シングルケーススタディデザイン（ABAB法）を用いて検証し，SCP，Burke Lateropulsion Scale（BLS），TCT によって効果検証した．その結果を表 6-2-4 に示す．腹臥位による治療後（B1後），先行研究と同様に Pusher 現象は即時的に改善したが，フォローアップ期（A2

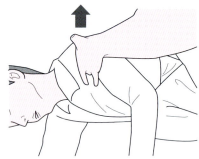

a. 大胸筋腱に指をかけ，上方に引き上げる（麻痺側上肢は体側におく）

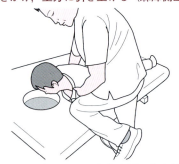

b. 麻痺側肩関節を保護しつつ，非麻痺側上肢を体側に誘導する

図 6-2-9　腹臥位への誘導方法（⑨）

表 6-2-4　SCP，BLS，TCT の変化

	A1 前	A1 後	B1 後	A2 後	B2 後
SCP	6	6	3.75	6	3.5
BLS	15	15	9	12	10
TCT	0	0	0	0	12

SCP：Scale for Contrarersive Pushing，BLS：Burke Lateropulsion，TCT：体幹コントロールテスト

後）への持ち越し効果はなかった．再度，腹臥位療法を実施すると（B2 後），B1 後よりも即時的に Pusher 現象は軽減し，TCT も B2 後で改善した．この報告から，腹臥位療法は非言語的な作用によっても一定の治療効果が得られることが示唆された．一方，治療効果の持続性は乏しく，その

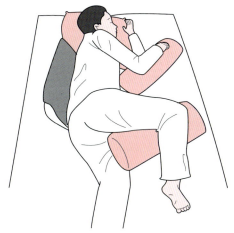

図 6-2-10　腹臥位の代用方法

要因には自己身体や姿勢の崩れに対する注意が困難であったことが推測された.

その他，一般的な留意事項として円背のように構築学的に制限がある症例については適応が難しいと思われる．このような場合，呼吸理学療法でしばしば実施される腹臥位に近い姿勢によって代用を試みることも必要である（図 6-2-10）.

なぜ，腹臥位によって Pusher 現象が改善するのか

　脳損傷後の半球間抑制の不均衡は，非麻痺側肢の過剰な反応をもたらすとされる．姿勢反射の一つである緊張性迷路反射は，背臥位では四肢・体幹の伸筋を優位に活動させ，反対に腹臥位では屈筋を優位に活動させる[10]．すなわち腹臥位の姿勢は，緊張性迷路反射の作用によって四肢・体幹の過剰な伸筋活動を抑制させた可能性が考えられる．腹臥位療法が，なぜ「押す行為」を軽減させるのか，そのメカニズムは不明であるが，前述の背景をもとに過剰な運動出力を調整させうる治療であると考えられる．

まとめ

　Pusher 現象に対する有効な治療の開発は，従来の日常生活動作能力や機能的予後の到達度をより高めうることが期待される．腹臥位療法は，短期的かつ持続的にその徴候を改善させ，基本動作能力の向上にも寄与するものであり，理学療法における有効な治療手段の一つといえよう．今後，腹臥位による生理学的変化や Pusher 現象重症度別の効果，適応と限界について症例を重ね検証していく必要がある．

文　献

1) Fujino Y, et al：Prone positioning reduces severe pushing behavior：three case studies. *J Phys Ther Sci* **28**：2690-2693, 2016

2) 藤野雄次，他：腹臥位によって座位バランスの改善をみた Pusher 現象を伴う重度左片麻痺の1例. *Jpn J Rehabil Med* **53**：401-404, 2016

3) Baccini M, et al：Scale for contraversive pushing：cutoff scores for diagnosing "pushing behavior" and construct validity. *Phys Ther* **88**：947-955, 2008

4) Collin C, et al：Assessing motor impairment after stroke：a pilot reliability study. *J Neurol Neurosurg Psychiatry* **53**：576-579, 1990

5) Paci M, et al：Physiotherapy for pusher behaviour in a patient with post-stroke hemiplegia. *J Rehabil Med* **36**：183-185, 2004

6) Krewer C, et al：Immediate effectiveness of single-session therapeutic interventions in pusher behaviour. *Gait Posture* **37**：246-250, 2013

7) Nakamura J, et al：Effects of galvanic vestibular stimulation combined with physical therapy on pusher behavior in stroke patients：a case series. *Neurorehabilitation* **35**：31-37, 2014

8) Yang YR, et al：Effects of interactive visual feedback training on post-stroke pusher syndrome：a pilot randomized controlled study. *Clin Rehabil* **29**：987-993, 2015

9) 藤野雄次，他：Pusher 現象に対する腹臥位の治療適応についての一考察. 第14回日本神経理学療法学会学術集会. p34, 2016

10) Chan CW：Tonic labyrinthine reflex control of limb posture：reexamination of the classical concept. *Adv Neurol* **39**：621-632, 1983

第3節

外的刺激

はじめに

　Pusher 現象に対して外的刺激を用いた治療アプローチは，国内外で散見されているものの，介入方法の確立には至っていない．本稿では Pérennou ら[1]の脳卒中患者における垂直性についての Review で取り上げられている，アウベルト効果（Aubert effect），筋腱振動刺激，経皮的末梢神経電気刺激（TENS：Transcutaneous Electrical Nerve Stimulation），直流前庭電気刺激（GVS：Galvanic Vestibular Stimulation）について，先行研究を参照しながら順を追って説明を加えていく．

アウベルト効果（Aubert effect）

　被験者を暗闇にて，頭部あるいは全身を左右どちらかに傾けた状態のまま前額面上で視覚垂直認知課題を行うと，重力方向と一致せずに傾斜した身体の方向へ視覚垂直が偏倚する．この現象をアウベルト効果（Aubert effect）[2]という（図 6-3-1）．アウベルト効果が生じる認知過程は，体性感覚が変容した患者の体性感覚情報と他の感覚モダリティとの相互作用から明らかにされつつあり，その過程は垂直認知の表象の解釈についても多くの示唆を含んでいる．

　Yardley[3]は，ウイルス性の脱髄疾患により頸神経（C1〜8）領域の体性感覚障害を呈している患者の身体を傾けた結果，視覚垂直は偏倚せずアウベルト効果を認めなかったと報告した．また，Anastasopoulos ら[4]は右視床出血による左片麻痺患者を対象として，左あるいは右側臥位にて視覚垂

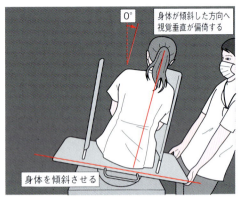

図 6-3-1　アウベルト効果
暗室（視覚垂直の手がかりがない状態）で身体を傾けた状態のまま，視覚垂直認知課題を行うと，傾斜した身体の方向へ視覚垂直が偏倚する現象

直を測定した．感覚障害がない右側臥位では，視覚垂直が右方へ偏倚するアウベルト効果が健常者と同様に確認されたものの，感覚障害がある麻痺側が下となる左側臥位では視覚垂直は偏倚せず，アウベルト効果が生じないことを報告した．これらの症例報告によってアウベルト効果は，重力体性感覚が低下した者では生じない可能性が指摘されていた．この仮説を検証するためにBarraら[5]は，27名の健常者（54±9歳）と23名の感覚障害を呈している片麻痺患者（52.9±11歳）を対象として，座位で垂直位と右側もしくは左側に前額面上で30°傾斜させた位置で，5分間保持した後に視覚垂直を測定した（図6-3-2）．健常者群では，垂直位0.24±1°，傾斜条件では傾けた方向に5.55±3.9°偏倚しアウベルト効果が確認された．片麻痺群は，垂直位-4.7±4.7°，傾斜条件では非麻痺側方向に6.09±6.3°，麻痺側方向に0.04±6.7°の偏倚が生じた（図6-3-3）．片麻痺群では，非麻痺側への傾斜条件においてアウベルト効果が確認できたものの，麻痺側への傾斜条件においてアウベルト効果が確認されなかった．また，調整視覚垂直（麻痺側傾斜位と垂直位での視覚垂直の差）は麻痺側の感覚障害の程度と負の

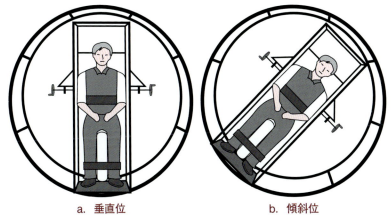

a. 垂直位　　　　　　　b. 傾斜位
図 6-3-2　垂直位および傾斜位の様子
前額面上で回転する装置を使用して，垂直位と傾斜位の2条件で視覚垂直を測定した

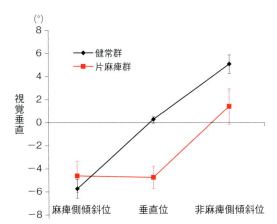

図 6-3-3　健常群と片麻痺群の主観的視覚垂直の比較（文献5）より引用）

　健常者群は垂直位 0.24±1°，傾斜条件では傾けた方向に左右 5.55±3.9° 偏倚した．片麻痺群は垂直位 −4.7±4.7°，傾斜条件では非麻痺側方向に 6.09±6.3°，麻痺側方向に 0.04±6.7° の偏倚が生じた．すなわち，麻痺側への傾斜条件ではアウベルト効果は生じなかった

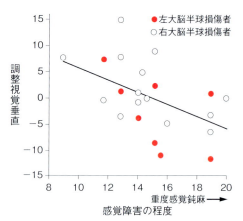

図 6-3-4　調整視覚垂直と感覚障害との相関
（文献5）より改変引用）

調整視覚垂直（麻痺側傾斜位と垂直位での視覚垂直の差）は，麻痺側の感覚障害の程度と強い負の相関（r＝－0.55）を認めた．つまり，麻痺側の感覚障害の程度が重度になるほどアウベルト効果を示さなかった

相関（r＝－0.55）を認めた（図 6-3-4）．つまり，麻痺側の感覚障害の程度が重度になるほどアウベルト効果が生じないという結果となった．これらの結果の解釈は，複数の感覚情報によって構築される主観的な垂直認知に関わる人間の内部モデルの存在によって説明することができる．内部モデルとは，①感覚のあいまいさを解消するため，②異なる感覚モダリティを統合するため，③求心性と遠心性の情報を結びつけるための神経処理として働いているとするものである[6]．また，内部モデルは順モデルと逆モデルからなる．随意運動における順モデルは，「運動指令によって，どのような運動を引き起こすか．その結果，得られる感覚のフィードバック情報がどのようなものか」というシステムである．逆モデルは，順モデルと対応関係の内部表現であり，「ある動作を行う際に，得られる感覚のフィードバック情報を予測し，予測のもとにどのような運動指令を出力させるか」というシステムである．運動制御に関わる内部モデルについては，多くの

研究がなされている一方で，視覚や前庭感覚や体性感覚などの感覚情報の変化が順モデル，もしくは逆モデルとどのように関わりをもち，垂直認知の表象に至るかは明らかではない[7]．現在のところ，生物学的垂直を担保する垂直認知に関わる感覚情報の構築や更新に作用する内部モデルについて，視覚と前庭感覚の役割は証明されつつあるものの[8,9]，体性感覚の貢献は依然として不明な点が多い．Barra ら[5]によれば，重力知覚に関わる体性感覚と前庭感覚情報が一致している時（垂直位），体性感覚は垂直認知の表象を強固にするために働くと想定される．そして，体性感覚と前庭感覚の重力信号が不一致を起こしている時（傾斜位），大脳は体性感覚と前庭感覚の信号を外部中心的かつ自己中心的な調整システムの間で方向づけられている垂直認知の表象に至るように統合すると仮説を立てた．実際の実験場面では，体性感覚を抑制することが難しいため，体性感覚の役割の本質や垂直認知の内部モデルが寄与する過程の解明は，依然として探求すべき課題であると考えられる．

筋腱振動刺激

振動刺激は，筋の固有受容器を刺激する手段としてよく用いられる方法の一つである．筋紡錘の興奮を誘発させるためには，周波数100～300 Hz，振幅は 0.5～1.5 mm 程度の刺激が用いられる[10]．臨床的に治療として用いる場合には，150 Hz の刺激は不快感を伴うことがあるので，100～125 Hz が用いられることが多い[11]．さらに，周波数が 50 Hz 以下では被振動筋の筋緊張が抑制されることも知られており[12]，目的に応じた周波数の設定が必要となる．また，振動刺激は立位姿勢の制御における筋の固有受容器の役割を解明するために広く用いられてきた．中枢神経系は，振動を受けた筋から放出されたＩa求心神経の興奮によって筋が伸長しているかのように捉え，運動錯覚もしくは代償的な姿勢調節を誘発する[13~15]．つまり，立位における足関節筋への振動刺激は全身の傾きを誘発し，脛骨筋の刺激で前方へ，アキレス腱の刺激で後方へ定位させる．この姿勢応答は全身のア

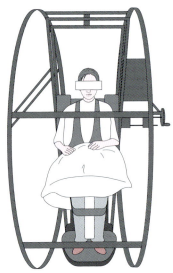

図 6-3-5　矢状面上における身体垂直の測定
矢状面上を回転する直径 180 cm の大きなホイールの中に座った状態．頭部，体幹，下腿，足部は固定されている

ライメントの変化，もしくは身体垂直の内部表象の変化が誘発されることによって生じると解釈されている．

　Barbieri ら[16]は，健常者 12 名を対象に矢状面上を回転する直径 180 cm の大きなホイールの中に座った状態（図 6-3-5）で両側のアキレス腱に振動刺激を加えながら身体垂直を測定した．対象者は座った状態で余計な動きを抑制するために頭部，体幹，下腿，足部をストラップによって堅く固定された．振動刺激は，Roll ら[15]の先行研究に従い頻度は 85 Hz，振幅は 0.85 mm，時間は測定の 3 分前から測定が終了するまで実施した．12 名のうち，6 名はベースラインとして身体垂直を測定してから振動刺激中の身体垂直を測定した．残りの 6 名は，振動刺激を行ってから 3 分間の安静後にベースラインとして身体垂直を測定した．また，矢状面状で垂直位より前方への偏倚をプラス，後方への偏倚をマイナスとして記録した．その結果，ベースラインは 0.78°±1.7°となり，わずかに前方へ偏倚しているもの

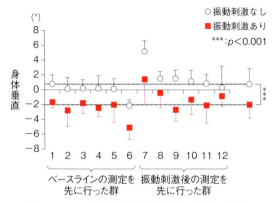

図6-3-6　振動刺激による身体垂直の偏倚
（文献16）より改変引用）

被験者12名のうち，6名ベースラインとして身体垂直の測定を先行し，残りの6名は振動刺激を行ってからベースラインとして身体垂直を測定した．振動刺激を行った群のベースラインは0.78°±1.7°であり，わずかに前方へ偏倚しているものの完全な垂直（0°）と有意差はなかった．振動後は-1.92°±1.6°と後方へ偏倚し，ベースラインとの差は2.7°±0.83°と有意な差を示した

の完全な垂直（0°）と有意な差は認めなかった．振動後は-1.92°±1.6°と後方へ偏倚し，ベースラインとの差は2.7°±0.83°と有意な差を示したと報告している（図6-3-6）．以上より，Barbieriらは振動刺激によって生じる効果の大部分がIa神経線維を経て伝達された固有受容器による情報の動揺によるものであるだろうと推定しており，筋の固有受容感覚の集積と更新によって垂直性は参照されることを明らかにしたと報告している．

経皮的末梢神経電気刺激（TENS）

　TENSは，表面電極から大径有髄神経線維を刺激することによる鎮痛効果が知られている．疼痛はAδ線維，C線維のような小径で伝導速度の遅い侵害受容神経線維にて伝達されるが，その中枢への伝達は大径で伝達速

表 6-3-1　周波数と生体への効果 （文献18）より引用）

	低周波 （＜1 KHz）	中周波 （1 KHz〜100 KHz）	高周波 （＞100 KHz）
筋収縮	強縮	自然な収縮	なし
皮膚感覚	ちくちく，びりびりの疼痛	むずむず感，疼痛なし	なし
浸透性	表面的	筋深層部	

度の速い有髄の固有受容神経線維（Aβ線維）の活動で妨げられる．したがって，TENSによってAβ線維活動が増大すれば，疼痛感覚が減少すると説明される．TENSによる感覚神経刺激は，末梢電気刺激（peripheral electrical stimulation）と呼ばれ，近年注目されている[17]．実際の臨床では，目的に応じて電流の刺激波形・周波数を調整して利用する（**表6-3-1**）[18]．一般的に感覚レベル強度のTENSは，50〜200 Hz周波数で数分間〜数時間行われる．

Pérennouら[19]は，空間情報処理における自己中心的な調整システムのゆがみによる身体垂直が偏倚するような場合，この偏倚を頸部からの適切な感覚操作によって修正することができると仮説を立て，TENSを用いて実験を行った．なお，22名（58.3±2.5歳）の片麻痺患者（13名の右大脳半球損傷者，9名の左大脳半球損傷者）と14名（54.7±3歳）の健常者を対象とした．対象者は前額面上で身体垂直を測定するために，シーソーのように側方へのみ不安定な座面（**図6-3-7**）に腰かけた．そして，この座面上で8秒間の垂直位を保持するように指示され，1課題を連続して8施行した．身体垂直の角度は，座面の下に設置された角度計にて測定された．麻痺側への傾斜をマイナス，非麻痺側への傾斜をプラスの値として記録した．この課題を開眼・閉眼，TENSあり・なしで4条件行った．TENSの周波数は100 Hz，パルス幅は200 μsとし，2つの電極を麻痺側の首に2 cmほど離して貼付した．TENSの刺激強度は，軽度のうずきを感じる程度に対象者別に設定した．結果，開眼条件では片麻痺群は−0.26±0.4°（平均値±標準誤差），健常群は0.2±0.3°，閉眼条件では片麻痺群は−1.8±0.5°（22

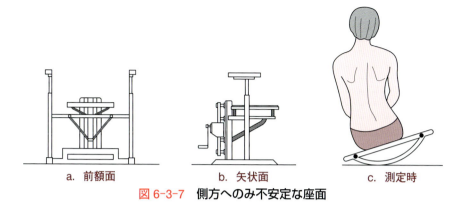

a. 前額面　　b. 矢状面　　c. 測定時
図 6-3-7　側方へのみ不安定な座面

名中5名が課題を遂行できず脱落)，健常群は0.9±0.3°であり，片麻痺群は健常群と比較すると開眼条件，閉眼条件ともに有意に麻痺側へ身体垂直が傾斜していた．開眼・閉眼条件ともに患者群では，大きく身体垂直の偏倚を伴う者がおり，健常群の身体垂直からカットオフ値を算出する（平均値−2×標準偏差）と開眼条件で−3°，閉眼条件では−3.5°となった．カットオフ値以上の偏倚を示した者（BPV$^+$：Bias in the Postural Vertical）は，開眼条件で8名，閉眼条件で6名であった．TENSによって，開眼条件では，片麻痺群のうちBPV$^+$は有意に（$p=0.015$）麻痺側への偏倚が小さくなったものの，カットオフ値以下の偏倚であった者（BPV$^-$）と健常群では明らかな効果を認めなかった（図 6-3-8）．また，閉眼条件ではTENSによってBPV$^+$は−5.7±0.6°から−4.4±0.6°へと麻痺側への偏倚が小さくなる傾向があったものの有意ではなかった（$p=0.11$）と報告している．先行研究では[20]，一時的ではあるものの半側空間無視と感覚障害がTENSによって改善するとの報告があり，おそらくTENSによって大脳レベルの活動が変化すると仮説が立てられている．Pérennouらは詳細が明らかではないものの，同様の機序によって感覚障害と半側空間無視によって大きく偏倚した身体垂直を抑制する効果があったのではないかと考察している．閉眼条件によってTENSの効果が得られなかった点については，重度障害であった5名が課題遂行困難であったため，TENSの効果が期待

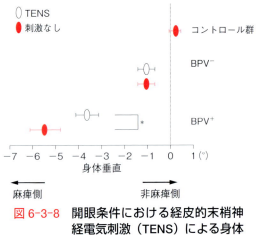

図 6-3-8 開眼条件における経皮的末梢神経電気刺激（TENS）による身体垂直の偏倚（文献19）より改変引用）

片麻痺患者22名のうちカットオフ値を上回る8名はBPV⁺，下回る14名はBPV⁻として表記．BPV⁺は有意に麻痺側への偏倚が小さくなった

できる症例が脱落したことによりサンプルサイズが小さくなってしまったためと推察している．

直流前庭電気刺激（GVS）

　GVSは経頭蓋直流電気刺激機を使用し，両側の乳様突起間から微弱な直流電流を通電し，前庭器官を刺激する電気刺激法である[21]．乳様突起のどちらか一方に陽極電極，もう一方に陰極電極を貼付する両側電極GVSは（図 6-3-9），陰極側の卵形嚢膜電位の発火を生じさせ，その結果，陽極側へ身体傾斜が生じることが知られている[22]．

　Pérennouら[23]は，前額面上に可動する不安定な座面上で8秒間能動的に座位を保持する課題を行い，Pusher現象を呈する患者の頸部は垂直位である一方，骨盤は麻痺側に傾斜していることを運動学的な解析によって明

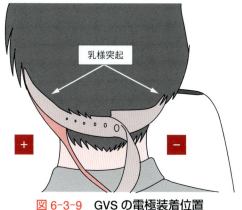

図 6-3-9　GVS の電極装着位置
2 つのスポンジ電極を両乳様突起上でゴムバンドを用いて固定する

らかにした．骨盤の傾斜は，開眼条件と比較して閉眼条件ではより顕著となったことから，頸部の定位は大部分が前庭感覚に補償されている一方で，骨盤の定位は体性感覚によって補償されていると仮説を立てた．つまり，Pusher 現象は白質病変による前庭機能障害による結果ではなく，むしろ重力体性感覚の処理過程の混乱にあると推察した．また，Krewer ら[24]は，14 名の Pusher 現象を呈する患者に対して，視覚フィードバック，GVS，免荷機械補助歩行練習の 3 種類の介入を 1 週間に 20 分間ずつ実施し，介入前後で Scale for Contraversive Pushing（SCP）と Burke Lateropulsion Scale（BLS）の値を測定した．その結果，免荷機械補助歩行練習は視覚フィードバックに比べ BLS が有意に改善を認め，また GVS は介入の前後で BLS が改善傾向にあったものの他の介入と比べて有意な差はなかったと報告している（図 6-3-10）．これらの先行研究の結果を踏まえ，Pérennou ら[1]のレビューにおいて Pusher 現象に対する GVS の効果は否定的に紹介されている．

　GVS と垂直認知の関連について，Mars ら[25]は 24 名の健常者（21〜53 歳）を対象に，GVS 中の主観的視覚垂直（SVV：Subjective Visual Vertical）と主観的徒手的垂直（SHV：Subjective Haptic Vertical）の偏倚を測

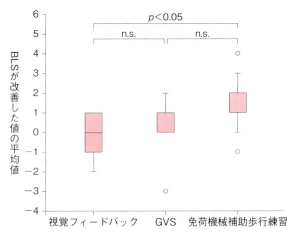

図 6-3-10　介入方法の違いが Pusher 患者の Burke Lateropulsion Scale (BLS) 値に及ぼす効果(文献24)より改変引用)
免荷機械補助歩行練習は視覚フィードバックに比べ BLS が有意に改善を認めた．直流前庭電気刺激(GVS)は介入の前後で BLS が改善傾向にあったものの他の介入と比べて有意な差はなかった

定した．GVS の刺激強度は 2.5 mA と 1.25 mA とした．その結果，SVV と SHV は陽極側へ偏倚し，その偏倚は刺激強度に応じて大きくなることを報告した (図 6-3-11)．Pusher 現象と関連すると考えられる主観的身体垂直 (SPV:Subjective Postural Vertical) と GVS についての報告は数少なく，Volkening ら[26)]は健常者（10 名，59±6.5 歳）を対象に 1.5 mA の GVS を 4～8 分間行い，刺激前（ベースライン）・刺激中・刺激後の 3 分経過時の SVV・SHV・SPV の偏倚を測定した．その結果，刺激前と刺激中に有意な偏倚が認められ，SPV の偏倚は SVV と SHV に比べて小さく，刺激中と刺激後では SPV の偏倚は SHV と比べ小さかった．また，刺激前と刺激後では有意な差が認められなかったことを報告している (図 6-3-12)．つまり，GVS は SVV や SHV と比較すると SPV に及ぼす影響が少ない可能性が指摘された．GVS の刺激時間の一定の基準は確立されていないものの，Volkening らが用いた GVS の刺激時間は，その他の GVS を用いた介入研

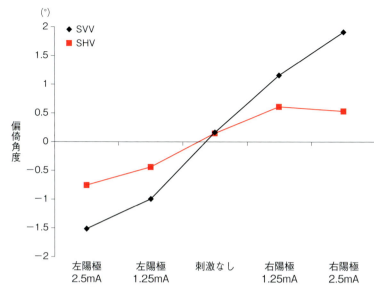

図 6-3-11 直流前庭電気刺激（GVS）による主観的視覚垂直（SVV）と主観的徒手的垂直（SHV）の偏倚（文献 25）より改変引用）

対象者の右側への偏倚を＋，左側を－として記載．SVV と SHV は陽極側へ偏倚し，さらに偏倚の程度は刺激強度に応じて大きくなる

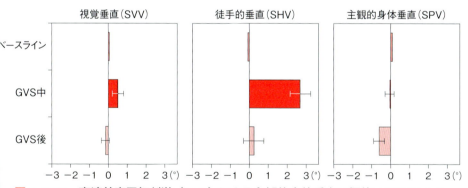

図 6-3-12 直流前庭電気刺激（GVS）による主観的身体垂直の偏倚（文献 26）より改変引用）

陽極側への偏倚を＋，陰極を－として記載．ベースライン（SVV ＝ 0.8 ± 0.5°，SHV ＝ 0.6 ± 0.6°，SPV ＝ 0.6 ± 0.4°），刺激中（SVV ＝ 0.5 ± 0.3°，SHV ＝ 2.8 ± 0.5°，SPV ＝ − 0.1 ± 0.2°），刺激後（SVV ＝ − 0.7 ± 0.3°，SHV − 2.5 ± 0.4°，SPV ＝ − 0.5 ± 0.2°）

表6-3-2 直流前庭電気刺激（GVS）の介入研究における刺激強度，刺激時間，対象者一覧

研究者名	年度	刺激強度	刺激時間	対象者
Mars ら[25)]	2001	1.25 or 2.5 mA	刺激中	健常者
Saj ら[28)]	2006	1.5 mA	刺激中	CVA
Kerkhoff ら[29)]	2011	0.5 mA（閾値下）	20分	CVA
Kathrin ら[30)]	2011	1.5 mA	20分	CVA（USN）
Zubko ら[31)]	2013	1.5 mA	20分×5日	CVA（USN）
Schmidt ら[32)]	2013	0.6 mA（閾値下）	20分	CVA
Krewer ら[24)]	2013	1～2 mA（閾値下）	20分	CVA（Pusher）
Volkening ら[26)]	2014	1.5 mA	4～8分	健常者
Nakamura ら[33)]	2014	0.3～2.0 mA（閾値下）	20分×5日	CVA（Pusher）
Okada ら[34)]	2015	0.2～0.7 mA	20分	パーキンソン病

CVA：脳血管障害，USN：半側空間無視

究[24,25,27~34)]において選択されている20分間の刺激時間（表6-3-2）と比較し短時間であり，刺激時間を延長した場合にSPVへ及ぼす影響については明らかではない．また，Volkening ら[26)]はGVSによる偏倚が大きかったSHVについて，健常者（14名，34±6歳）を対象に時間経過による偏倚を，さらに詳細に検討するため，GVS刺激中と刺激後20分間のSHVを5分ごとに測定した．その結果，GVS刺激中の20分間は陽極側に偏倚し，また刺激30秒後から15分後までは陰極側に偏倚し，20分後は陽極側へ再び偏倚する後作用（after effect）が生じることを報告した（図6-3-13）．after effectの機序については不明な点が多く，SPVについてもGVS後の時間経過に伴って偏倚方向が異なる可能性が考えられる．

　筆者ら[35)]は健常者20名（27.0±3.0歳）を対象として，GVSの刺激極性と時間経過によりSPVが偏倚するか検証した．左乳様突起に陽極電極，右乳様突起に陰極電極を貼付する方法（L-GVS）と，右乳様突起に陽極電極，左乳様突起に陰極電極を貼付する方法（R-GVS）の2条件のGVSを2日間に分けて実施した．GVSの刺激強度は1.5 mA，刺激時間は20分間とした．刺激前にSPVを測定後（ベースライン），GVSを20分間実施し，刺激終了直後，10分後，20分後に身体垂直を測定した．その結果，ベース

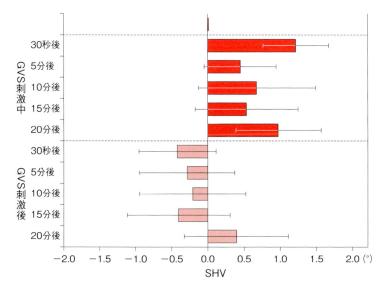

図 6-3-13 直流前庭電気刺激（GVS）の時間経過が主観的徒手的垂直（SHV）に及ぼす効果（文献 26）より改変引用）
陽極側への偏倚を＋，陰極を－として記載．GVS 刺激中の 20 分間は陽極側に，刺激 30 秒後から 15 分後までは陰極側に，20 分後は陽極側へ再び偏倚する

ラインと直後，ベースラインと 10 分後に反時計回り（対象者の前額面上で左方）への有意な偏倚を認めた（図 6-3-14）．SPV の偏倚は極性の影響を受けず，どちらの極性による GVS 刺激後も反時計回り（左方）へ偏倚した．GVS によって前庭器に生じる卵形嚢膜電位の発火は，L-GVS であれば右方へ，R-GVS であれば左方へ，陰極方向に生じることが知られている[22]．この結果から，前庭器が刺激された方向と傾斜方向性の偏倚の方向は一致しない可能性が示唆された．前庭器膜電位の発火のほかに GVS が垂直認知に及ぼした影響として，Fink ら[36]は健常若年者（12 名，26±5.5 歳）を対象とした functional Magnetic Resonance Imaging（fMRI）を用いたイメージング研究において，GVS 中の大脳皮質の活動刺激極性による差について報告している．L-GVS では右大脳半球の上側頭回，島皮質後部（前庭皮質），下頭頂小葉前部が賦活し，R-GVS では左右大脳半球の上側頭

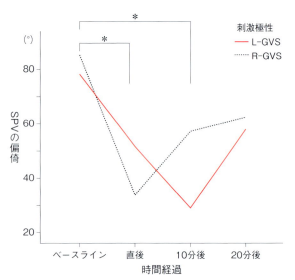

図 6-3-14　直流前庭電気刺激（GVS）による時間経過に伴う主観的身体垂直（SPV）の偏倚（文献 35）より改変引用）

対象者の前額面上で右方への偏倚を＋，左方への偏倚を－として記載．ベースライン＝0.79±0.76/0.85±0.65，直後＝0.52±0.88/0.34±0.52，10 分後＝0.30±0.95/0.57±0.68，20 分後＝0.58±1.14/0.63±0.76（L-GVS/R-GVS）．極性の影響は受けず，ベースラインと直後，ベースラインと10分後に前額面上で左方への有意な偏倚を認めた

回，島皮質後部，下頭頂小葉前部と右大脳半球の外側後頭-頭頂皮質が賦活された．また，前庭情報の処理は右大脳半球優位であることに加え，前庭刺激は同側の大脳活動をより賦活するため，L-GVS の右大脳半球の活動は R-GVS の右大脳半球の活動に比べて，より強く賦活されたと報告している．これらのことから，本研究においても GVS により前庭器に加えて，前庭から大脳皮質へ連絡する求心神経が賦活され，大脳皮質レベルの神経活動に変化が生じたことによって，傾斜方向性の認知が偏倚した可能性が推察された．また，L-GVS と R-GVS ともに刺激後に左方への偏倚を示し

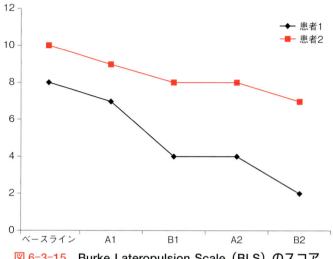

図 6-3-15　Burke Lateropulsion Scale（BLS）のスコアの推移（文献 33）より改変引用）
A 期，B 期ともに改善がみられたものの改善の程度は B 期のほうが大きい傾向にあった

たことについて，どちらの GVS によっても賦活されている右大脳半球の関連領域の脳活動変化によって生じていると仮説を立てた．

また，Pusher 症例への介入研究では，Nakamura ら[33]は 2 名の Pusher 現象を呈する患者に対する GVS の効果を ABAB シングルケースデザインにて検証した．A1 と A2 の期間は，視覚フィードバックを取り入れた 60 分間の理学療法を 1 週間に 5 日行い，B1 と B2 の期間は理学療法実施前に 20 分間の GVS を組み合わせて 1 週間に 5 日介入した．その結果，GVS の介入期間後に BLS が改善する傾向にあったことを報告している（図 6-3-15）．以上より，視覚フィードバックを用いた理学療法と GVS の組み合わせが Pusher 現象を改善させる可能性が示されたものの，2 症例に対する報告であり，Pusher 現象全般に効果があるかどうかは，今後さらなる検討が必要である．

今後の展望

今回，紹介した4つの外的刺激の臨床応用について筆者なりの考えをまとめておきたい．

アウベルト効果は，暗室で身体を一定時間傾ける必要があるため直接的な転用は考えにくい．Pusher現象を呈する場合は，外的な刺激に対して過剰な恐怖感を訴えることも少なくないため，身体を傾けることに対する心理的要因に対しての配慮が求められるだろう．一方で，側臥位においてアウベルト効果が生じるという報告[4]は側臥位の簡便性や重症度に左右されずに実施できるという観点から興味深い．積極的な臨床応用に至る以前の問題としてアウベルト効果の持続効果や必要な刺激時間など不明な点は多いものの，側臥位における数分間の閉眼によって垂直認知を偏倚させる可能性があるとすれば，試験的に検討する価値はあるだろう．しかし，先行研究ではアウベルト効果がSVVに及ぼす影響が論じられてきたのであって，Pusher現象を呈する脳卒中患者において偏倚するとされているSPVとの関わりについては明らかとなっていない事実については，改めて強調しておきたい．むしろ，SVVは身体垂直と比較し垂直性が保たれているとされており，垂直定位を促すための視覚を用いたフィードバックによる姿勢定位を促す介入を推奨する報告が多い．したがって，アウベルト効果を利用しようとした場合は，視覚的な手がかりを失うことにもなりかねないため，アウベルト効果の適応については症例ごとに慎重な判断が必要である．

次に，筋腱振動刺激は本稿で提示した4つの外部刺激の中で比較的簡便に用いることが可能であろう．先行研究[15]では矢状面上のSPVが振動刺激によって偏倚すると報告した．しかし，Pusher現象におけるSPVの偏倚は前額面上での偏倚に起因すると考えられている．したがって，仮に矢状面上と同様に前額面上の身体垂直が振動刺激によって偏倚するとしても，身体のどの箇所を刺激すべきかについて明確な刺激箇所は示されていない．Pusher現象を呈する患者の身体垂直を測定すると，頸部はある程度垂

直位を保持しているものの，骨盤は麻痺側に傾斜しているという報告があ
る[22]．したがって，振動刺激の標的となる部位は骨盤の傾斜を修正しうる
箇所が有効であると想定されるが，今後の研究成果が待たれる．

　次に，TENS は先行研究[18]において Pusher 現象で最も問題視されてい
る前額面上での身体垂直の偏倚について言及しており，この手法を選択す
ることで有用な外部刺激となる可能性があると考える．ただし，TENS の
効果については不安定な座面上で能動的に身体を垂直に保つ方法により身
体垂直を測定しているため，比較的に座位バランスが保たれた症例におい
てのみ TENS の効果が確認されており，座位バランスが不良であった症例
については実験の対象者に組み込まれていなかったことを考慮すべきであ
る．

　最後に，GVS は機器さえ所有していれば刺激は容易である．しかし，経
頭蓋直流電気刺激の安全性について国際的に確立したガイドラインや安全
基準はないのが現状である．国内では臨床神経生理学会の脳刺激法に関す
る委員会が経頭蓋直流電気刺激の安全性について示しており，おおむね 3
mA 以内で 30 分より短い刺激であれば，ほぼ問題ないと現時点では考えて
よいと報告している[37]．経頭蓋直流電気刺激の変法である GVS も同様に前
述の基準内にとどめることが望ましいだろう．また，この分野はまだ研究
段階であり，各研究機関や施設における倫理審査委員会での審査を経たう
えで，承認された手続きから逸脱しないように実施する必要があると考え
る．

文　献

1) Pérennou D, et al：Measuring verticality perception after stroke：Why and how? *Clin Neurophysiol* **44**：25-32, 2014

2) Aubert H：Eline scheinbare bedeutende Drehung von Objekten bei Neigung des Kopfes nach rechts oder links. *Virchows Arch* **20**：381-393, 1861

3) Yardley L：Contribution of somatosensory information to perception of the visual vertical with body tilt and rotating visual field. *Percept Psychophys* **48**：131-134, 1990

4) Anastasopoulos D, et al：A case of thalamic syndrome：somatosensory influences on visual orientation. *J Neurol Neurosurg Psychiatry* **67**：390-394, 1999

5) Barra J, et al：Humans use internal models to construct and update a sense of verticality. *Brain* **133**：3552-3563, 2010

6) Merfeld DM, et al：Humans use internal models to estimate gravity and linear acceleration. *Nature* **15**：615-618, 1999

7) 吉尾雅春，他（編）：標準理学療法学 専門分野 神経理学療法学．医学書院，2013，pp240-251

8) Zupan LH, et al：Neural processing of gravito-inertial cues in humans．Ⅳ．Influence of visual rotational cues furing roll optokinetic stimuli. *J neurophysiol* **89**：390-400, 2003

9) Lorinsz EN, et al：Dynamic effects on the subjective visual vertical after roll rotation. *J Neurophysiol* **27**：202-208, 2008

10) 藤原俊之：痙縮に対する物理療法．臨床リハ **22**：765-769，2013

11) Galea MP：Physical modalities in the treatment of neurological dysfunction. *Clin Neurol Neurosurg* **114**：483-488, 2012

12) 石田　暉：痙縮と固縮に対するリハビリテーションからのアプローチ．総合リハ **14**：349-357，1986

13) Eklund G：General features of vibration-induced effects on balance. *Ups J Med Sci* **77**：112-124, 1972

14) Goodwin GM, et al：Proprioceptive illusions induced by muscle vibration：contribution by muscle spindles to perception? *Science* **175**：1382-1384, 1972

15) Roll JP, et al：Alteration of proprioceptive messages induced by tendon vibration in man；a microneurographic study. *Exp Brain Res* **76**：213-222, 1989

16) Barbieri G, et al：Does proprioception contribute to the sense of verticality? *Exp Brain Res* **185**：545-552, 2008

17) Chipchase L, et al：Peripheral electrical stimulation to induce cortical plasticity：A systematic review of stimulus parameters. *Clin Neurophysiol* **122**：456-463, 2011

18) 渡部一郎：TENS．*J Clin Rehabil* **13**：172-173，2004

19) Pérennou D, et al：Biased postural vertical in humans with hemispheric cerebral lesions. *Neurosci Lett* **252**：75-78, 1998

20) Vallar G, et al：Modulation of neglect hemianesthesia by transcutaneous electrical stimulation. *J Int Neuropsychol Soc* **2**：452-459, 1996

21) Kathrin S, et al：Electrified minds：Transcranial direct current stimulation（tDCS）and Galvanic Vestibular Stimulation（GVS）as methods of non-invasive brain stimulation in neuropsychology-A review of current data and future implications. *Neuropsychologia* **48**：2789-2810, 2010

22) Richard C, et al：Probing the human vestibular system with galvanic stimulation. *American Physiological Society* **96**：2301-2316, 2004

23) Pérennou D, et al：Understanding the pusher behavior of some stroke patients with spatial deficits：a pilot srudy. *Arch Phys Med rehabil* **83**：570-575, 2002

24) Krewer G, et al：Immediate effectiveness of single-session therapeutic interventions in pusher behavior. *Gait Posture* **37**：246-250, 2013

25) Mars F, et al：Supramodal effects of galvanic vestibular stimulation on the subjective vertical. *Neuroreport* **12**：2991-2994, 2001

26) Volkening K, et al：Verticality perception during and after galvanic vestibular stimulation. *Neurosci Lett* **581**：75-79, 2014

27) Mars F, et al：Dissociation between subjective vertical and subjective body orientation elicited by galvanic vestibular stimulation. *Brain Res Bull* **65**：77-86, 2005

28) Saj A, et al：Perception of the vertical in patients with right hemispheric lesion：Effect of galvanic vestibular stimulation. *Neuropsychologia* **44**：1509-1512, 2006

29) Kerkhoff G, et al：A long-lasting improvement of tactile extinction after galvanic vestibular stimulation：Two Sham-stimulation controlled case studies. *Neuropsychologia* **49**：186-195, 2011

30) Kathrin S, et al：Galvanic vestibular stimulation reduces the pathological rightward line bisection error in neglect-A sham stimulation-controlled study. *Neuropsychologia* **49**：1219-1225, 2011

31) Zubko O, et al：The effect of repeated sessions of galvanic vestibular stimulation on target cancelation in visuo-spatial neglect：Preliminary evidence from two cases. *Brain Inj* **27**：613-619, 2013

32) Schmidt L, et al：Galvanic Vestibular Stimulation Improves Arm Position Sense in Spatial Neglect：A Sham-Stimulation-Controlled Study. *Neurorehabil Neural Repair* **27**：497-506, 2013

33) Nakamura J, et al：Effects of galvanic vestibular stimulation combined with physical therapy on pusher behaveor in stroke patients：A case series. *NeuroRehabilitation* **35**：31-37, 2014

34) Okada Y, et al：Galvanic vestibular stimulation may improve anterior bending posture in Parkinson's disease. *Neuroreport* **26**：405-410, 2015

35) 廣澤全紀, 他：直流前庭電気刺激の刺激極性と時間経過が主観的身体垂直に及ぼす影響. 第53回日本リハビリテーション医学会, 2016

36) Fink G, et al：Performing allocentric visuospatial judgments with induced distortion of the egocentric reference frame：an fMRI study with clinical implications. *NeuroImage* **20**：1505-1517, 2003

37) 臨床神経生理学会 脳刺激法に関する委員会：経頭蓋直流電気刺激（transcranial direct current stimulation, tDCS）の安全性について. 臨床神経生理学 **39**：59-60, 2011

第Ⅶ章

理学療法の実際
症例提示

第1節

急性期①―純粋例

はじめに

　視床後外側部の損傷後に Pusher 現象が生じ，半側空間無視（USN：Unilateal Spatial Neglect）を合併しなかった Pusher 現象純粋例である．2週間の治療介入によって姿勢バランスの改善がみられた症例を紹介する．

症　例

　現病歴：70代，男性．仕事から帰り自宅で夕食をとっている最中に突然呂律が回らなくなり，左半身に麻痺を生じたため，家族が救急車を要請し当院へ搬送された．頭部 CT にて血腫像がみられ脳出血と診断され入院．翌日の頭部 CT では血腫の増大がみられず，主治医より離床が許可され理学療法を開始した．

　既往歴：高血圧症，胃潰瘍．

　病前生活：妻，子供と3人暮らし．トラックの運転手．

画像所見（図 7-1-1）

　右視床後外側部と内包後脚の2カ所で出血しているが，内包後脚部の出血が中心である．正中線（midline）の偏倚はみられず，被殻は扁平化しているものの外側溝の狭小はわずかである．側脳室体部レベルで右側脳室が圧排されており，血腫は上方へ進展していると判断される．内包後脚後方を通過する皮質橋核線維の機能である高次の感覚性バランスの障害と，視

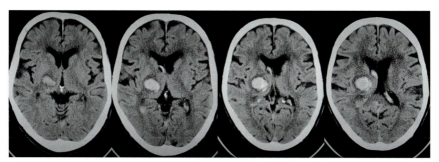

図 7-1-1 症例の頭部 CT 画像

床後外側部の機能である深部感覚の障害を疑わせる．内包後脚前方への損傷が強ければ下肢の運動麻痺，放線冠での損傷が強ければ上肢の運動麻痺が強いことが予想される．また，脳室穿破がみられるため意識障害が疑われる．そのほかに皮質下病変や，側脳室や脳溝の拡大はみられない．

事前情報から予測される障害

　現病歴，既往歴，画像所見から考えられる障害と確認すべき現象を予測する．

予測される障害

- 左運動麻痺（上下肢とも重度であると予測される）．
- 左感覚障害（深部感覚障害が特に強く，持続すると予測される）．
- 意識障害（脳室穿破があるが出血量が少なく，障害は軽度と予想される）．
- 注意障害（脳卒中急性期，右半球損傷，視床損傷から全般性注意障害が予想される）．
- 左 USN（右視床の損傷による能動性空間無視が予想される）．
- Pusher 現象（Pusher 現象の好発部位である右視床後外側部が損傷し

258   第Ⅶ章　理学療法の実際―症例提示

ている）.
・感覚性バランス障害（視床損傷，内包後脚損傷による高次の前庭機能障害を含めた感覚性バランス障害が予想される）.

確認すべき現象

・知覚障害（感覚情報遮断による皮質レベルでの感覚処理と統合が障害されているか）.
・低次の感覚応答（テント上病変に対するテント下機能が正常に働いているか）.
・記憶障害（辺縁系回路損傷による記銘力低下がみられるか）.
・視床性失立症（視床後外側損傷による出現の可能性）.

　患者の動作能力や運動に関する機能を検査する際に，検出されにくい障害の存在を見落とさないようにスクリーニングする.

初回における理学療法評価

　初回における理学療法の検査結果は**表7-1-1**のとおりである. 意識障害は軽度で，コミュニケーション能力は日常会話レベルで可能であり，簡易な内容なら理解可能であった. 運動機能では，筋緊張異常は軽度であったが随意運動では上肢で重度，下肢で中等度の麻痺を生じていた. 感覚は表在感覚，深部感覚とも重度に障害されていた. 動作では多くの場面で介助が必要であった. 姿勢は座位や立位で麻痺側に傾斜し，非麻痺側への他動的傾斜に対しては転倒不安感を訴えていた.

統合と解釈

　左上下肢は重度の運動麻痺で，座位や立位は下肢の支持性低下による麻痺側への傾斜もみられた. また，麻痺側の荷重感覚や運動覚が障害され荷

第1節　急性期①─純粋例　**259**

表7-1-1　理学療法検査の成績

	初回評価	退院時評価
意識（JCS）	Ⅰ-1	0
コミュニケーション	日常会話レベル 長文の聞きとりも可能	日常生活レベル
眼球運動	正常	正常
視野	正常	正常
筋緊張	麻痺側下肢遠位で軽度亢進 非麻痺側は正常	麻痺側下肢遠位で軽度亢進 非麻痺側は正常
片麻痺機能（BRS）	上肢Ⅱ　手指Ⅰ　下肢Ⅲ	上肢Ⅱ　手指Ⅰ　下肢Ⅲ
筋力（非麻痺側，MMT）	4	5
感覚	重度鈍麻	下肢は中等度鈍麻，上肢は重度鈍麻
基本動作 ・寝返り ・起き上がり ・座位 ・立ち上がり ・立位	見守り 軽度介助 中等度介助 中等度介助 中等度介助	自立 見守り 見守り 見守り 見守り
移乗・移動 ・移乗 ・歩行	中等度介助 未施行	見守り 長下肢装具とサイドケインを使用して軽介助
姿勢 ・臥位 ・座位 ・立位	体幹はほぼ左右差なし 体幹は麻痺側に傾斜し，非麻痺側への転倒不安感あり 体幹は麻痺側に傾斜し，非麻痺側への転倒不安感あり	体幹は，ほぼ左右差なし 体幹のわずかな非麻痺側傾斜 体幹のわずかな麻痺側側屈

JCS：Japan Coma Scale，BRS：Brunnstrom Recovery Stage

重応答の遅延がみられたことから，感覚性のバランス障害が疑われたが，失調様の運動はみられなかった．非麻痺側上下肢は，他動的な姿勢矯正時に外転と支持面を押すことによる抵抗を示し，転倒不安による保護反応とも考えられたが，非麻痺側への転倒不安感を訴えていることから Pusher

現象によるものと疑われた．寝返りや座位保持，立位保持は左下肢の運動遅延や運動寡少がみられ，運動無視または USN が疑われたが，麻痺側身体の病識や所属感はあり，左側からの問いかけや左側にある物品への反応もみられたことから，USN はあっても軽いものと判断された．初期評価時点で確認された障害は，次のとおりである．①左上下肢運動麻痺，②左感覚障害，③Pusher 現象．一方，意識障害は軽度で右運動機能障害は認められなかった．

治療方針

左上下肢の運動麻痺が重度であるが，Pusher 現象と思われるバランス障害があり，基本動作や移動能力の改善に強い影響を与えていると判断された．そこで初期治療として，大脳皮質への左半身感覚情報遮断による身体図式の崩壊をできる限り避けるために，姿勢バランス練習を積極的に行うことにした．

Pusher 現象に関する詳細な検査

第4病日には体調が安定し積極的な立位，歩行練習を進められるようになった．姿勢バランス障害の原因となっている Pusher 現象を効率よく改善させるため，詳細な検査を追加して行うことにした．この時点でも運動麻痺の改善は乏しかったが，抗重力姿勢における麻痺側傾斜と介助や姿勢矯正への抵抗性は軽減してきていた．

【姿勢バランスの検査】
・Pusher スコア：Scale for Contraversive Pushing（SCP）3.25，網本分類 4.
・前庭機能：頭部の立ち直り反応あり，前庭脊髄反射・緊張性迷路反射の亢進なし．
・低次の感覚応答：足底接地に対する足部反応あり．

・知覚：重度鈍麻.

【空間認知に関する検査】
・USN：行動性無視検査（BIT：Beharioural Inattention Test），通常検
　　　　査 142/146

【理解力・判断力に関する検査】
・注意：Trail Making Test（TMT），part A 3 分 44 秒，part B 4 分 55 秒.
・知的機能：Mini Mental State Examination（MMSE）26/30，レーヴ
　　　　　　ン色彩マトリックス検査（RCPM：Raven's Colored Pro-
　　　　　　gressive Materices）21/36，Frontal Assessment Battery
　　　　　　（FAB）15/18.
・精神機能：観察上は問題なし.
・記憶：順唱 8 桁，逆唱 4 桁.

　左側の足底や手掌の感覚は重度に障害され，接触対象物の性状を答える
ことはできず，体性感覚刺激に対する運動応答も乏しい，または遅延して
いた．USN は BIT の成績が良好でカットオフ値を下回るものがないこと
から検査上は無視なしと判断した．一方で TMT での遅延，RCPM の成績
低下がみられることから全般性注意障害（特に視覚性）が疑われた．

　Pusher 現象については，他動的矯正に対する抵抗と麻痺側体幹傾斜に
対する転倒不安感から陽性と判断した．ただし，麻痺側の感覚障害と知覚
障害が重度であり荷重感覚が認知されないこと，下肢は随意運動が部分的
に可能であるにもかかわらず体性感覚刺激への応答が不良であることか
ら，身体図式の変化（左半身表象の狭小化）や姿勢バランスに対する非麻
痺側上下肢での過剰な反応も否定できなかった．

Pusher 現象に対する治療経過

Pusher 現象に対する治療方針

　麻痺側身体への感覚刺激入力は，Pusher 現象に対して十分な効果をもたらすことができないと判断した．一方，視覚刺激については USN がないことから有効に利用できると思われ，また身体に対する無視もみられないことから，自己の姿勢に対する視覚的フィードバックが効果的であろうと考えられた．さらに視覚性注意障害が疑われていたため，注視するポイントを明確に指示する配慮が必要と考えられた．

Pusher 現象に対する治療経過─視覚的フィードバックを利用した姿勢矯正

　患者の正面に姿勢鏡を配置し，患者に鏡に映った自分の姿をみてもらった．患者に身体全体が傾斜しているかを問うと「（麻痺側に）傾いている」と答え，姿勢を自己修正しようとする行動がみられたが，身体のどの部分を調節すればよいのかわからない様子であった．そこで，「頭」「肩」「胸」「腰」など身体の具体的な部分を指定して動かしてもらうと，それぞれの特定部位で姿勢を修正することができた．さらに垂直指標をより明確にするために，姿勢鏡の前に点滴棒を立て，鏡に映る姿勢を点滴棒の垂直線に合わせるようにしてもらった．最後に体幹の伸展性，アライメント，矢状面状の垂直性を体性感覚からも注意づけする目的で，患者の背面から棒をあてそれに脊柱を沿うようにあててもらった．

　この手続きで座位での垂直姿勢は保たれ，非麻痺側下肢で押す現象は少なくなった．続いて垂直視標である点滴棒を外し，鏡をみたまま座位での体幹傾斜，立ち上がり，立位保持，立位バランスとそれぞれ練習を進め，視覚的な垂直姿勢を獲得できてきたところで，鏡を外して同じ練習を反復していった．

　以上の治療手順を 10 日間かけて行ったところ，練習や ADL 場面での

Pusher 現象は消失した.

退院時における理学療法評価

　入院期間 20 日で回復期病院へ転院となった．直前の検査結果は**表 7-1-1** のとおりである．意識障害は改善し，コミュニケーション能力は日常生活に支障がないレベルになった．運動機能では，筋緊張と随意運動はともに初回と比べて大きな変化はみられなかった．感覚は，下肢で触れたり動くのがわかる程度に改善した．動作では起居，移乗は転倒しないか見守る程度まで自力で行えるようになった．歩行は，補助具を用いて麻痺側下肢の振り出しを介助する程度になった．姿勢は座位や立位で傾斜や側屈がみられたが，転倒不安感を訴えることはなくなった．

考　察

　本症例は，右視床後外側部損傷後に Pusher 現象が出現した急性期脳卒中の症例である．右半球損傷であったが USN を伴わなかった純粋 Pusher 現象例であった．USN がなく視覚性空間認知に障害がなかったことから，Pusher 現象の治療法として提唱されている視覚的フィードバックの利用が有効であった．また意識レベルの低下が少なく，課題理解が十分であったこと，視覚性注意を操作できれば視覚情報を運動に変換することが十分にできたことが，Pusher 現象の早期改善につながったと考えられる．

　左半身の体性感覚障害は重度で，これは視床後外側部の損傷による求心性感覚情報経路の遮断によるものと考えられる．体性感覚刺激による低次の運動応答も悪く，遠心性の感覚調整経路も障害されていた可能性があり，感覚情報を利用できないことが運動麻痺の改善の乏しさに部分的にも影響していたと考えられる．それでも治療継続とともに姿勢バランスの改善が得られたのは，麻痺側下肢の感覚が改善傾向にあることも関係していたかもしれないが，体幹を含めた非麻痺側身体部位における感覚性バラン

ス制御が再学習された可能性がある．すなわち，非損傷側である左大脳半球での身体垂直認知の再構成が Pusher 現象の改善をもたらしたのではないかと推察される．

Pusher 現象を示しても感覚障害を伴わないケース[1]や，重度の感覚障害を示しても Pusher 現象を伴わないケースも報告されており[2]，Pusher 現象に感覚障害は必須条件ではない．本症例は重度の感覚障害があり麻痺側への荷重感覚が知覚されないことによる転倒不安感と，麻痺側の重度運動麻痺に対する非麻痺側の過剰使用が，結果的に姿勢バランスにおいて麻痺側に押す反応を示していたかもしれないが，他動的な体幹の非麻痺側傾斜に対して転倒不安感を訴えていたことから，身体垂直認知に関する処理に障害をきたしていたと考察される．視覚情報や前庭覚情報は運動に適切に処理されていることから体性感覚情報処理の左右不均衡が原因と考えられ，視覚情報の操作が身体垂直認知の再構成に有効であったのではないかと考えられる．

文　献

1) Lee JH, et al：Somatosensory findings of pusher syndrome in stroke patients. *Ann Rehabil Med*　**37**：88-95, 2013
2) Karnath HO, et al：The origin of contraversive pushing；evidence for a second graviceptive system in human. *Neurology*　**55**：1298-1304, 2000

第2節

急性期②—半側空間無視合併例

はじめに

第1節の症例と同様に視床後外側部の損傷後にPusher現象が生じたケースであるが，重度の半側空間無視（USN：Unilateral Spatial Neglect）を合併していた．2週間の治療介入を行ったが姿勢バランスの改善を示さなかった症例を紹介する．

症例

現病歴：70代，女性．自宅で夕方に突然呂律が回らなくなり，その後，左半身に麻痺が出現したため家族が救急車を要請し，当院へ搬送された．頭部CTにて出血像を認め，脳出血と診断され入院．翌日の頭部CTで血腫の増大がみられなかったため，主治医より離床が許可され理学療法を開始した．

既往歴：肝臓癌，C型肝炎，高血圧症．

病前生活：独居．日常生活は自立．運動器の障害は特になし．車を運転し買い物に行っていた．スマートフォンを使用していた．

画像所見（図7-2-1）

右視床後外側部と内包後脚の2カ所で出血し，松果体レベルでは血腫が一塊になっている．正中線（midline）は基底核レベルで左にやや偏倚し，被殻は扁平化しているものの外側溝の狭小化はわずかである．側脳室体部

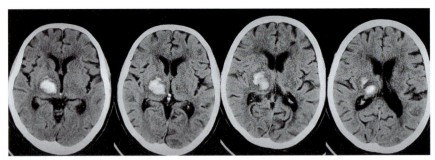

図 7-2-1　症例の頭部 CT 画像

レベルで右側脳室が圧排されており，血腫は上方へ進展していると判断される．視床後外側部の機能である深部感覚の障害，内包後脚後方を通過する皮質橋核線維の機能である高次の感覚性バランスの障害を疑わせる．内包後脚前方への損傷が強ければ下肢の運動麻痺，放線冠での損傷が強ければ上肢の運動麻痺が強いことが予想される．また，左視床，左前頭葉，白質境界領域には多発の陳旧性小梗塞巣がみられる．側脳室や脳溝の拡大はみられない．

事前情報から予測される障害

　現病歴，既往歴，画像所見から出現すると考えられる障害と確認すべき現象を予測する．

予測される障害

- 左運動麻痺（上下肢とも重度であると予測される）．
- 左感覚障害（深部感覚障害が特に強いと予測される）．
- 意識障害（脳出血急性期の神経障害によるもので，強い脳圧亢進はなく意識状態は急速に改善すると予想される）．
- 注意障害（脳卒中急性期，右半球損傷，視床損傷から全般性注意障害

が予想される).

- ・左半側空間無視（右視床損傷による能動性空間無視が予想される).
- ・Pusher 現象（Pusher 現象の好発部位である右視床後外側部損傷が損傷している).
- ・感覚性バランス障害（視床損傷，内包後脚損傷による高次の前庭機能障害を含めた感覚性バランス障害が予想される).

確認すべき現象

- ・右運動機能障害（左半球陳旧性脳梗塞による障害が顕在化されていないか).
- ・知覚障害（感覚情報遮断による皮質レベルでの感覚処理と統合が障害されているか).
- ・低次の感覚応答（テント上病変に対するテント下機能が正常に働いているか).
- ・知的機能（陳旧性多発梗塞と新鮮脳出血により低下していないか).
- ・精神機能（両側視床損傷により認知症症状が出現していないか).
- ・記憶障害（辺縁系回路損傷により記銘力低下がみられないか).
- ・視床性失立症（視床後外側損傷による出現の可能性).

患者の動作能力や運動に関する機能を検査する際に，検出されにくい障害の存在を見落とさないようにスクリーニングする.

初回における理学療法評価

初回における理学療法の検査結果は**表7-2-1**のとおりである．意識障害は声かけで覚醒するレベルであった．コミュニケーション能力は開眼すれば単語レベルでの返答はあったが，左側からの声かけには反応しないか反対側（右）を向くことがみられた．運動機能では，筋緊張は軽度に減弱し，随意運動はみられなかった．感覚は意識障害があり精査困難だが，刺激へ

268 第Ⅶ章 理学療法の実際―症例提示

表7-2-1 理学療法検査の成績

	初回評価	退院時評価
意識（JCS）	Ⅱ-10	Ⅰ-1
コミュニケーション	開眼時に単語レベルの応答 左からの声かけに反応が鈍い	短文レベルで可能 左からの声掛けに反応する
眼球運動	正常	正常
視野	正常	正常
筋緊張	麻痺側は軽度低下 非麻痺側は正常	麻痺側は下肢で亢進，上肢は減弱 非麻痺側は正常
片麻痺機能（BRS）	上肢Ⅰ　手指Ⅰ　下肢Ⅰ	上肢Ⅱ　手指Ⅰ　下肢Ⅲ
筋力（非麻痺側，MMT）	3	5
感覚	重度鈍麻	上下肢とも中等度鈍麻
基本動作 ・寝返り ・起き上がり ・座位 ・立ち上がり ・立位	軽介助 重度介助 中等度介助 中等度介助 中等度介助	見守り 中等度介助 見守り 軽介助 軽介助
移乗・移動 ・移乗 ・歩行	重度介助 未施行	中等度介助 中等度介助で室内レベル
姿勢 ・臥位 ・座位 ・立位	頭部は軽度非麻痺側回旋位 体幹は軽度麻痺側回旋位 頭部は軽度非麻痺側回旋位 体幹は軽度麻痺側屈位 頭部は軽度非麻痺側回旋位 体幹は麻痺側側屈位だが麻痺側を支えると非麻痺側下肢で支持できる	頭部は軽度非麻痺側回旋位 体幹はほぼ左右対称 頭部は軽度非麻痺側回旋位 体幹は軽度麻痺側側屈 頭部は軽度非麻痺側回旋位 体幹は軽度麻痺側側屈 非麻痺側下肢は軽度外転位

JCS：Japan Coma Scale, BRS：Brunnstrom Recovery Stage

の身体反応の乏しさから重度に障害されていると推測された．動作では多くの場面で介助が必要であった．姿勢は座位や立位で介助量が多かったものの積極的に麻痺側に倒れたり，介助に抵抗する様子はみられなかった．

統合と解釈

　左上下肢は重度の運動麻痺であるが，体幹の運動機能障害は上下肢に比べて軽症であった．また，意識障害があるため精査が困難であったが，姿勢の異常は筋緊張低下と脱力に支配された状態で，抗重力姿勢での非麻痺側の右上下肢による積極的なPusher現象はみられなかった．したがって，寝返りや座位保持，立位保持は右上下肢を利用した適応的動作がみられていた．左空間への刺激に対する反応は鈍く，安静状態での右方視がみられたが，外部空間と身体に対する左側の無視は強くなかった．初期評価時点で確認された障害は，次のとおりである．①左上下肢運動麻痺，②左感覚障害，③意識障害，④左USNであった．なお，右運動機能障害，視床性失立症は，否定された障害である．

治療方針

　初期治療として，非損傷脳の神経活性化による意識レベルの回復と中枢性廃用予防を目的に，抗重力姿勢への変換と保持，麻痺側への感覚刺激入力を行う方針とした．特に大脳皮質への左半身感覚情報遮断による身体図式の崩壊をできる限り避けるために，姿勢バランスの乱れを他動的に矯正することとした．

Pusher現象に関する詳細な検査

　第4病日より意識レベルの改善傾向がみられ，第5病日にはJCSでⅠ-1まで回復した．また左上下肢の運動麻痺に改善傾向がみられ，BRSで上肢Ⅱ，手指Ⅰ，下肢Ⅱとなった．これに合わせるように抗重力姿勢における麻痺側傾斜と介助や姿勢矯正への抵抗性が強くみられるようになった．また，左USNや注意障害の症状が強く現れるようになった．姿勢バランス障害はPusher現象によるものが強いと推察され，詳細な検査を行うこと

にした.

【姿勢バランスの検査】

・Pusher スコア：Scale for Contraversive Pushing（SCP）4.5，網本分類 4.

・前庭機能：頭部の立ち直り反応あり，前庭脊髄反射・緊張性迷路反射の亢進なし.

・低次の感覚応答：足底接地に対する足部反応あり.

・知覚：左支持面の性状（材質，傾き）に関する質問は回答できず.

・感覚性バランス：Pusher 現象が強く不明.

【空間認知に関する検査】

・半側空間無視：行動性無視検査（BIT：Behavioural Inattention Test），通常検査 54/146.

【理解力・判断力に関する検査】

・注意：Trial Making Test（TMT）実施困難，観察上は全般性注意障害を認める.

・知的機能：Mini Mental State Examination（MMSE）22/30，Frontal Assessment Battery（FAB）14/18.

・精神機能：観察上は問題なし.

・記憶：順唱 6 桁，逆唱 2 桁.

　座位や立位では，骨盤と体幹が麻痺側へ傾斜していたが転倒には至っていなかった．左側の足底や手掌の感覚は鈍麻し，接触対象物の性状を答えることはできなかった．しかし，体性感覚刺激に対する運動応答はみられ，頭部は垂直位に保てていたことから，運動麻痺による体幹の麻痺側傾斜もみられるものの，矯正への抵抗は Pusher 現象によるものと判断された.

　USN は BIT の成績が不良であり，空間認知，表象，探索のすべてにおいて左空間の脱落症状がみられた．観察上，粗雑さや性急さ，検査に集中できない様子がみられ，注意の制御が不十分なことから全般性注意障害が疑われた.

　MMSE では計算や記憶再生，図形模写の成績が低下し，数唱は逆唱が不

良であることから，作業記憶障害，視覚性記憶障害，表象障害が疑われた．
FAB の成績が低下していたが，検査や治療に協力的であり，精神機能は障害されておらず全般性注意障害が影響しているものと考えられた．

　意識レベルの回復とともに Pusher 現象が出現した．これは皮質機能の活性化に伴い身体垂直性に関する高次の認知処理（感覚統合）での障害が顕在化したものと推察された．また，USN の症状が重症化し全般性注意障害を認めるようになったことから，左右空間の感覚情報入力の不均衡と左右大脳半球の認知処理不均衡が，身体垂直性にも影響しているのではないかと推察された．

Pusher 現象に対する治療経過

　前述の評価にもとづき，Pusher 現象に対して個別に直接的な治療を試みた．

Pusher 現象に対する治療方針

　左右の感覚情報入力不均衡の是正には，これまで行ってきた麻痺側への感覚刺激入力を継続することにした．皮質レベルでの身体垂直性障害については，視覚，体性感覚，前庭覚の統合を焦点にしながら姿勢矯正を他動的，抑制的に行うことにした．

Pusher 現象に対する治療経過（図 7-2-2）

a. 視覚プロンプトを利用した姿勢矯正[1]

　まず患者の正面に姿勢鏡を配置して，患者に自分の姿をみるように指示し，姿勢がどのようになっているかを説明してもらった．患者に「傾いていますか？」と問うと「そうですね」と答えたが，姿勢を修正しようとはしなかった．「姿勢をまっすぐにしてみてください」と指示すると，頭部を

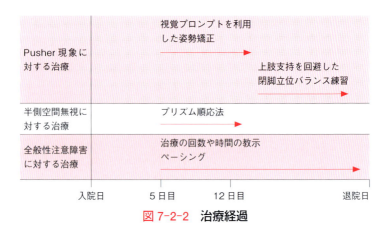

図 7-2-2　治療経過

伸展させる動きがみられたが，体幹を修正しようとする動きはみられなかった．

　そこで視覚的注意を制御するため，姿勢鏡による自己観察ではなく，セラピストが声かけをしながら動作を模倣してもらうことにした．患者には端座位で姿勢をできるだけ垂直に保持するように指示した．セラピストは対面に位置して患者と鏡像的に同様の姿勢をとり，セラピストの姿勢をよく観察するように指示した．セラピストは垂直位になるように姿勢を調整し，患者にはそれに追随するように指示した．しかし患者はセラピストを持続的に観察することができず，視線を（右方向に）逸らすことがしばしばみられた．また，観察しても十分に追随できなかった．

　最後に，点滴棒を正面に配置し，「体の傾きをこの棒に合わせてください」と指示した．患者は棒を注視すると，それに合わせるように垂直に近い姿勢をとるが，視線が逸れるとすぐに麻痺側に傾斜する姿勢に戻ってしまった．言語的に注意の集中を促しても効果はみられなかった．

　以上の治療手順を5日間連続して行ったが，いずれも身体垂直姿勢に対する効果がみられなかった．垂直プロンプトを提示した時のみ即時的な効果を示したが，プロンプトを注視し続けることが困難で，また観察することをやめると姿勢が崩れ持続効果がみられなかった．このことは，視覚的

定位を手がかりに姿勢をマッチングさせる視覚-運動変換は可能なものの，自己の姿勢異常には注意が向かないか本質的には気づいておらず，体性感覚に基づく傾斜した垂直軸が優位のままである可能性が考えられた．また，注意障害とUSNにより視覚的手がかりが行動修正に至るまで影響を与えていない可能性も考えられた．すなわち，視覚刺激は姿勢調節の手がかりとして有効ではあるが，自然下での能動的な姿勢調節は体性感覚に基づく偏倚した身体垂直性に支配され，視覚刺激による学習に至らず，また視覚的注意が制御できていないことから，視覚プロンプトを利用した姿勢矯正の方法は効果的でないと考えられた．

b. 上肢支持を回避した閉脚立位バランス練習

体性感覚に基づく姿勢方略を直接的に操作するために，直接的な視覚刺激を用いずに姿勢バランスを構築させることにした．まず，患者の骨盤を徒手的に操作しながら立位姿勢をとり保持させた．外転する非麻痺側下肢の足部を動かないように他動的に固定し，麻痺側下肢の足部を非麻痺側足部に接するように誘導し（すなわち，閉脚立位），骨盤から下半身が左右対称の正中位姿勢になるように矯正した．患者が転倒不安感により手で支持したい時は，正面に対峙したセラピストの肩をつかむように指示したが，できる限り手は使わないようにしてもらった．非麻痺側に傾斜しようとする行動が抑制されてきたら，麻痺側足部を非麻痺側足部から離して（すなわち，開脚立位）姿勢を保持するようにしてもらった．

以上の治療手順を，視覚プロンプトを利用した姿勢矯正の治療終了後から5日間連続して行った．このころには，麻痺側下肢は膝折れせずに保持できるまで麻痺の改善がみられていた．1回目の治療直後にわずかな麻痺側への傾きを示す程度で開脚立位を保持することが可能になった．しかし，静止立位保持から立位動作あるいは移乗や歩行になると，ふたたびPusher現象が出現した．5日間の治療後でも変化はみられず，立位保持以外の動作への汎化に乏しい結果となった．このことは，本治療が非麻痺側上下肢で押すことによる傾斜を他動的に制限した結果，姿勢方略を代償的に変化させたものであり，身体垂直性に対する認知処理には直接的に働

きかけることができていないと考えられた.

半側空間無視と全般性注意障害に対する治療

　前述の治療期間中に,USN に対してはプリズム順応法[2]を試みたが,課題を連続的に遂行することが困難であったため,症状の改善はほとんどみられなかった.全般性注意障害に対しては,治療に集中できる静かな環境下で治療の回数や時間の教示と,動作遂行のリズム調節(ペーシング)を行ったことで,性急さの改善はみられたが,外部刺激への易反応性は残存した.

退院時における理学療法評価

　入院期間 16 日で回復期病院へ転院となった.直前の検査結果は**表 7-2-1**のとおりである.意識は改善したが清明さに欠けていた.コミュニケーション能力は短文レベルで可能になり,左側からの声かけにも反応するようになった.運動機能では,筋緊張は下肢で亢進し,随意運動は下肢で分離性が不十分ながらも体重支持が可能なレベルになった.感覚は触れたり動くのがわかる程度に改善した.動作では自力で行える部分もみられたが,多くに介助が必要であった.姿勢は頭部が右方向を向いていることが多く,体幹は麻痺側に傾斜し,立位では非麻痺側下肢が外転することが多かった.

考　察

　第 1 節の症例とは,視床後外側部損傷後に Pusher 現象が出現したことは共通し,治療期間もほぼ同等であったにもかかわらず,本症例では Pusher 現象の改善がほとんどみられずに残存した.第 1 節の症例との大きな違いの一つに USN の合併がある.Pusher 現象を有する例では,USN が合併することが多い[3].また,Pusher 現象が重度で回復が遅延する例では USN を合併していることが多いとされている[4].これは,重力感覚情報の

入力遮断と身体に対する無視が Pusher 現象の出現に関連しているとの報告がある[5]．本症例においても視覚情報が空間性注意障害により認知処理が十分に反映されないことや，反映されても誤った体性感覚基盤の身体垂直認知の変容には至らなかったことが，Pusher 現象の回復が不十分であった要因の一つと考察される．したがって，USN を早期に改善させることが必要と考えられるが，本症例では USN の治療に用いた課題への注意の集中が不十分であり USN の改善を得ることができなかった．急性期では脳内神経システムが混乱している時期であり，また右半球損傷による全般性注意障害の影響もみられていた．よって，神経システムがもう少し自然回復的に安定するまで待たなければならないのかもしれない．

また，第1節の症例と画像上の脳損傷部位は類似しているが，USN の合併の有無に差がみられたように，損傷領域のわずかな差，画像上で示されない神経機能低下，もともとの脳機能などが影響していることが考えられる．これらは，画像からの類推だけでなく臨床症状を詳細に観察して障害や予後を見極める必要があることを示唆している．

本症例で用いた治療法は2種類であった．障害の所見から有効と思われる方法を選択したが，一方で診断的な治療，すなわち障害された神経システムを評価するための試験的治療も必要と思われる．そのため，他の治療法を選択していれば結果が異なった可能性もあると思われる．

文 献

1) Karnath HO, et al：Understanding and treating "pusher syndrome". *Phys Ther* **83**：1119-1125, 2003

2) Rossetti Y, et al：Prism adaptation to a rightward optical deviation rehabilitates left hemispatial neglect. *Nature* **395**：166-169, 1998

3) Davies PM（著），冨田昌夫，他（監訳）：ステップス・トゥ・フォロー．丸善出版，1985，pp341-362

4) Danells CJ, et al：Poststroke "pushing"：natural history and relationship to motor functional recovery. *Stroke* **35**：2873-2878, 2004

5) Pérennou DA, et al：Understanding the pusher behavior of some stroke patients with spatial deficits；a pilot study. *Arch Phys Med Rehabil* **83**：570-575, 2002

第3節

回復期①—純粋例

はじめに

　Pusher現象とは脳血管障害後の姿勢定位障害の一つであり，立位や歩行の阻害因子となる．大多数の症例は，発症後約3カ月でPusher現象例の約80％は消失するが[1]，それまでの期間の日常生活活動作（ADL：Activities of Daily Living）能力は低下し，入院期間の長期化を招いてしまう[2]．Pusher現象のメカニズムとして，Karnathら[3]は開眼条件の主観的身体垂直（SPV-EO：Subjective Postural Vertical with Eyes Open）の傾斜方向性は正常範囲であるにもかかわらず，閉眼条件の主観的身体垂直（SPV：Subjective Postural Vertical）が著しく非麻痺側へ偏倚していることが原因であると報告している．これに対する治療アプローチの原則は，①直立姿勢の知覚的な異常を理解させること，②身体と周辺環境との関係を視覚的に探索させ，患者自身が直立かどうかを認識させること，③垂直位に到達するために必要な動きを反復学習し，静的な状態で保持できるようにすること，④他の活動を行っている間も垂直位を保てるようにする[4]ことなどがあげられる．実際に視覚的垂直情報の提示課題や非麻痺側への座位・立位リーチ課題，壁面や支持面を利用した座位・立位保持課題などが治療アプローチとして報告されている．しかし，治療アプローチの課題ごとの効果の相違は報告されていない．今回，Pusher現象を呈し半側空間無視（USN：Unilateral Spatial Neglect）を呈さなかった症例に対する3種類の動的課題が垂直認知やpushing（押す現象）に与える影響を比較した．

症例提示

年齢・性別：60代，男性．
診断名：右視床出血（左片麻痺）．
医学的情報：右視床出血を発症し，10病日後で当院の回復期病棟へ入院された．
画像所見：（発症当日のCT画像；図7-3-1）．
CT画像の解説：視床部分の出血で内包レベルから上のスライス（図7-3-1c：放線冠レベル）へ血腫が進展し，脳室内にも血腫が及んでいる（図7-3-1a～c）．視床の核は，①背内側核（前頭葉からの投射を受ける線維が走行し注意・情動・遂行機能に関与する[4]），②背外側核（頭頂葉からの投射を受ける線維が走行し空間認知・記憶に関与する[4]），③後外側腹側核・後内側腹側核（内側毛帯と脊髄視床路を経由する体性感覚が入力され，さらに頭頂葉の一次性体性感覚野へ情報が投射する[5]ため，四肢と顔面の感覚・平衡機能に関与する[4]），④視床枕（側頭葉と頭頂葉に投射し[5]，視覚的注意・言語に関与する[4]）が障害されている可能性がある．内包レベルや放線冠レベルのスライスにおいても皮質脊髄路の損傷は重度であると予想される．

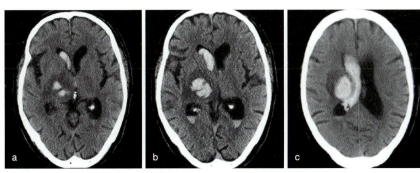

図7-3-1　発症当日のCT画像

介入前の理学療法評価（第 10 病日目）

・全体像：左方からの話しかけにもすぐに応じ，ときどき笑顔もみられるが，課題実施中は注意がそれやすい．運動麻痺やバランス能力の現状に対する説明に「そんなことはない」「おれはこうしたい」などと怒り出すことがあり，障害に対しての否認も多い．
・Brunnstrom Recovery Stage（BRS）：左上肢Ⅱ，手指Ⅱ，下肢Ⅱ．
・Fugl-Meyer assessment（FMA）：下肢項目 4 点（反射項目のみ）．
・表在・深部感覚：左上下肢ともに脱失．
・基本動作介助量：座位・立位保持全介助，起居動作・立ち上がり動作全介助．
・Trunk Control Test（TCT）：0 点．
・機能的自立度評価（FIM：Functional Independence Measure）：運動項目 18 点，認知項目 15 点，合計 33 点．

神経心理学的検査

・改訂長谷川式簡易知能評価スケール（HDS-R：Hasegawa's Dementia Scale for Revised）：23 点（減点項目：カットオフ値 20 点）．
・線分抹消試験：全体の線分を抹消可能（図 7-3-2）．
・Trail Making Test A（TMT-A）：測定不可．
・Frontal Assessment Battery（FAB）：11 点（減点項目：類似性 0 点，流暢性 1 点，Go/No-Go1 点）．
・Scale for Contraversive Pushing（SCP）：合計 5.75 点（座位 2.75 点，立位 3 点）．
・座位姿勢：頸部右回旋位，肩甲帯右下制位，体幹左回旋位，骨盤後傾＋右挙上位，股関節右外転位・左外旋位（図 7-3-3a）．
・立位姿勢：肩甲帯右下制位，骨盤右挙上＋左下制位，股関節右外転位（矢状面），膝関節左屈曲位，右外果に対して大転子や腸骨稜，肩峰，

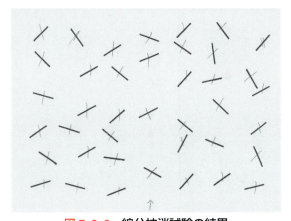

図 7-3-2　線分抹消試験の結果
時間を要することなく，消し忘れもなく全体の線分を抹消可能

耳介が後方偏倚（図 7-3-3b）．

初期評価時の垂直認知能力とその解釈

- SPV-EO：$-7.0°±8.8$.
- SPV：垂直位を答えられず測定不可．

研究デザイン

　研究デザインはシングルケースデザイン（ABAB'デザイン）で，基礎水準期（A期）は非麻痺側への立位側方リーチ課題，第1操作導入期（B期）は非麻痺側への反復した座位における前腕支持課題，第2操作導入期（B'期）は非麻痺側への反復した立位における前腕支持課題を実施した（図7-3-4）．垂直指標の提示は即時的な効果はあったため，垂直軸を視覚的にフィードバックしながら各期の介入課題を週5回，各10分間実施した．立位時は非麻痺側下肢の伸展・外転がみられ，加えて麻痺側に膝折れがみら

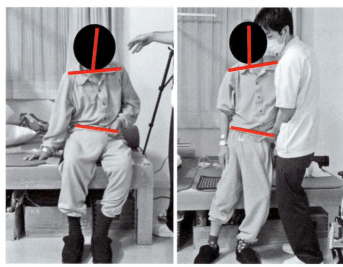

a. 座位姿勢　　　　　　　b. 立位姿勢

図 7-3-3　第 15 病日の座位姿勢と立位姿勢

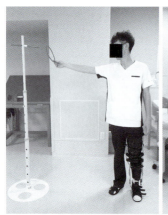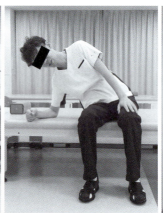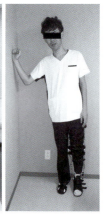

a. 非麻痺側への立位における　b. 非麻痺側への座位における前　c. 非麻痺側への立
　側方リーチ課題　　　　　　　腕支持課題　　　　　　　　　　位における前腕
　　　　　　　　　　　　　　　　　　　　　　　　　　　　　　　支持課題

図 7-3-4　A 期 (a)，B 期 (b)，B' 期 (c) の介入アプローチ

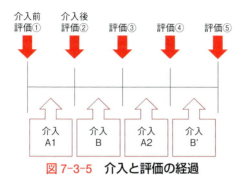

図7-3-5 介入と評価の経過

れたため,立位練習時は長下肢装具を使用した.各期は10日の計40日間で評価項目としてSCP,SPV-EO,SPV,BRS,FMAの下肢項目を介入前(評価①),A期後(評価②),B期後(評価③),再度A期を実施した後(評価④),B'期後(評価⑤)の5回測定した(図7-3-5).

A期(非麻痺側への立位における側方リーチ課題;図7-3-4a)では,長下肢装具を使用した立位にて,点滴棒に対し輪投げの輪をかけるようにリーチを行う.その後,立位で正中位をとるのを繰り返す.その際,対象者が恐怖感を感じない壁までの距離と,非麻痺側へ荷重が促されるよう立つ位置を微調整しながら行った.

B期(非麻痺側への座位における前腕支持課題;図7-3-4b)では,端座位にて非麻痺側へ倒れていき前腕で支持する.その後,端座位正中位へ戻る動作を繰り返し行った.

B'期(非麻痺側への立位おける前腕支持課題;図7-3-4c)では,長下肢装具を使用した立位にて,非麻痺側へ倒れていき壁に前腕がつくようにする.その後,立位で正中位に戻る動作を繰り返す.その際,対象者が恐怖感を感じない壁までの距離と,非麻痺側へ荷重が促されるよう立つ位置を微調整しながら行った.

SPV-EO,SPVの測定は簡易型垂直認知測定機器を用い測定した(図7-3-6).SPV-EOの測定は,足部を床面に接地せずに測定機器に端座位をとり,開眼状態で実施した.SPVの測定は,同様に端座位となり閉眼状態で

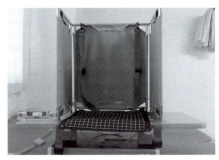

図 7-3-6　簡易型垂直認知測定機器

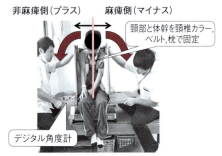

図 7-3-7　機器を使用した測定風景

実施した．15°もしくは20°に無作為な順序で傾斜させた位置から1.5°/秒の速さで座面を動かし，対象者が垂直と判断した座面の傾斜角度を計8回測定した．8回の平均値を傾斜方向性（非麻痺側への傾斜を＋，麻痺側への傾斜を－），標準偏差を動揺性と定義した（図 7-3-7）．

結　果

SCPは全期を通じて改善し，座位項目はB期後，立位項目はA期とB'後に改善した（図 7-3-8）．SPV-EOはB期後に動揺性が軽減，A期後で増加したものの，B'後に再度軽減した（図 7-3-9～10）．SPVは評価時期③から測定可能となった（評価時期③0.8°±5.4，評価時期④－3.4°±6.7,

第3節 回復期①—純粋例 283

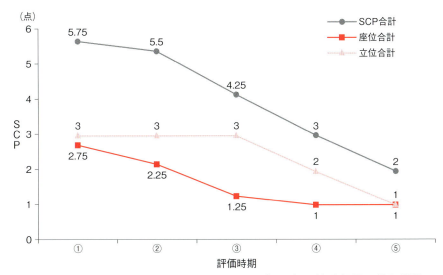

図 7-3-8 Scale for Contraversive Pushing (SCP) の治療経過に伴う推移

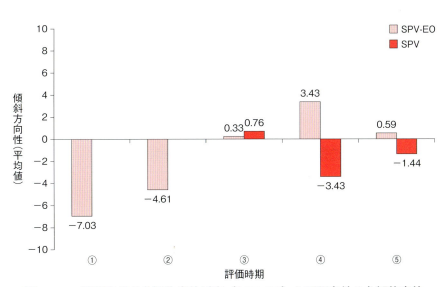

図 7-3-9 開眼条件の主観的身体垂直 (SPV-EO) と閉眼条件の主観的身体垂直 (SPV) の傾斜方向性の推移

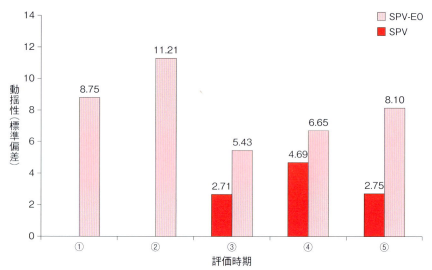

図 7-3-10　開眼条件の主観的身体垂直（SPV-EO）と閉眼条件の主観的身体垂直（SPV）の動揺性の推移

評価時期⑤－1.4°±8.1）．FMA は評価時期③以降で改善した（評価時期①4点，評価時期②4点，評価時期③5点，評価時期④9点，評価時期⑤10点）が，感覚障害に変化がみられなかった．

介入後とその後の理学療法評価（記載なしは第 90 病日時点；図 7-3-11～12）

- 全体像：歩行練習など課題難易度が高い時も注意がそれにくくなった．運動麻痺やバランス能力の現状に対する説明には理解を示すものの，「杖なしで歩きたい」「歩いて家に帰りたい」というこだわりは強い．障害に対しての否認は少なくなった．
- BRS：左上肢Ⅱ，手指Ⅱ，下肢Ⅱ．
- FMA：下肢項目 10 点，表在・深部感覚脱出．
- 基本動作介助量：座位・立位保持（手すり使用）見守り，起居動作見守り，立ち上がり動作一部介助．

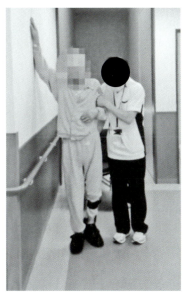

図 7-3-11　Pushing を抑えながら非麻痺側への体重移動課題
歩行練習の実施（第 120 病日）

- 歩行能力：杖歩行は一部介助で 20 m 移動が可能（前型 3 動作歩行）．
- TCT：49 点．
- FIM：第 60 病日（B' 介入直後）55 点（運動項目 29 点，認知項目 26 点），第 160 病日（B' 介入から 100 病日後）74 点（運動項目 46 点，認知項目 28 点）．

神経心理学的検査

- TMT-A：194 秒．
- TMT-B：304 秒．

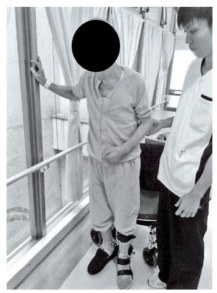

図 7-3-12　立位姿勢（第160病日）
いずれも短下肢装具を使用

考　察

本症例の特徴について（先行研究と比較して）

　本症例は，視床出血で視床後外側腹側核の損傷がPusher現象と関連するという報告を支持している[7]．体性感覚障害はpushingの必須条件ではなく[3]，本症例も体性感覚障害の回復とpushingの有無（SCPスコアの改善）に関連がなかったことから，体性感覚の障害ではなく身体垂直に必要な感覚統合の障害である可能性が考えられる．また，身体垂直に対して視覚的な垂直は保たれていることから，視覚的垂直指標を提示して，それに身体長軸を合わせてもらう課題が有効であること[8,9]は本症例も同様であった（図7-3-13）．このため，本症例に対してはシングルケースデザインのどの期においても視覚的垂直指標を利用して実施した．

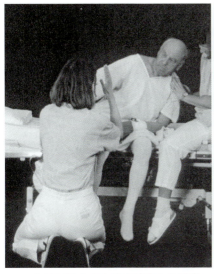 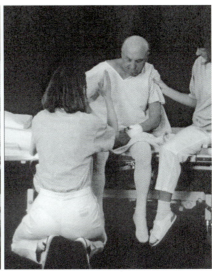

a. セラピストの上肢を使用した視覚指標の提示
b. 患者自身で垂直位へ修正可能

図7-3-13 視覚指標の提示はpushing改善に対して有効と報告されている
(文献8)より引用)

なぜSPV-EOが障害され,SPVが測定不可だったのか

　Karnathら[3]は,Pusher現象を呈した脳血管障害患者のSPVを測定したところ,非麻痺側へ17.9°傾斜していたと報告し,一方でPerennouら[10]はSPVが麻痺側へ傾斜していたと報告している.また,SPV-EOに関してはKarnathら[3]の報告によるとPusher現象を呈した症例も垂直位に近い傾斜方向性だったが,Karnathら以外にSPV-EOを調査した論文は少ない.本症例は麻痺側へ約7°偏倚し,動揺性も8.8°とばらつきが大きかった.SPV-EOは開眼して身体傾斜位から垂直方向へ回転し,自身の身体が垂直となった角度を判断する測定方法のため,SPV-EOは「視覚的情報も加味して身体長軸の垂直を判断する能力」をみるものであると考えられる.Barraら[11]によると,この身体長軸はボディスキーマとリンクした感覚情報の統合に依存しているため,Pusher現象を呈した症例では動揺性が増加する.

さらに，Barra ら[11]の報告では Pusher 症例は正中位で麻痺側に偏倚しており，視覚的垂直指標や身体長軸の偏倚などで説明できないメカニズムがあるのではないかと指摘している．このため，前述した身体垂直に必要な感覚統合の障害により，視覚情報を提示しても SPV-EO の傾斜方向性の偏倚と動揺性の増加がみられていたのではないかと考える．

また，本症例の障害部位として視床の背内側核や視床枕などにも損傷がみられ，視覚性注意障害や持続性注意の影響が SPV-EO 検査時に影響していた可能性がある．SPV 測定中は垂直判断に関する内省として「自分がいまどうなっているかわからない」といった自己身体に対する認識の障害（感覚統合の障害）や測定開始側から反対側まで傾け続けても垂直判断の返答がなかったといった持続性注意障害の影響も，初期に SPV 測定が不可能だった原因と考える．

課題ごとに効果の差はみられたのか

本症例では A1 期（立位リーチ課題）後から SCP の座位合計点が改善し，座位での前腕支持課題を行った B 期後は SCP の座位合計点が，さらに改善した．しかし，SCP の立位合計点に変化がみられず，立位練習後（A2，B'期後）に改善しやすい傾向がみられた．このため pushing に対しては，改善したい肢位での介入が必要な可能性が示唆された．

本症例は視床後外側腹側核損傷のため，線維連絡する連合体性感覚野（ブロードマンエリア5，7）が障害され，感覚情報の統合が困難であった可能性がある．本症例に対して A1 期のリーチ課題は，長下肢装具を使用しても不安定な立位の状態からさらに恐怖心のある非麻痺側へリーチしていく課題のため，より麻痺側への pushing を強めた可能性がある．感覚統合が障害されている本症例に対して，能動的に非麻痺側へ運動していくことよりも壁やベッド座面などの支持物・支持基底面を利用して座位や，特に立位姿勢を保持すること，そういった pushing しなくても安定することが認知しやすい環境で運動療法を行うことが有効であろう．

おわりに

Pusher現象を呈した本症例に対して，座位・立位における異なる運動課題を実施して，その効果を検証した．本症例のように感覚統合を障害されたため垂直認知能力の障害が生じている場合は，視覚的垂直指標を手がかりにしつつ，壁や支持物を利用した姿勢保持練習がPusher現象改善に有効であることが示唆された．本症例は第160病日ごろにはSCP0点となり，Pusher現象がなくなった状態で立位・歩行練習が可能となった．脳卒中後の移動能力低下は要介護要因の直接的な原因にもなりうるため，Pusher現象の早期改善が望ましい．

文　献

1) Danells CJ, et al：Poststroke "Pushing" Natural History and Relationship to Motor and Functional Recovery. *Stroke*　**35**：2873-2878, 2004
2) Pedersen PM, et al：Ipsilateral pushing in stroke：incidence, relation to neuropsychological symptoms, and impact on rehabilitation. The Copenhagen Stroke Study. *Arch Phys Med Rehabil*　**77**：25-28, 1996
3) Karnath HO, et al：The origin of contraversive pushing：evidence for a second graviceptive system in humans. *Neurology*　**55**：1298-1304, 2000a
4) 酒向正春（監），大村優慈（著）：コツさえわかればあなたも読めるリハに役立つ脳画像. メジカルビュー社，2016，p62
5) 森岡　周：視床障害に対するクリニカルリーズニング. 吉尾雅春，他（編）：標準理学療法学 専門分野 神経理学療法学. 医学書院，2013，pp285-295
6) 阿部浩明：Pusher症候群に対する理学療法. 阿部浩明（編）：高次脳機能障害に対する理学療法. 文光堂，2016，pp24-69
7) Karnath, HO, et al：The neural representation of postural control in humans. *Proc Natl Acad Sci*　**97**：13931-13936, 2000
8) Karnath HO, et al：Understanding and treating "pusher syndrome". *Phys Ther*　**83**：1119-1125, 2003
9) 鈴木　誠，他：Pusher現象における視覚的手がかり刺激の有効性. 作業療法　**22**：334-341，2003
10) Pérennou DA, et al：Lateropulsion, pushing and verticality perception in hemisphere stroke：a causal relationship? *Brain*　**131**：2401-2413, 2008
11) Barra J, et al：Are rotations in perceived visual vertical and body axis after stroke caused by the same mechanism? *Stroke*　**39**：3099-3101, 2008

第4節

回復期②―半側空間無視合併例

はじめに

　脳卒中発症後，約 10〜15％の確率で Pusher 現象が出現し，多くの場合経過とともに消失していくが，残存する症例も報告されている[1,2]．主観的身体垂直（SPV：Subjective Postural Vertical；第3節を参照）は，閉眼にて身体が垂直か否かを判断する能力で，この偏倚によって Pusher 現象を生起しているといわれている．また，半側空間無視（USN：Unilateral Spatial Neglect）を合併している場合，SPV に加えて視覚垂直（SVV：Subjective Visual Vertical）の偏倚，あるいはばらつきが大きいと報告されており[3,4]，垂直認知能力に必要な感覚統合の障害がより重度である．治療アプローチとしては，USN を合併していても正面や非無視側への指標の提示は問題がないことから[5]，座位・立位において視覚的垂直指標の提示をしつつ非麻痺側への重心移動課題などは有効であるとされている．Pusher 現象は，麻痺側へ傾斜した姿勢を他動的に垂直へ修正した場合，その修正に強く抵抗するのが一般的な特徴である[6]．今回，USN と Pusher 現象を合併していたものの，麻痺側から能動的に垂直位へと姿勢修正が可能であった症例を経験したため，麻痺側からの能動的な姿勢修正課題と非麻痺側への重心移動課題が Pusher 現象へ及ぼす影響についてシングルケースデザインを用いて検討した．

症例提示

　年齢・性別：80代，女性．

診断名：右中大脳動脈領域の出血性脳塞栓症.

現病歴：左不全麻痺，意識障害出現し，救急搬送された．搬送時 Japan Coma Scale（JCS）はⅡ-10，MRA で右 M1 の途絶像を認めたため発症後 4 時間 18 分で血栓溶解療法（tPA）を施行．翌日の CT・MRI で出血性梗塞を認めたが，梗塞巣や脳浮腫の増大を認めず，発症から 22 病日で当院回復期病棟に転院した．

前医からの情報：発症時から重度麻痺と pushing（押す現象）を呈し，現在まで Brunnstrom Recovery Stage（BRS）は上肢Ⅱ，手指Ⅰ，下肢Ⅱの状態であった．10 病日後より車いす移乗動作や歩行練習を開始したが，常に介助が必要な状態であった．

画像所見：第 2 病日の tPA を施行後（図 7-4-1）.

MRI 画像の解説：出血巣は内包レベルでは上側頭回や被殻，島，縁上回，中心後回および中心後回皮質下に及んでいる（図 7-4-1a）．放線冠レベルでは病巣が下前頭回や中心後回，上肢領域の中心前回まで描出されている（図 7-4-1b）．皮質脊髄路の走行から下肢の麻痺は，上肢に比べて比較的軽度と予想される．しかし，USN の病巣である下前頭回や上側頭回が障害されており，背側注意ネットワークや腹側注意ネットワークの障害が疑われる．また，Pusher 現象の責任病巣とされる領域のうち，中心後回（およびその皮質下）や島後部に損傷がみられる．

介入前の理学療法評価（第 22 病日目）

・全体像：JCSⅠ-2，質問に対して受け応えに時間を要する．また，左側からの声かけに対して返事はするが追視に時間を要し，左側まで視線を向けられない．リハビリテーションに対して拒否はなく，指示した内容は理解し自分で行おうとする．

・BRS：上肢Ⅱ，手指Ⅰ，下肢Ⅱ.

・基本動作介助量：一部介助，Trunk control test（TCT）0 点.

・機能的自立度評価（FIM：Functional Independence Measure）：40 点

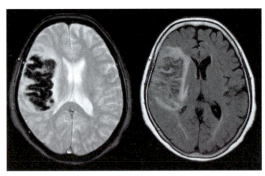

a. 内包レベル

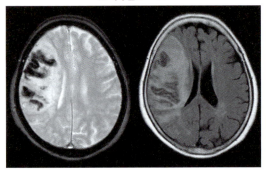

b. 放線冠レベル

図 7-4-1　内包レベル〜放線冠レベルの T2 強調画像と FLAIR 画像
脳梗塞後に出血性梗塞を認めたため，脳実質病変を描出する T2 強調画像も掲載

（運動 22 点，認知 18 点）．
・感覚検査：表在・深部感覚は重度鈍麻．

神経心理学的検査

- Mini Mental State Examination（MMSE）：19 点．
- Trail Making Test A（TMT-A）：途中で中断（1 から 2 へ線が引けずに中断）．

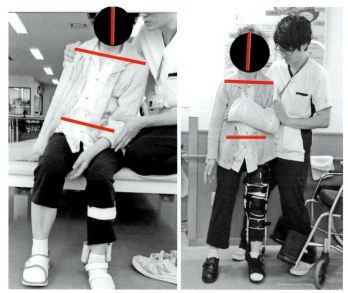

a. 座位姿勢　　　　b. 立位姿勢
図 7-4-2　シングルケース介入前の座位姿勢と立位姿勢

- Behavioural inattention test（BIT）：84 点．
- Scale for Contraversive Pushing（SCP）：合計 6 点（座位 3 点，立位 3 点）．
- 座位姿勢：体幹左傾斜（右肩甲帯・骨盤挙上位），右股関節外転位（図 7-4-2a）．
- 立位姿勢：体幹の著明な偏倚はないが，麻痺側へ倒れないよう長下肢装具とセラピストの介助を必要とし，右股関節外転位で麻痺側へpushing し続ける（図 7-4-2b）．

初期評価時の垂直認知能力

- 開眼条件の主観的身体垂直（SPV-EO：Subjective Postural Vertical with Eyes Open）−2.3°±6.9，開始方向（左）0.2°±4.6（右）−4.7°±

9.6.
・SPV：5.7°±13.7° 開始方向（左）2.9°±12.3（右）8.6°±18.6.

SPV-EO 測定時，左（麻痺側）から開始する垂直認知能力測定は傾斜方向性，動揺性ともに他の測定値より良好であった．そこで，測定後に端座位となり麻痺側へ傾いている状態で開眼のまま垂直方向へ戻るよう指示したところ，能動的に修正が可能であった．他動的な修正には抵抗するが，能動的な姿勢修正課題が可能であったため，本症例の課題設定として麻痺側からの能動的な姿勢修正課題を座位・立位で実施した．

研究デザイン

BAB 法のシングルケースデザインを用い，B1 を第 1 操作介入期，A を基礎水準期，B2 を第 2 操作介入期に設定した（図 7-4-3）．A 期は通常の理学療法（40 分）に加え，一般的な Pusher 現象に対するアプローチとして座位または立位で両側（非麻痺側・麻痺側）へのリーチ課題（20 分）を行った（図 7-4-4）．B 期は通常の理学療法（40 分）に加え，本症例の特徴である能動的な姿勢修正が可能な点を考慮し，姿勢矯正鏡を目視しながら pushing の起きない麻痺側から能動的に姿勢修正する課題（20 分）を座位または立位で行った（図 7-4-5）．介入効果は，SCP，Pusher 重症度分類，SPV-EO，SPV を評価し，介入前，B1 後，A 後，B2 後で比較検討した．

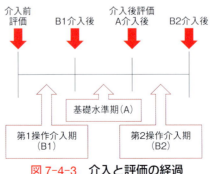

図 7-4-3　介入と評価の経過

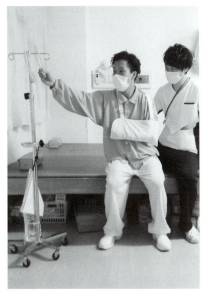 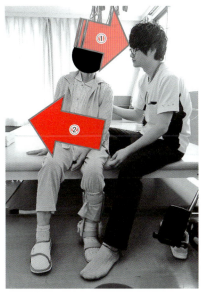

図 7-4-4　A期の課題設定　　図 7-4-5　B期の課題設定

A期（両側リーチ課題；図 7-4-4）では，座位もしくは長下肢装具を使用した立位にて，点滴棒に対し輪投げの輪をかけるようにリーチを繰り返し行った．

B期（麻痺側から能動的に姿勢修正する課題；図 7-4-5）では，座位もしくは長下肢装具を使用した立位にて，麻痺側へ傾斜した状態（図 7-4-5①）から視覚的情報をもとに能動的に正中位へ戻る課題（図 7-4-5②）を繰り返し行った．

結　果

　介入の結果，SCPやPusher重症度分類，SPV，SPV-EOは改善を示した．SCPは介入前，B1後，A後，B2後で徐々に改善した．A後までは座位および立位ともに改善傾向であったが，B2後は座位合計が改善した（図7-4-6）．また，B2後も立位時の修正に対する抵抗は変化がみられなかっ

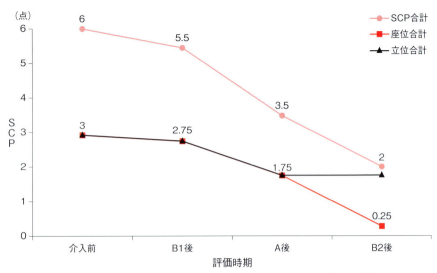

図 7-4-6　Scale for Contraversive Pushing（SCP）の推移

た．Pusher 重症度分類も同様に改善を示した（図 7-4-7）．SPV-EO は，介入前は傾斜方向性が麻痺側へ軽度偏倚していたが，その後は偏倚が増加せず正中位方向へ改善し動揺性も ±6 まで改善した（図 7-4-6～7）SPV は，介入前より傾斜方向性が非麻痺側へ偏倚していたが，その後，正中位方向へ改善した（図 7-4-8）．SPV の動揺性は，SPV-EO よりも大きく閉眼での測定は，ばらつきが大きかった（図 7-4-9）．

図 7-4-10～11 に開始方向別の SPV，SPV-EO のそれぞれの動揺性を示した．SPV は開始方向別にかかわらず B1 期後の動揺性が減少した（図 7-4-10）．SPV-EO の動揺性に関しては，B2 後を除いて左側からの測定時のほうが小さかった（図 7-4-11）．

介入後とその後の理学療法評価

・全体像：JCS I -1，質問に対して受け応えに時間を要することは少なくなり，左側からの声かけに対し，追視も時間が短縮した．歩行練習

第4節 回復期②—USN合併例　297

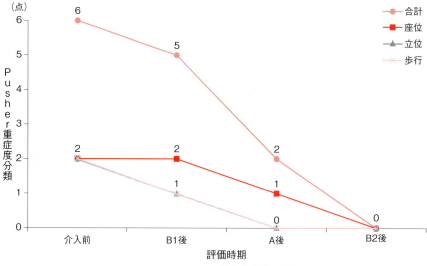

図 7-4-7　Pusher 重症度分類の推移

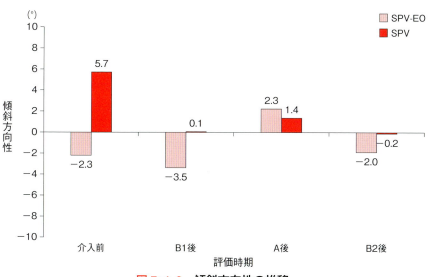

図 7-4-8　傾斜方向性の推移

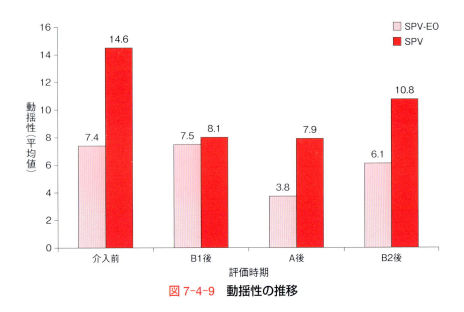

図 7-4-9 動揺性の推移

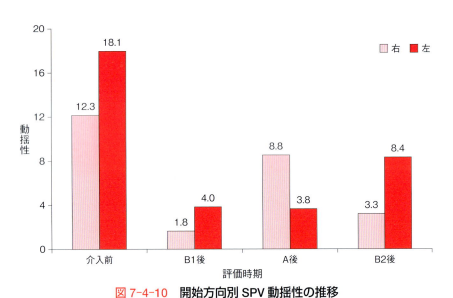

図 7-4-10 開始方向別 SPV 動揺性の推移

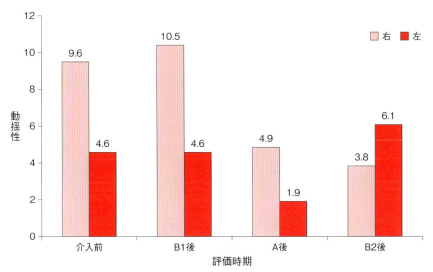

図 7-4-11　開始方向別の開眼条件の主観的身体垂直（SPV-EO）動揺性の推移

時の介助量が減ってきたことを症例は実感しており，リハビリテーションに対して以前よりも前向きな発言が多くなった．
- BRS：上肢Ⅱ，手指Ⅱ，下肢Ⅳ．
- 基本動作：麻痺側上肢の管理に声かけを要するが，動作は見守りにて可能である．
- TCT：74点．
- FIM：第 90 病日（B2 介入直後）60 点（運動項目 38 点，認知項目 23 点），第 150 病日（B2 介入から 60 病日）78 点（運動項目 54 点，認知項目 24 点）．
- 表在・深部感覚検査：重度鈍麻．

神経心理学的検査

- MMSE：20 点．

・TMT-A：途中で中断（左側の２を無視し，５から６へ線が引けずに中断）.
・SCP：第90病日：合計２点（座位１点，立位１点），第150病日：合計０点.

考　察

なぜ麻痺側から能動的に修正できたのか

　本症例は，中大脳動脈の出血性梗塞により重度の運動麻痺に加え，感覚障害，USN，Pusher 現象を呈し，基本動作や日常生活活動作に介助が必要であった．また，本症例は SPV-EO 測定時，左（麻痺側）から開始する垂直認知能力測定は傾斜方向性および動揺性ともに他の測定値より良好であった．端座位練習においても，麻痺側へ傾いている状態から能動的に修正が可能であった．他動的な修正には抵抗するが，能動的な姿勢修正が可能であったため，本症例の課題設定として麻痺側からの能動的な姿勢修正課題を座位および立位で実施した．

　本症例の脳画像所見より，Pusher 現象の責任病巣の一つといわれる視床や，感覚統合を行う下頭頂小葉，放線冠レベルの側脳室外縁は損傷されていなかったため，自己の身体が麻痺側へ傾斜していることへの気づきが早期から得られていたと考えられる．また，体性感覚障害は残存していたが，視覚的な垂直指標は A 期および B 期ともに利用可能であったため，視覚情報と体性感覚情報の統合が可能となり，垂直認知能力と Pusher 現象の改善につながったと考えた．

課題ごとの効果に差はみられたのか

　課題は，A 期の両側へのリーチ課題と B 期の麻痺側からの能動的な姿勢修正課題の２つを BAB の順で実施した．B1 期の介入後，SPV 傾斜方向性

の偏倚が減少し，動揺性が小さくなった．これは B 期の視覚的垂直指標の提示と能動的な姿勢修正課題により，視覚的な情報と体性感覚情報が一致して，端座位時に垂直位を保持できたことが原因と考えられる．A 期では SPV の傾斜方向性が正常範囲内に収まり，SPV-EO の動揺性がさらに小さくなった．井上ら[7]は，急性期の脳血管障害患者の SVV および SPV と端座位時の左右殿部荷重率の関係を調査しており，SVV および SPV のばらつき（動揺性）が大きいほど麻痺側殿部へ荷重が偏倚していたと報告している．この報告では SVV および SPV の動揺性と Pusher 現象の有無，左右殿部荷重率の相互の関連には言及していないが，本来なら感覚障害のない非麻痺側への荷重が pushing により制限され，座位バランス障害を助長している可能性は十分に考えられる．これは，特に非麻痺側へのリーチ課題を行うことによって pushing による非麻痺側への重心移動制限が改善され，両側坐骨支持による座位保持および座位姿勢制御練習が可能となったことが影響していると考えた．また，A 期，B 期ともに視覚的垂直指標の提示と能動的に姿勢制御課題を行う点は共通していたため，この点は Pusher 現象に対するアプローチとして効果的であった．各期には，非麻痺側への重心移動を行うかどうかという相違点がある．課題の難易度は症例によるかもしれないが，麻痺側から正中位までの姿勢修正は非麻痺側へのリーチ課題よりも難易度が低く，課題を段階的に設定したことで SCP や垂直認知能力の改善につながったと考えた．これは，BAB デザインの B2 期に再度麻痺側から能動的な姿勢修正課題を行っても，SCP の「修正に対する抵抗（座位，立位）」や SPV および SPV-EO の動揺性は改善しなかったことからも同様のことがいえる．

おわりに

本症例のように麻痺側から垂直位に向けて，視覚的垂直指標を提示したうえで能動的な姿勢修正課題を実施する課題は，課題難易度も踏まえたうえで Pusher 現象を改善させうるアプローチであることが示唆された．

文　献

1) Pedersen PM, et al：Ipsilateral pushing in stroke：incidence, relation to neuropsychological symptoms, and impact on rehabilitation. The Copenhagen Stroke Study. *Arch Phys Med Rehabil*　**77**：25-28, 1996

2) 阿部浩明，他：脳卒中後の pusher syndrome：出現率と回復における半球間差異．理学療法学　**41**：544-551，2014

3) Saj A, et al：The visual vertical in the pusher syndrome. *J Neurol*　**252**：885-891, 2005

4) Johannsen L, et al：Subjective visual vertical（SVV）determined in a representative sample of 15 patients with pusher syndrome. *J Neurol*　**253**：1367-1369, 2006

5) Bonan IV, et al：Influence of subjective visual vertical misperception on balance recovery after stroke. *J Neurol Neurosurg Psychiatry*　**78**：49-55, 2007

6) 阿部浩明：Pusher 症候群に対する理学療法．阿部浩明（編）：高次脳機能障害に対する理学療法．文光堂，2016，pp24-69

7) 井上真秀，他：発症早期の脳血管障害患者における垂直認知と座圧分布の関係．理学療法学　**41**：78-79，2014

索 引

欧文

ADL 39
A-effect 5
Aubert effect 233
Bamford 分類 61, 62
BIT 261, 270
BLS 34, 76, 77, 88
Burke Lateropulsion Scale 34
COG 44
COP 44
E-effect 5
Fazekas の visual scale 61
FIM 41
FMA 284
GVS 242, 246
ICC 74
leg orientation 29, 30
LLB 212
pitch 101
post pusher behavior 36, 45
posterior pusher syndrome 31
Postural Upright 178
Pusher syndrome 27
Pusher 現象 26, 53, 144, 256
Pusher 評価チャート 28, 33, 68
roll 101
SBV 106
SCP 22, 28, 33, 68, 70, 88
second graviceptive system 127
SHV 7, 92
SPV 92
SSA 140
SVV 7, 92
TENS 239

tPA 291
USN 127
verticality 2
yaw 101

あ

アウベルト効果 233, 234
押し返し 190
押す人症候群 27

か

臥位姿勢 164
カットオフ 71
感覚-緊張場 3, 4
環境設定 203
感度 74
基本動作 189
級内相関係数 74
偽陽性 73
筋腱振動刺激 237
空間注意の神経ネットワーク説 156
傾斜現象 83
傾斜方向性 113
経皮的末梢神経電気刺激 239
血栓溶解療法 291
後外側視床 160
抗重力環境 189
行動性無視検査 270
骨盤傾斜運動 200

さ

座位 164, 189
座位保持が困難 191

視覚座標系　14
視覚的垂直認知障害　14
視覚的フィードバック　262
視床後外側部　49, 256, 266
視床性失立症　258
姿勢認知　188
姿勢バランス練習　260
主観的行動性垂直　20, 106
主観的視覚垂直　7
主観的正中軸　140
主観的徒手的垂直　7
出発点効果　118, 143, 149
身体的垂直認知　21
信頼性　67, 74
垂直認知　144
スタンディングテーブル　210
静的立位保持　205
責任病巣　49, 53
絶対誤差　98
全般性注意障害　275
線分抹消試験　279
側方突進　83

対角平面　120
第二の重力認知システム　127
大脳白質病変　61
妥当性　67, 74
着座動作　201
中心後回　51
長下肢装具　206
直流前庭電気刺激　242, 246
治療アプローチ　188
転倒不安感　258
動的な座位　193
動的立位バランス　208

島皮質　51
動揺性　113
特異度　74

パーキンソン病の姿勢障害　176
背側注意ネットワーク　292
バケツ課題　93, 94
半球間抑制説　156
半側空間無視　17, 59, 127, 154, 256, 265
ピサ症候群　182
標準偏差　98
病巣分析　49
腹臥位療法　218
腹側注意ネットワーク　292
プリズム順応法　274
閉脚立位バランス練習　273
平均誤差　98
併存的妥当性　79
ホイールパラダイム　130
方向性注意障害説　156

ま

免荷トレッドミル　214
免荷歩行器　215

や

予測的姿勢制御　176
予測的シナジー制御　177

ら

ロッドフレームテスト　4, 19

傾いた垂直性―Pusher 現象の評価と治療の考え方

発　　　行	2017 年 5 月 15 日　第 1 版第 1 刷©	
編　　　集	網本　和	
発　行　者	濱田亮宏	
発　行　所	株式会社ヒューマン・プレス	
	〒 113-0034　東京都文京区湯島 1-7-11	
	電話 03-5615-8451　FAX 03-5615-8452	
	https://www.human-press.jp	
装　　　丁	柳川貴代	
印　刷　所	三報社印刷株式会社	

本書の無断複写・複製・転載は，著作権・出版権の侵害となることがありますのでご注意ください.

ISBN 978-4-908933-05-9　C 3047

JCOPY ＜(社)出版者著作権管理機構　委託出版物＞

本書の無断複製は著作権法上での例外を除き禁じられています.
複製される場合は，そのつど事前に，(社)出版者著作権管理機構
(電話 03-3513-6969，FAX 03-3513-6979，e-mail: info@jcopy.
or.jp) の許諾を得てください.

エキスパート理学療法 1

バイオメカニクスと動作分析

いまの臨床技術・知識で本当に満足していますか？

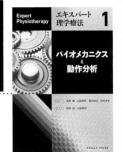

シリーズ監修 福井 勉　山田英司　森沢知之　野村卓生
責任編集 福井 勉　山田英司

B5判 244頁　2016年　定価(本体 4,500円+税)　ISBN 978-4-908083-12-9

　バイオメカニクスは，物理学的法則を利用し，生体にどのような力が作用するのかを明らかにする学問であり，理学療法においても，さまざまな身体運動についてバイオメカニクス的に分析が行われている．動作分析は，理学療法評価の中でも重要項目であり，歩行分析を代表とし，臨床的に多く用いられている．しかし，バイオメカニクス的に分析された研究結果は，臨床現場での動作分析に十分に応用されているとはいえないのが現状である．
　本書では，バイオメカニクスに関する研究結果を，臨床でどのように応用するか，効果的に利用するか，その具体的な理論と方法を示す．そして，逆に臨床での疑問を解決するために，どのようなバイオメカニクス的な手法を用いることが適切なのか，その可能性を示すことにより，研究と臨床の橋渡しを目的とした書である．また，肩関節や股関節などの関節運動のみでなく，疾患特異的な動作，計測方法，あるいはスポーツ動作への応用など，分野を問わず，さまざま視点から捉えた内容となっている．
　記念すべき第1弾として刊行される本書が，今後の臨床応用と発展に少しでも役立ち，また本シリーズを通して自分自身の理学療法ロードマップを作ってほしい．

目次

第Ⅰ章　バイオメカニクスと動作分析の現状
1. バイオメカニクスと動作分析①
2. バイオメカニクスと動作分析②

第Ⅱ章　バイオメカニクスと動作分析の実際
1. Plantar heel painに関するバイオメカニクスと臨床展開
2. インソールに対するバイオメカニクスと動作分析
3. 足部のバイオメカニクスについて
4. 足底-踵骨滑動機構からみた動作分析
5. 変形性膝関節症におけるlateral thrustのバイオメカニクスと動作分析
6. 歩行のバイオメカニカルな解析に基づく変形性膝関節症患者の理学療法アプローチ
7. 高位脛骨骨切り術後の歩行の特徴と理学療法
8. 変形性膝関節症の歩行のバイオメカニクス
9. 変形性股関節症の進行過程と動作分析—臨床と研究の相互作用
10. バイオメカニクスからみた股関節機能と評価
11. 肩関節の理学療法における新たなコンピュータシミュレーション
12. 肩関節の病態に関連するバイオメカニクスと動作分析—何を分析し，何を目指すべきか？
13. 頸部運動療法のバイオメカニクス的解釈
14. 胸郭と上肢運動に対する動作解析装置を用いた臨床応用
15. スポーツ動作に対する動作改善のコンディショニング—バイオメカニクスの観点から
16. 傷害予防に基づいた効率的なゴルフスイング動作の指導とバイオメカニクス
17. 野球用語を動作的に考える—「手投げ」「下半身を使って投げる」とは？
18. 動作における運動協調性
19. 動作のタイミングと力学的解釈
20. 脳卒中片麻痺者の立ち上がり動作に対する動作分析装置を用いた臨床応用
21. 運動連鎖からみた脳卒中片麻痺と理学療法
22. サッカーチームでの動作分析に基づくコンディショニング
23. 運動器疾患理学療法のバイオメカニクス的分析
24. 加速度計を用いたバイオメカニクス的解析

ヒューマン・プレス
〒113-0034　東京都文京区湯島 1-7-11　お茶の水南新ビル
TEL：03-5615-8451　　FAX：03-5615-8452
ホームページ：https://www.human-press.jp/

患者の笑顔を作り出す，もっとも効果的な片麻痺アプローチ!!

効果がみえる
中枢神経疾患の再構築アプローチ
タナベセラピー

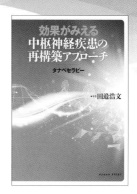

●著者 **田邉浩文** B5 136頁 2016年 定価（本体 3,400円＋税） ISBN 978-4-908083-11-2

片麻痺者のリハビリテーションは，本来，医療機関だけでなく自宅や地域社会の実生活場面で行われるべきものである．例えば，片麻痺者が単純動作を一日かけて数万回繰り返したとしても脳に可塑的な変化は起こらないが，実生活で麻痺肢を繰り返し使用することで，脳に可塑的な変化を及ぼし諸機能が回復するといわれている．そこで，セラピストは医療機関では徒手的なアプローチを用いて麻痺肢を実生活で使いやすくし，次に麻痺肢を実生活の中で積極的に使用するよう誘導する必要がある．このリハビリテーションの考え方は，国際的にみてもスタンダードになっている．しかし，多くの徒手的アプローチでは，短時間で麻痺肢を実生活でうまく使えるほどまで改善できないことが多い．

本書では，長年の臨床経験および知見をもとに，短時間で確実に麻痺肢の機能を改善させる徒手的な手技および持続可能とさせる効果的なアプローチを，豊富な写真を用いて理解しやすいよう容易に解説．特に，ここでの徒手的な手技による短時間の機能回復こそが，実生活での麻痺肢の使用を可能にさせ，それにより脳内に可塑的変化を起こし身体諸機能を回復させる．本書は，片麻痺者に希望を与える真に役立つ実践書である．

目次

第Ⅰ章 中枢神経疾患の再構築アプローチの理論 —タナベセラピー
第1節 生活動作が脳を変化させる
1 脳の可塑性　2 CIセラピーとは　3 CIセラピーの実際（事例）
4 生活動作は皮質構築を及ぼす有効な治療法

第2節 中枢神経疾患に対する効果的な再構築アプローチ
1 中枢神経疾患に対する理想的なリハビリテーション
2 ボトムアップおよびトップダウン・アプローチ
3 片麻痺者のリハビリテーションにおけるボトムアップ・アプローチとトップダウン・アプローチ

第3節 タナベセラピーで実践する行動変容アプローチ
1 新たな行動を受け入れ実行に移すための条件
2 新たな行動を採用して現在の行動を変容させるための介入方法
3 タナベセラピーの行動変容ステージ

第Ⅱ章 タナベセラピーのプログラムとは
第1節 タナベセラピーのプログラム概要
1 上肢および下肢のプログラム　2 1日における介入時間とその期間

第2節 タナベセラピーのプログラム手順
1 タナベセラピーのプロトコル　2 介入前の面接
3 プログラムの実施　4 介入後のモニタリング

第Ⅲ章 タナベセラピーの実際① —上肢ボトムアップ・アプローチ
第1節 上肢ボトムアップ・アプローチとは
1 上肢ボトムアップ・アプローチ　2 上肢ボトムアップ・アプローチの実際　3 上肢ボトムアップ・アプローチのシート記入例

第2節 上肢ボトムアップ・アプローチを行うための徒手的テクニック
1 上肢ボトムアップ・アプローチのための体幹に対する徒手的テクニック　2 上肢ボトムアップ・アプローチにおける徒手的テクニックの実際

第Ⅳ章 タナベセラピーの実際② —下肢ボトムアップ・アプローチ
第1節 下肢ボトムアップ・アプローチとは
1 下肢ボトムアップ・アプローチ
2 各種運動機能レベルに対する下肢ボトムアップ・アプローチの設定

第2節 下肢ボトムアップ・アプローチを行うための徒手的テクニック
1 片麻痺者の歩行特性　2 片麻痺者特有の歩行が生み出す軟部組織の短縮　3 片麻痺者における歩行改善の徒手的テクニック

付録 タナベ・スパイダースプリントの紹介

ヒューマン・プレス
〒113-0034 東京都文京区湯島 1-7-11 お茶の水南新ビル
TEL：03-5615-8451　　FAX：03-5615-8452
ホームページ：https://www.human-press.jp/

"目からウロコ, なるほど, なっとく"の脳卒中アプローチ 厳選100!!

養成校・教科書では教えてくれない!
脳卒中リハの落とし穴100
成功への一歩

セラピストは，脳卒中者に対して適切な機能評価，リハビリテーション介入を行う責務がある．しかし，養成校や教科書から学んだ知識だけでは十分に対応することができず，"不適切な機能評価やリハビリテーション介入"が行われてしまうケースも少なからず存在する．このような悲しい現実に，待ったをかけたのが本書である．
本書は，臨床現場で特に陥りやすいと思われる項目を厳選し，失敗例と"成功への一歩"について，平易な文章と分かりやすいイラストを用い，誰もが理解しやすいように解説された秀逸な一冊である．このような"臨床の落とし穴"というべき存在から逃れるために，ぜひ本書を一読し，明日からの臨床に活用してほしい．

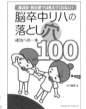

大村優慈 著

A5判 268頁 2017年
定価(本体 3,200円＋税)
ISBN 978-4-908933-04-2

目次

脳画像の落とし穴10
- その1 診断名だけで機能障害を予測していないか
- その2 読影する脳画像の種類を根拠なしに選んでいないか
- その3 病巣の大きさだけで重症度を判断していないか
- その4 脳画像だけで予後予測できると思っていないか
- その5 脳画像は水平にスライスされていると思っていないか
- その6 脳領域の同定を漠然と行っていないか
- その7 中心前回＝運動野だと思っていないか
- その8 淡蒼球を内包後脚と見誤っていないか
- その9 運動麻痺は中枢部より末梢部のほうが重いと思っていないか
- その10 小脳失調の責任病巣は小脳だけだと思っていないか

リスク管理の落とし穴10
- その1 リスク管理の優先順位が2番目以下になっていないか
- その2 次の安全地帯までの流れを想定せずに動作を開始していないか
- その3 靴の着脱介助の際に患者の上半身から手を離していないか
- その4 患者が端座位の状態で車いすを動かしていないか
- その5 歩行テストの際にストップウォッチに気をとられていないか
- その6 着座前の方向転換で患者の麻痺側から離れていないか
- その7 麻痺側についてさえいれば転倒を防げると思っていないか
- その8 患者の病室の環境設定を忘れていないか
- その9 脈拍だけで運動負荷や疲労の評価をしていないか
- その10 血圧計に依存していないか

高次脳機能の落とし穴10
- その1 観念運動失行に配慮せずに動作指示をしていないか
- その2 話せない患者＝失語症とみなしていないか
- その3 高次脳機能障害を考慮せずに感覚検査を実施していないか
- その4 視覚失認を見逃していないか
- その5 基盤的認知処理能力にとらわれすぎた介入になっていないか
- その6 残存機能による代償は悪と決めつけていないか
- その7 プッシャー現象患者の姿勢を修正せずに動作練習を行っていないか
- その8 一様に「顔を上に向く」ことを求めていないか
- その9 一度に多くの指示を出しすぎていないか
- その10 リハビリテーション時間だけで練習内容を定着させようとしていないか

運動・感覚機能の落とし穴10
- その1 腱反射・病的反射の意義は錐体路障害の確認だけだと思っていないか
- その2 痙縮は上位中枢からの抑制障害のみで生じていると思っていないか
- その3 片麻痺では非麻痺側での片麻痺位に問題は生じないか
- その4 運動量は不足していないか
- その5 定量評価を怠っていないか
- その6 防収縮による位置覚の代償を見落としていないか
- その7 感覚脱失＝歩けないと思っていないか
- その8 視野検査は上下左右の4方向で行えばよいと思っていないか
- その9 疼痛を怠慢・増悪させていないか
- その10 物理療法と装具療法を忘れていないか

装具の落とし穴10
- その1 装具費用を心配しすぎて作製を諦請していないか
- その2 作製する装具の仕様があいまいになっていないか
- その3 履きやすさや外観を軽視していないか
- その4 自宅での使用を見越さずに作製していないか
- その5 将来的な歩容や下肢の状態の変化を想定せずに作製していないか
- その6 装具完成まで歩行練習を見送っていないか
- その7 装具を履くのがリハビリテーションの時間だけになっていないか
- その8 痙縮で膝の位置がずれていないか
- その9 長下肢装具の装着，起立，着座の介助で失敗していないか
- その10 患者に装具のメンテナンス方法を伝え忘れていないか

福祉用具の落とし穴10
- その1 T字杖やシルバーカーも介護保険の対象だと思っていないか
- その2 バランス機能だけで杖を選定していないか
- その3 歩行器が重く大きいのは仕方がないと思っていないか
- その4 ベッドマットレスを軽視していないか
- その5 ベッド柵の向きに配慮していないか
- その6 車いすや歩行補助具は一般的な寸法でよいと思っていないか
- その7 車いすクッションを軽視していないか
- その8 電動車いすの存在を忘れていないか
- その9 トランスファーボードは使いにくいと思っていないか
- その10 院内にある用具がすべてだと思い込んでいないか

基本動作の落とし穴10
- その1 関節運動を記述するだけの動作分析になっていないか
- その2 起き上がり練習で力学を無視していないか
- その3 ベッドでの臥床動作を忘れていないか
- その4 難易度の高い課題を介助しながら実施していないか
- その5 立ち上がりの際の重心と支持基底面を無視していないか
- その6 着座の際に尻もちをつかせていないか
- その7 床上動作を忘れていないか
- その8 車いすを平行棒内につけていないか
- その9 立脚期後半の股関節伸展不足の原因は股関節伸筋だと思っていないか
- その10 過介助によってバランスの学習を阻害していないか

ADLの落とし穴10
- その1 リハビリテーション室のみで歩行の評価・練習を済ませていないか
- その2 座位での体幹前傾が必要な動作は起立動作だけだと思っていないか
- その3 立位で支持物から手を離した際に支持基底面が狭くなっていないか
- その4 トイレに連れていける患者にテープタイプ紙おむつをつけていないか
- その5 失禁時の尿とりパッド交換の練習を忘れていないか
- その6 手洗いを軽視していないか
- その7 食事場面の環境設定を軽視していないか
- その8 入浴動作の評価・練習を忘れていないか
- その9 移乗練習をリハビリテーション室で実施していないか
- その10 २足1段の手順を教えるだけの階段昇降練習になっていないか

チームアプローチの落とし穴10
- その1 協業と専門性の兼ね合いで悩んでいないか
- その2 ケアスタッフへの依頼や提案が唐突になっていないか
- その3 依頼する動作での介助や評価のポイントがあいまいになっていないか
- その4 体格差を考慮せずにケアスタッフに介助方法を伝達していないか
- その5 カンファレンスで心身機能面の目標ばかり報告していないか
- その6 他職種が行う評価について知る必要はないと思っていないか
- その7 先輩に依存的な態度を患者にみられていないか
- その8 カルテやメールにネガティブな内容を記載していないか
- その9 自分の担当患者のことだけを考えればよいと思っていないか
- その10 同僚に対する不満をこぼしてはいないか

退院準備の落とし穴10
- その1 家族の信頼を失う言動をしていないか
- その2 家庭訪問は自分たちの準備さえできれば行けると思っていないか
- その3 ベッドの設置場所の検討では北枕を考慮しているか
- その4 歩行は病棟内で自立していれば自宅でも自立できると思っていないか
- その5 ケアマネや改修業者は提案どおりに動いてくれると思っていないか
- その6 申し送り書に必要な情報が不足していないか
- その7 セルフエクササイズの指導が退院直前になっていないか
- その8 「家族が施設希望」と聞いてすぐに自宅退院をあきらめていないか
- その9 一概に長く入院したほうがよくなると思っていないか
- その10 退院後はセラピストの想定どおりの生活になると思っていないか

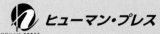

〒113-0034 東京都文京区湯島 1-7-11 お茶の水南新ビル
TEL：03-5615-8451　　FAX：03-5615-8452
ホームページ：https://www.human-press.jp/